U0314816

2014—2015

中西医结合消化医学

学科发展报告

REPORT ON ADVANCES IN INTEGRATED TRADITIONAL
CHINESE AND WESTERN MEDICINE OF DIGESTOLOGY

中国科学技术学会　主编
中国中西医结合学会　编著

中国科学技术出版社
·北　京·

图书在版编目（CIP）数据

2014—2015中西医结合消化医学学科发展报告 / 中国
科学技术协会主编；中国中西医结合学会编著 . —北京：
中国科学技术出版社，2016.4

（中国科协学科发展研究系列报告）

ISBN 978-7-5046-6891-2

Ⅰ. ① 2…　Ⅱ. ① 中…　Ⅲ. ① 消化医学 — 中西医
结合医学 — 学科发展 — 研究报告 — 中国 — 2014—2015

Ⅳ. ① R570.5-12

中国版本图书馆 CIP 数据核字（2016）第 033342 号

策划编辑	吕建华　许　慧
责任编辑	余　君
装帧设计	中文天地
责任校对	何士如
责任印制	张建农

出　　版	中国科学技术出版社
发　　行	科学普及出版社发行部
地　　址	北京市海淀区中关村南大街16号
邮　　编	100081
发行电话	010-62103130
传　　真	010-62179148
网　　址	http://www.cspbooks.com.cn

开　　本	787mm×1092mm　1/16
字　　数	300千字
印　　张	13.5
版　　次	2016年4月第1版
印　　次	2016年4月第1次印刷
印　　刷	北京盛通印刷股份有限公司
书　　号	ISBN 978-7-5046-6891-2 / R·1877
定　　价	56.00元

2014—2015
中西医结合消化医学学科发展报告

首席科学家　　唐旭东

顾问组成员　　（按姓氏拼音排序）

蔡　敏	丁　霞	窦永起	冯培民	郭　艳
郝微微	黄穗平	柯　晓	孔令青	李慧臻
李延萍	李艳彦	林　江	刘凤斌	刘　力
孟立娜	钦丹萍	任顺平	时昭红	舒　劲
唐艳萍	唐志鹏	王垂杰	王　敏	王彦刚
王宪波	魏　玮	温艳东	谢　胜	徐进康
杨胜兰	姚树坤	张学智	周正华	朱　莹

编委会名单　　（按姓氏拼音排序）

卞兆祥	陈冠林	高康丽	季　光	吉海杰
卢小芳	吕　林	李军祥	李振华	林传权
刘君颖	沈　洪	邢　敬	张　露	胡　玲
史　彬	唐旭东	王凤云	王　萍	王允亮
魏华凤	杨丽丽	张声生	赵鲁卿	赵文霞
赵迎盼	钟丽丹			

学 术 秘 书　　赵迎盼

党的十八届五中全会提出要发挥科技创新在全面创新中的引领作用，推动战略前沿领域创新突破，为经济社会发展提供持久动力。国家"十三五"规划也对科技创新进行了战略部署。

要在科技创新中赢得先机，明确科技发展的重点领域和方向，培育具有竞争新优势的战略支点和突破口十分重要。从 2006 年开始，中国科协所属全国学会发挥自身优势，聚集全国高质量学术资源和优秀人才队伍，持续开展学科发展研究，通过对相关学科在发展态势、学术影响、代表性成果、国际合作、人才队伍建设等方面的最新进展的梳理和分析以及与国外相关学科的比较，总结学科研究热点与重要进展，提出各学科领域的发展趋势和发展策略，引导学科结构优化调整，推动完善学科布局，促进学科交叉融合和均衡发展。至 2013 年，共有 104 个全国学会开展了 186 项学科发展研究，编辑出版系列学科发展报告 186 卷，先后有 1.8 万名专家学者参与了学科发展研讨，有 7000 余位专家执笔撰写学科发展报告。学科发展研究逐步得到国内外科学界的广泛关注，得到国家有关决策部门的高度重视，为国家超前规划科技创新战略布局、抢占科技发展制高点提供了重要参考。

2014 年，中国科协组织 33 个全国学会，分别就其相关学科或领域的发展状况进行系统研究，编写了 33 卷学科发展报告（2014—2015）以及 1 卷学科发展报告综合卷。从本次出版的学科发展报告可以看出，近几年来，我国在基础研究、应用研究和交叉学科研究方面取得了突出性的科研成果，国家科研投入不断增加，科研队伍不断优化和成长，学科结构正在逐步改善，学科的国际合作与交流加强，科技实力和水平不断提升。同时本次学科发展报告也揭示出我国学科发展存在一些问题，包括基础研究薄弱，缺乏重大原创性科研成果；公众理解科学程度不够，给科学决策和学科建设带来负面影响；科研成果转化存在体制机制障碍，创新资源配置碎片化和效率不高；学科制度的设计不能很好地满足学科多样性发展的需求；等等。急切需要从人才、经费、制度、平台、机制等多方面采取措施加以改善，以推动学科建设和科学研究的持续发展。

中国科协所属全国学会是我国科技团体的中坚力量，学科类别齐全，学术资源丰富，汇聚了跨学科、跨行业、跨地域的高层次科技人才。近年来，中国科协通过组织全国学会开展学科发展研究，逐步形成了相对稳定的研究、编撰和服务管理团队，具有开展学科发展研究的组织和人才优势。2014—2015学科发展研究报告凝聚着1200多位专家学者的心血。在这里我衷心感谢各有关学会的大力支持，衷心感谢各学科专家的积极参与，衷心感谢付出辛勤劳动的全体人员！同时希望中国科协及其所属全国学会紧紧围绕科技创新要求和国家经济社会发展需要，坚持不懈地开展学科研究，继续提高学科发展报告的质量，建立起我国学科发展研究的支撑体系，出成果、出思想、出人才，为我国科技创新夯实基础。

2016年3月

>>>> 前言

　　学科发展研究项目是中国科学技术协会自 2006 年起组织开展的促进学科发展和学术精神的研究项目，旨在深入贯彻全国科技大会精神，逐步树立中国科协及所属全国学会在引领学科发展研究方面的导向性和权威性。《2014—2015 中西医结合消化医学学科发展报告》是由中国科学技术协会资助的研究，受中国中西医结合学会委托，由中国中医科学院西苑医院唐旭东教授担任首席科学家并牵头。在中国科协学会学术部的领导和组织下，中国中西医结合学会已经先后承担了 2006、2008 年度学科发展研究项目，本次以消化系统疾病作为主要研究内容和方向申报学科发展研究项目，目的是为了分步骤、有重点进行次级学科的纵深研究，发挥学会在我国中西医结合医学学科建设中的引领作用，提高学会在引导中西医结合医学学科发展中的学术影响力，具有重大的学术价值。

　　中西医结合医学是在我国中西医并存的背景下，由我国医学科技工作者独创的一门医学学科，该学科既根植于传统的中医学和现代的西医学，又跟两者都有明显的区别，目的在于优势互补、互相促进、共同发展，提高疾病诊疗水平，更好解决公众的健康问题。中西医结合消化医学是中西医结合医学中的优势学科，具有明显的学术价值，近年来取得长足发展。本书以中西医结合消化医学学科近两年的整体发展为重点，总结该学科建设中取得的突出成绩，学术研究中取得的最新成果与进展，比较国内外结合医学的发展情况和差异，从而进一步明确本学科的研究方向与战略需求，对学科未来的发展方向进行科学展望，以促进中西医结合消化医学的稳步发展。

　　在本书的编写过程中，得到了中国中西医结合学会和相关领域的专家学者的大力支持和协助，谨在此致以衷心的感谢！并向所有参与此项工作的人员致以诚挚的谢意！

　　由于编写时间紧迫，难免有遗漏和不妥之处，敬请读者批评指正。

中国中西医结合学会

2015 年 12 月

ABSTRACTS IN ENGLISH

综合报告

中西医结合消化医学研究现状与展望

  中西医结合医学是在我国中西医并存的背景下，由我国医学科技工作者独创的一门医学学科，该学科既根植于传统的中医学和现代的西医学，又与两者有明显的区别，其目的在于优势互补、互相促进、共同发展，提高疾病诊疗水平，更好解决公众的健康问题。近年有学者提出中西医结合医学的新定义，即中西医结合医学是研究中西医两种医学之间的关系及其相互影响与作用的方式和规律，促进二者优势互补、交叉渗透，乃至最终融合的一门医学学科。中西医结合医学是我国医疗服务体系中极为重要的组成部分，经过五十余年广大中西医结合医学工作者的艰辛探索和开拓进取，中西医结合医学已经取得了长足的进步，目前已经纳入我国医学教育、科研、医疗体系和行政管理之中，在医疗卫生体系中的作用不断增强，学术研究和临床实践成果显著，学术影响不断扩大，国际交流日趋广泛，引领了世界"结合医学"的发展方向。

  中西医结合临床医学是隶属于中西医结合医学的次级学科，在中西医结合医学中占据非常重要的地位，中西医结合医学五十余年的发展表明，中西医结合临床医学是中西医结合医学学科发展中的领头羊。中西医结合消化医学是中西医结合临床医学中的优势学科，具有明显的学术价值，近年来取得长足发展。至 2015 年 11 月，中国中西医结合学会已正式成立 35 周年，目前设立的专业委员会共计 51 个，其中绝大部分属于中西医结合临床医学范畴，中国中西医结合学会消化系统疾病专业委员会成立于 1988 年，是中国中西医结合学会最早成立的临床医学类分会之一。

  中西医结合医学的发展不仅需要在广度方面进行学科方向和发展的总结和预测，同时也需要向纵深方向发展，对中西医结合医学的某个次级学科进行深入的研究和探讨，总结学科发展成果，指引学科的发展方向。中国中西医结合学会本次以消化系统疾病作为主要研究内容和方向撰写学科发展研究报告，涵盖了中西医结合消化医学学科发展现状、中西医结合学科在国内外进展的比较和分析、学科发展的对策和展望三大方面，集中回顾2014—2015年中西医结合消化系统疾病的研究进展及成果，分步骤、有重点进行次级学科的纵深研究，编著《2014—2015中西医结合消化医学学科发展报告》。

一、中西医结合消化医学发展现状

中医学区别于现代医学的特点之一，在于其一切研究均来源于临床，临床中有效的病种、治则治法及处方用药将成为进一步深入研究的重点领域。中医药治疗消化系统疾病（脾胃病）历史悠久，自李东垣《脾胃论》而下，脾胃病名家辈出，积累了丰富的理论及经验。中医药在消化系统疾病治疗中具有特色及优势，尤其在发病率较高的功能性胃肠病领域，如功能性消化不良、肠易激综合征、慢性便秘等，中医药治疗优势突出；在胃癌前疾病、慢性肝炎肝纤维化逆转治疗中，现代医学治疗乏术，中医药有望成为该领域的一线治疗方案；在其他消化系统疾病的辅助治疗中，中医药包括外治法也发挥了重要的辅助作用。诸多特点，决定了中西医结合消化医学是中西医结合临床医学中的优势学科。近年来，国家进一步加大了对中医、中西医结合领域的支持力度，在相关的政策保障下，中西医结合消化医学研究领域不断扩展，研究水平不断提高，中西医结合消化系统疾病临床及科研人员不断增加，取得了一批在国内外有着广泛影响的研究成果，中西医结合消化医学事业不断发展。

（一）中西医结合消化医学研究进展

1. 中西医结合消化医学基础研究进展

基础研究是人类认识自然现象、揭示自然规律，获取新知识、新原理、新方法的研究活动。加强基础研究是提高我国原始性创新能力的重要途径，是建设创新型国家的根本动力和源泉。中西医结合消化医学基础研究工作的开展，是阐明中医药疗效物质基础、作用机理的重要途径，是促进两种学科更好融合、取长补短、优势互补的重要措施。

（1）基础研究领域不断扩展和深化

临床基础研究的开展不仅能丰富基础理论内涵，最重要的是可以最终促进临床诊疗水平的提高。近年来，中西医结合消化医学临床基础研究不断深入开展，逐步受到国内现代医学界及世界医学界的重视。

第一，单味药作用机制不断阐明。其中，单味中药枳实对功能性消化不良（FD）作用的研究较为深入。枳实为芸香科植物酸橙及其栽培变种或甜橙的干燥幼果，具有破气消积、化痰散痞之功效，是治疗FD常用药材。现代药理研究显示，枳实有良好的促胃肠动力作用，且酸橙枳实效果明显优于甜橙枳实。酸橙枳实中黄酮类成分的含量丰富，其中橙皮苷、新橙皮苷和柚皮苷对胃排空有明显改善作用。有研究应用枳实黄酮类成分（橙皮苷、新橙皮苷和柚皮苷）作用FD大鼠发现，大鼠胃排空率与小肠推进较模型组增加、胃动素水平明显升高，其中橙皮苷组改善更为明显。进一步应用橙皮苷作用于FD大鼠并检测血清、大脑、海马、胃、肠组织中胃饥饿素的表达，发现脑、胃、小肠组织中胃饥饿素的表达明显降低。可见枳实可改善 FD 大鼠的胃肠功能具有多系统、多靶点的特点，体现中医药治疗的整体作用。除枳实外，莪术、白术等单味药对 FD 的作用也有报道，如莪术对 FD 大鼠胃动力障碍有改善作用，与降低胃窦部一氧化氮水平，提高乙酰胆碱酯酶含量有关；应用单味白术对 FD 大鼠胃排空也有一定促进作用。就目前研究来看，单味中药相关研究取得了一定成绩，但其研究尚处于初级阶段，不够深入，且集中于实验研究，与发现中药有效单体、提取中药有效成分应用于临床还有很大距离，尚需今后进一步的研究探讨。

第二，复方作用机制研究稳步开展。仁术健脾理气方对 FD 大鼠可以加快胃排空、降低胃高敏感，其可能的机制为升高外周血胃饥饿素、5- 羟色胺含量、降低降钙素基因相关肽含量。健脾理气方可改善胃肠动力障碍，并可有效改善 FD 大鼠胃肠感觉过敏、提高疼痛阈值的作用机制与调节多种因子如血浆或胃窦黏膜胃动素、胃泌素水平、降钙素基因相关肽和 P 物质含量等有关。舒胃汤对 FD 大鼠血清干细胞因子（SCF）、一氧化氮（NO）可以起到调节作用，从而恢复其胃肠道运动功能，起到对 FD 的治疗作用；此外，观察舒胃汤对 FD 肝郁脾虚型大鼠 Cx43 蛋白分布及 Cajal 间质细胞修复与再生的研究发现：与对照组比较，模型组胃窦组织和小肠组织中 Cx43 蛋白阳性表达明显下降；与模型组比较，舒高组、舒中组和西药组胃窦组织和小肠组织中 Cx43 蛋白阳性表达明显升高。与对照组比较，模型组 ICC 超微结构损伤明显，胆碱能神经 -ICC-SMC 网络结构紊乱，ICC 和神经纤维数目减少，荧光强度明显减弱；与模型组比较，舒高组、舒中组和西药组 ICC 超微结构较为正常完整，胆碱能神经 -ICC-SMC 网络基本完整，ICC 和神经纤维数目明显增多，荧光强度明显加强。说明舒胃汤能够上调 Cx43 蛋白的表达，修复和促进 ICC 的再生，增加神经纤维的数目，从而保持胆碱能神经 -ICC-SMC 网络结构的完整，恢复胃肠动力而有效治疗 FD。

第三，常见消化系统疾病中医治法机制研究逐步开展。近五年，关于中医治法的机制研究共计十五项在国家自然基金立项获得批准。其中，通降法、健脾法、清热利湿法治疗消化疾病研究先后获得省部级科技成果一等奖一项、二等奖三项并出版多部相关学术著作。中医治法机制研究的开展都是以该法的典型代表方为切入点进行的。通降法代表方大承气汤对大鼠重症急性胰腺炎模型肠黏膜血流量影响的研究发现，大承气汤能增加肠黏膜血流量，改善肠道血流状况及肠道微循环；增加急腹症时大部分腹腔脏器的血流；调节胃肠道平滑肌舒缩，促进胃肠功能恢复；调节机体免疫功能等。健脾法代表方四君子汤对脾虚证大鼠可通过提高其血清生长激素释放肽（Ghrelin）含量，减少胃窦肥大细胞（MC）数量及其脱颗粒来发挥改善大鼠脾虚证症状的作用；健脾温肾法对腹泻型肠易激综合征（IBS-D）大鼠具有减少排便粒数、降低粪便 Bristol 分级评分、平均稀便级和粪便干湿比重，降低大鼠内脏高敏感性的作用机制。

第四，证候物质基础研究工作持续推进。白介素（IL）-8 在溃疡性结肠炎（UC）发病及大肠湿热导致 UC 的发病中起着重要作用，并且与大肠湿热证 UC 患者病情严重程度呈正相关。UC 大鼠模型 Toll 样受体 2（TLR2）表达与中医证候相关性研究发现，脾虚模型组 TLR2 蛋白表达水平明显高于肝郁脾虚模型组，溃疡性结肠炎 TLR2 的高表达可能是 UC 脾虚和肝郁脾虚的客观化证本质指标之一。UC 中医证型与凝血指标关系的临床研究发现，UC 血液普遍存在高凝状态，在传统的辨证论治基础上，酌情加入活血祛瘀之品可以提高临床疗效。

第五，传统理论借助现代科学技术得以部分阐明。"肺与大肠相表里"的理论是中医学藏象学说的基本内容之一，其基础研究主要涉及气机升降机制研究、水液代谢机制研究、肺与大肠表里关系的同源性研究、肺与大肠表里关系的神经—内分泌—免疫网络相关性研究、黏膜免疫系统研究、证候关联性研究等。研究发现，肺病和大肠病之间相互影响，抗生素导致的肠道菌群失调会加重肺部病变，致使肺部与病毒免疫识别相关的 Toll 样受体 7（TLR7）和 RIG-1 样受体（RLRs）信号下调，不能对肺部病毒感染做出有效的应答反应；肺部病变同时会引起大肠的病变，导致肠道菌群的变化，致使肠道优势菌群如乳酸杆菌、双歧杆菌等的下降；肺与大肠的互相影响机制与机体内免疫平衡辅助性 T 细胞（Th1/Th2）、调节性 T 细胞（Th17/Treg）密切相关，大肠内菌群对于维持肺部乃至机体的免疫功能具有重要作用。UC 患者证型与肺功能相关性研究是近年来研究热点。基于"973"计划"肺与大肠相表里"脏腑相关理论的应用基础研究发现，UC 患者较普通人出现肺部症状的几率更高，肺功能也常呈不同程度的损伤性表现。受限于中医药作用的多靶点和药物成分的复杂性，目前"肺与大肠相表里"理论研究仍处于比较初级的阶段，今后应使用现代化的研究技术，从多学科、多层次、多角度进行研究，可能会更好揭示"肺与大肠相表里"的本质。

第六，中医外治法疗效机制不断阐明。针刺治疗是功能性胃肠病中常用的有效治疗方法，也是目前外治法机制研究中的重点。应用 fMRI 扫描技术观察针刺足三里后 FD 患者脑的响应发现，与健康受试者比较，FD 患者针刺治疗后，患者右侧缘上回、双侧中央后回、左侧中央前回、双侧枕上回、双侧枕中回、双侧楔叶、左侧额上回、左侧顶上回、双侧颞中回、右侧舌回、右侧梭状回和右侧距状回的 fMRI 信号为负激活，而左侧丘脑呈现正激活，说明针刺治疗改善 FD 患者症状和情绪状态的作用与调节相应靶向脑区有关；分别取胃经及胆经上四个不同的特定穴，均可改善 FD 症状，降低焦虑、抑郁量表评分，且应用 PET-CT 扫描记录针灸治疗前后脑不同区域的反应，发现胃经取穴治疗可激活中央扣带皮层、楔前叶、舌回等区域，胆经取穴治疗则可激活眶额前脑皮层及海马等区域，揭示了不同取穴治疗疗效机制的差异，对临床针对性选穴具有一定意义。针刺调整胃肠道的可能机制为：增加 5- 羟色胺、胃泌素等在胃窦组织中的贮存，减少其在血清中的释放；通过神经反射介导，促进胃肠道蠕动，增加胃排空；针刺的作用可能与外源性阿片肽相似，从而对胃肠道功能性疾病起到治疗作用。

（2）证候动物模型研究成为热点

中医药的精髓在于辨证论治，而中医药发展目前面临的瓶颈问题之一是疗效作用机制及物质基础尚不明确。动物模型作为基础研究的重要支撑具有其独特优点，可以在一定程度上弥补由临床研究涉及的伦理问题带来的研究不足。证候动物模型研究可以为阐明中医药作用机制的物质基础提供帮助。其中，病证结合动物模型可在疾病模型基础上系统动态观察模型动物的宏观表征和微观指标，体现中医对疾病发生、发展规律的认识以及中医"证候"动态性、阶段性的特征，更加贴近临床，对病证结合动物模型的探讨已成为中医证候动物模型研究的必然趋势。

自 1991 年国内首次报道病证结合动物模型开始，探讨病证结合动物模型的文献逐年增加，尤其近五年来在有关消化系统疾病病证结合动物模型的研究方面更是取得了不少的进步。总体来说，其基本思路是在中医药基础理论指导下，借助现代科学技术、现代医学理论及实验动物科学知识，构建出重复性良好的消化系统疾病病证结合动物模型。目前研究较多的病证结合动物模型主要包括以下几种：

第一，功能性消化不良病证结合动物模型研究。FD 是中医药的优势领域，开展 FD 中医证型动物模型的研究工作具有重要意义。目前多采用夹尾、噪音、束缚应激等应激刺激法制备模型。①肝郁脾虚证：应用碘乙酰胺灌胃联合夹尾应激建立肝郁脾虚 FD 动物模型，模型大鼠内脏敏感性明显增加，胃动力下降，该模型既符合西医 FD 的诊断标准，又符合中医肝郁脾虚辨证的原则。②脾虚证：运用 0.1% 碘乙酰胺蔗糖溶液灌胃复合小平台站立法制作内脏敏感增高型 FD 脾虚证动物模型，观察大鼠的一般情况，运用 ELISA 试剂盒检测血清乳酸脱氢酶、血清 D- 木糖排泄率、血清胃动素的含量进行模型评价，发现模型组大鼠食少、纳呆、腹胀、毛发疏松不泽、神疲乏力等脾虚症状明显持久；糖水消耗低于对照组；血清 D- 木糖排泄率、胃动素含量均低于对照组，乳酸值明显高于对照组。说明该内脏敏感增高型 FD 脾虚证动物模型制作成功，达到了"病证结合"的要求。

第二，慢性胃炎病证结合动物模型研究。慢性胃炎尤其慢性萎缩性胃炎（chronic atrophic gastritis, CAG）作为常见胃癌癌前疾病与幽门螺杆菌（Helicobacter pylori, Hp）感染的研究一直都备受关注，有关其疾病和病证结合动物模型的探讨更是成为了目前研究的热点。①脾虚证、脾虚湿热证：以 2% 水杨酸钠、100% 番泻叶水煎液灌胃以及 2% 水杨酸钠灌胃加高脂、高糖饮食连续 20 天再加人工气候箱（后 15 天放入）分别复制慢性胃炎脾虚证和慢性胃炎脾胃湿热证病证结合大鼠模型，模型大鼠除均呈现一定程度胃黏膜炎症病理改变外，脾虚证组还表现为形体消瘦、蜷缩懒动、眯眼弓背、食量少，拉尾便次增多稀溏；脾胃湿热证组则前期大鼠体重无明显增加、精神倦怠、饮食量逐渐减少，待放入人工气候箱后上述症状更明显、体重减轻并出现烦躁不安、毛发疏松粗糙、阴囊松弛下垂、大便溏滞、纳呆少饮、小便黄量少等脾虚证和脾胃湿热证相关的症状、体征改变。②气虚血瘀证：采用 N- 甲基 -N′硝基 -N- 亚硝基肌胍（MNNG）溶液予大鼠自由饮用，并以雷尼替丁灌胃加饥饱失常综合法共 20 周复制慢性萎缩性胃炎（CAG）胃癌前病变气虚血瘀证大鼠模型，模型大鼠全身状况差，除肝、脾、胸腺重量减轻外，在细胞和亚细胞水平一定程度呈现了胃黏膜萎缩和肠化生、异型增生等癌前病变的病理改变。③脾虚、肝郁、肾虚证：以脱氧胆酸钠、阿司匹林水溶液交替饮用和免疫损伤法复制CAG模型基础上，加耗气破气和饥饱失常、夹尾和肾上腺素注射以及饮甲基硫氧嘧啶溶液35周分别复制了脾虚证、肝郁证、肾虚证CAG大鼠模型，各组大鼠均出现胃黏膜萎缩性改变，以脾虚证尤其肾虚证CAG模型组萎缩最为明显。慢性胃炎病证结合动物模型造模方法复杂，造模时间长，影响了模型的推广和应用。

第三，肠易激综合征病证结合动物模型研究。肠易激综合征（IBS）病证结合动物模型研究是消化系疾病病证结合动物模型研究中的热点领域，腹泻型肠易激综合征（IBS-D）是IBS中的主要亚型，肝郁脾虚证是肠易激综合征的主要证型，主要采用联合造模法进行。①肝郁脾虚证：采用母子分离加慢性束缚应激和苦寒泻下番泻叶灌胃法多因素综合建立IBS-D肝郁脾虚病证结合大鼠模型，并初步筛选发病相关的蛋白质分子；研究发现模型大鼠具有内脏高敏感性、肠通透性增加的疾病特征以及旷场穿格数、站立数减少、糖水偏好率降低、悬尾不动时间延长和体重增长缓慢等肝郁脾虚证的特点，且其结肠和脑组织中存在大量差异表达的蛋白分子，相关功能涉及疼痛调节、离子转运、免疫调节、中枢调节、脑肠相互作用等多个方面。国内有学者依据先肝郁至肝旺，肝旺可乘脾以及苦寒伤脾更符合IBS自然发病过程的理论依据，对夹尾激怒结合大黄灌胃以及束缚应激结合番泻叶灌胃法复制IBS-D肝郁脾虚病证结合模型过程中肝郁、脾虚两个施加因素的先后顺序进行了探讨，结果提示先肝郁后脾虚建模效果更好。②脾胃湿热证：在慢性轻度不可预见性应激抑郁模型基础上结合脾胃湿热证模型复制方法，建立多因素相互作用慢性IBS急性发作病证结合应激动物模型，模型组在粪便性状评分、痛阈评分、敞箱实验积分及糖水摄取偏嗜度方面均优于单纯慢性轻度不可预见性应激动物模型。

第四，功能性腹泻病证结合动物模型研究。运用高乳糖饲料加水环境小平台站立法建立功能性腹泻脾虚证病证结合大鼠模型，单纯高乳糖饲料喂养和单纯水环境小平台站立法的乏力和腹泻症状并不明显，而病证结合模型大鼠则出现便溏、倦怠乏力、毛发疏松不泽、耳色淡、体重增加缓慢、血清淀粉酶活性和尿D-木糖排泄率降低、血清乳酸含量增加等改变，经健脾方药干预能使相关症状和病理改变得到恢复，一定程度上证明了该动物模型复制成功。

第五，肝纤维化病证结合动物模型研究。迄今为止，肝纤维化作为全球重大的卫生问题目前尚没有令人满意的治疗方式，能及早阻断肝纤维化形成是防治慢性肝病的关键环节，因而肝纤维化动物模型复制，尤其是针对其临床常见证型肝郁脾虚证、气虚血瘀证的病证结合模型研究也显得十分的重要。①肝郁脾虚证：通过慢性夹尾激怒加高浓度大黄灌胃加CCl_4注射多因素综合法建立肝郁脾虚肝纤维化病证结合大鼠模型，以逍遥丸进行药物反证；结果模型大鼠在呈现典型肝纤维化病理改变的同时，还表现为造模初期精神亢奋易激惹甚至相互撕咬，大黄灌胃后第二天起争斗有所减弱且纳差扎堆、活动减少，之后随着造模的进行大鼠间争斗明显减弱且同时呈现困倦嗜睡、刺激兴奋性减弱、扎堆拱背、肛门污秽、大便稀溏、毛发疏松枯黄无泽易脱落、体重显著减轻等肝郁脾虚的证候群，经逍遥丸治疗后大鼠肝纤维化病理改变及肝郁脾虚的证候表现均能得到一定程度的改善。另有研究者采用 CCl_4 皮下注射附加夹尾刺激、间断禁食的饥饱失常法（DMN）多因素制备肝郁脾虚证肝纤维化病证结合大鼠模型，结果提示模型大鼠出现了肝功能损害及纤维化的病理改变，肝郁脾虚证大鼠证候表现符合率达 82.5%，通过疏肝健脾活血方与加味四逆散合方治疗可使模型大鼠证候表现、肝功能损害及纤维化程度有所改善。②气虚血瘀证：另有研究在 CCl_4 注射单纯造模基础上应用强迫游泳高度应激方式建立肝纤维化气虚血瘀病证结合大鼠模型，以扶正化瘀胶囊进行反证，显示模型大鼠在肝纤维化病理改变的同时呈现造模初期极度恐惧、竭力游泳，随着造模的进行逐渐出现精神不振、摄食减少、生长迟缓、消瘦蜷缩、行走不稳、体毛无泽、大便稀溏、游泳时间明显减少等气虚现象，待造模结束时则呈现舌青紫瘀斑、舌下静脉曲张、眼球颜色变暗、尾部不同程度紫或黄褐色斑等气虚血瘀的证候群。有研究团队在复制 DMN 大鼠肝纤维化模型的同时，多次静脉给予去甲肾上腺素和小牛血清白蛋白多因素综合造模；发现其肝脏纤维化程度较单纯 DMN 复制者更为严重，部分肝窦可见明显扩张淤血，大鼠出现舌质青紫淤斑、舌下静脉曲张、眼球颜色变暗、尾部淤斑以及管祥迂曲、异型增多、血流呈粒线的典型微循环障碍表现，且同时呈现易激惹、抑郁等情绪异常表现；提示在 DMN 基础上加去甲肾上腺素和小牛血清白蛋白可能是建立气滞血瘀证病证结合大鼠肝纤维化模型的新方法。尚有研究者在 DMN、小牛血清白蛋白和去甲肾上腺素联合注射的基础上又进行改良，增加了 20% 乙醇灌胃（0.1mL/100g，2 次 /d）及高脂低蛋白饲养（低蛋白饲料配方混合 20% 猪油）多因素联合建立肝纤维化气滞血瘀证病证结合大鼠模型，结果显示其造模周期可缩短 1~2 周且"病"与"证"的表现也更为稳定和贴切，更好地模拟了临床肝病患者肝郁的特征。

（3）肠道菌群研究成为热点

我国微生态学奠基人魏曦教授认为：微生态的研究有可能成为打开中医奥秘大门的一把金钥匙。肠道菌群与消化系统疾病关系非常密切，主要表现在：肠道菌群与中医证候具有相关性；肠道菌群是中药药效发挥的重要介质，中药可以通过影响肠道菌群结构和数量，纠正和改善肠道菌群失调发挥治疗疾病作用，以肠道菌群为靶点探索中医药作用机理正逐渐成为研究热点。目前。针对肠道菌群与中医药相关性研究主要体现在以下几点：

第一，消化道正常菌群与中医证候具有相关性。例如脾虚证与肠道菌群失调具有密切的关系，脾虚使机体出现消化吸收障碍，出现纳差、便溏、消瘦等症状，机体各脏器间的平衡遭到破坏进而导致菌群失调，而肠道菌群失调又加重脾虚症状。在治疗脾虚湿困证泄泻方面，健脾化湿与补充益生元可以取得相当效果，且有协同作用，均可改善机体内外环境，恢复肠道菌群构成比、数量及多样性，从而使机体达到"阴平阳秘、阴阳平衡"；反之，脾不健运加之湿邪侵袭，则易体内水液代谢紊乱，水谷不能运化，造成肠道菌群失调。在脾虚证与菌群失调的关系方面，任平等研究发现脾虚泄泻患者较非脾虚泄泻患者存在更严重的肠道菌群失调。卢林等研究发现，脾虚泄泻患者粪便中双歧杆菌明显减少，经健脾治疗后粪便中双歧杆菌数量明显增加。刘佳等采用分子技术对脾虚患者的粪便进行基因指纹检测，经聚类分析发现，脾虚患者与健康受试者肠道菌群指纹图谱具有明显差异。动物研究发现脾虚模型鼠造模后肠道菌群出现紊乱，肠道菌群多样性指数显著降低，乳酸杆菌及双歧杆菌等有益菌含量显著减少，采用健脾益气中药四君子汤治疗后，可使模型小鼠肠道菌群结构、数量及多样性基本恢复至造模前正常状态。此外神曲及其复方制剂对脾虚型鼠具有扶植正常菌群，调整肠道微生态平衡以提高机体免疫功能，从而达到调整阴阳、扶正祛邪目的。脾虚证与肠道菌群密切相关，肠道菌群及其与宿主共代谢异常的组学变化可能是脾虚证的重要内在基础，更是经典健脾中药复方干预效应的关键环节，该领域的研究可能是揭示脾虚证理论科学内涵的重要路径。

第二，肠道菌群是中药药效发挥的重要介质。随着中医药与肠道微生态相关研究的不断深入，已经证实具有健脾、补益、清热、化湿、泻下、消食、理气等作用的中药对肠道微生态有不同程度的调节作用，但其具体相互作用机制尚未完全明确。近年来的研究发现，消食药能够造成粪便和结肠内容物肠杆菌、肠球菌数量有所减少，乳酸杆菌、双歧杆菌、类杆菌数量有所增多，肠杆菌、肠球菌数量显著减少，且有量效关系；行气及化痰止咳药可增加肠道肠球菌、乳杆菌、双歧杆菌菌数；清热解毒药能够增加肠杆菌、肠球菌、乳杆菌、双歧杆菌菌数；健脾化湿药可使双歧杆菌和乳杆菌的数量增多，肠杆菌减少，但肠球菌无变化；补益类药能扶植肠道双歧杆菌、乳杆菌等专性厌氧菌，控制大肠埃希菌等兼性厌氧菌；泻下药能够使乳酸杆菌、双歧杆菌数量明显增加，大肠埃希菌数量明显减少。苦寒中药作用于正常肠道菌群，不仅影响其种类与数量，还影响其比例与定位；作用于病理性肠道菌群，通过调节其种类、数量、比例、定位来纠正紊乱的菌群结构，从而调节其宿主的肠道生物学功能，对相关疾病有一定的辅助治疗作用。烫伤所致的脓毒症大鼠肠道细菌总数增加，应用大黄后，肠道细菌总数有所下降，厌氧菌数量增多，胃肠道细菌和真菌数量及种类减少，大肠埃希菌在肠杆菌中比例增加，从而起到了保护肠道正常菌群，减少肠源性感染发生作用。大承气汤能影响叶酸的酶系统，抑制细菌核酸和蛋白质合成，抑制细菌生物氧化酶，对急性药物中毒具有良好的解毒作用。目前中医药对肠道微生态的调节作用报道较多，仅体现于中药增加肠道益生菌双歧杆菌、乳酸杆菌数量、降低大肠杆菌、肠球菌等厌氧菌的数量、调整 B/E 比例等方面，但其具体作用机制鲜有报道。在今后的研究中，可通过适宜的动物实验或临床观察，来揭示其调整作用的中药主要有效成分，以明确中药调节肠道微生态的中医本质所在。

第三，以肠道菌群为靶点探索中医药的作用机理研究正逐渐成为热点。中药复方尤其是经典方剂是中医药体系核心之一，其疗效经历代医家验证而传承至今，过去研究认为中药复方对于肠道菌群的影响仅仅是增加有益菌同时减少有害菌，例如有学者采用盐酸林可霉素导致的肠道紊乱模型小鼠评价四君子汤对肠道菌群失调的影响，结果表明四君子汤可增加模型小鼠双歧杆菌和乳酸杆菌菌量，且四君子汤对正常菌群影响无显著性差异。临床研究表明四君子汤加减治疗可调节肝硬化患者肠道菌群失调，这些结果均提示中医辨证治疗对肠道菌群的调节将会有很好的应用前景。最近中国学者开展了一项随机、双盲、安慰剂平行对照糖尿病临床研究，采用宏基因组学开展肠道菌群检测，结果表明传统中药复方"葛根芩连汤"具有明确的降低空腹血糖和糖化血红蛋白的疗效，且具有剂量依赖性，而这种疗效与肠道菌群结构变化有着密切关系，从而为解释葛根芩连汤治疗糖尿病作用机制提供了新的证据链。作为首个针对肠道菌群结构变化和中药复方治疗糖尿病效果关系的临床试验，其意义在于为阐明中药复方作用机理指明了研究方向，为经典方剂的临床应用提供证据支持。

此外，研究肠道菌群与宿主整体代谢及其慢性代谢性疾病的相关性，寻找影响宿主代谢变化的重要功能菌群，能够更好的认识肠道菌群对人体健康和疾病的重要作用。有研究采用代谢组学技术如核磁共振（NMR）技术，分析阳虚患者粪便上清液中的代谢物组成谱，鉴定生物标志物；通过对肠道菌群的16S rRNA基因的测序，分析肠道菌群结构特征；结合主成分分析（PCA）、正交偏最小二乘判别分析（OPLS-DA）等多变量统计学方法，将反映肠道菌群结构的DNA指纹图谱数据与反映不同证型代谢变化的NMR代谢物组成谱数据加以关联，寻找肠道菌群结构与宿主代谢的共变化（Covariation）特征，鉴定具有调节中医证型代谢的重要功能菌群。该研究初步奠定了肠道菌群与中医理论整体观的联系，为中医药在疾病的预防和治疗，以及科学化、现代化研究，提供新的结合点和突破口。

（4）基础研究与多学科技术相互融合

近年来，各项研究新技术不断发展，多学科交叉研究模式成为主流。

组学技术、高通量测序技术等为中西医结合消化医学基础研究提供了更多研究可能。有研究基于蛋白组学技术，深入探讨中药治疗功能性消化不良的分子基础。发现复方中成药胃康宁可影响FD大鼠胃肠道蛋白的表达，共发现228个独立蛋白的改变，其中可明确28个蛋白身份，且发现这些蛋白具有抗氧化酶、超氧化物歧化酶-2等相似的生理作用，提示这些蛋白可能是胃康宁治疗FD的重要靶点，但尚需进一步探讨。

核素胃排空检查及B超显影技术的应用揭示了胃动力与中医不同证型间的关系。有研究应用核素胃排空检查分析四组证型（湿热壅滞证、脾虚气滞证、肝胃气滞证和肝胃郁热证）的FD患者的胃排空情况，发现肝胃气滞证胃排空时间最长，其次是脾虚气滞证、肝胃郁热证，湿热壅滞证排空时间最短，胃排空速率最高，提示湿热壅滞证呈胃排空加速表现，肝胃气滞证、脾虚气滞证、肝胃郁热证呈胃排空延迟表现。

2. 中西医结合消化医学临床研究进展

（1）疾病证候规律及证候与疾病相关性研究工作不断开展

第一，证候与疾病相关性研究工作的开展。FD中医不同证型与胃的感觉、动力及幽门螺杆菌（Hp）感染等关系的研究为FD证型的客观化提供依据。在不同西医亚型中FD中医证候分布存在区别，脾虚气滞证在餐后不适综合征（PDS）中最常见，达到一半以上，其次是上腹痛综合征（EPS），而脾胃虚寒证、脾胃湿热证与寒热错杂证在西医亚型中的分布差别无统计学意义；胃敏感性试验发现，脾胃虚寒证患者阈值饮水量、饱足饮水量均小于其他证型组，说明脾胃虚寒证胃容受性舒张功能降低、内脏敏感性增加明显。Hp感染证型研究发现，湿热中阻证、肝胃郁热证中Hp阳性患者的比例较大，脾虚气滞证、肝胃气滞证则较少。溃疡性结肠炎（UC）中医证型与结肠镜下表现、组织病理学具有一定的相关性，肠黏膜的微观表现在一定程度上能印证中医的宏观辨证。水肿、糜烂、溃疡以大肠湿热证、脾肾阳虚证、肝郁脾虚证居多；息肉、肠蠕动异常、颗粒感以大肠湿热证、肝郁脾虚证居多；皱襞变浅或结肠袋消失以脾肾阳虚证、大肠湿热证居多；黏膜桥以脾肾阳虚证、肝郁脾虚证为多；质脆或接触性出血以大肠湿热证、脾气亏虚证、肝郁脾虚证为多；肠出血淡红色血以脾气亏虚证为多，暗红色血以大肠湿热证为多；脓苔集中在大肠湿热证、脾肾阳虚证和肝郁脾虚证，白脓苔以脾肾阳虚证为多，黄脓苔以大肠湿热证为多；黏液以脾肾阳虚证、肝郁脾虚证、脾气亏虚证为多；肠腔狭窄或肠管纤维化、铅管样表现以血瘀肠络证为多；黏膜萎缩以血瘀肠络证和阴血亏虚证为多。

第二，疾病证候规律研究工作进一步开展。临床流行病学和数据挖掘技术的应用推动了疾病证候规律研究工作。非酒精性脂肪肝（NAFLD）证候病机研究表明，"脾虚"、"痰湿"、"血瘀"是NAFLD中医病理三要素已基本形成共识，这三个病理要素之间相互影响、相互作用构成患者不同的证候表型，临床辨治针对患者的证候表型结合病理要素辨证加减，形成NAFLD中医药治疗比较独特的"精准医学"模式，临床疗效明显提高。近年来NAFLD证候病机比较重要的进展是重视了"湿热"和"瘀血"的相互作用，有研究小组基于临床流行病学证据，提出了"脾虚"是NAFLD之本（病病机），"湿热"和"瘀血"是NAFLD之常见表型（证病机），初步阐明了"湿热证"、"湿热瘀血兼夹证"不同表型之间在组织病理学表现、胰岛素抵抗致病机制方面的差异。应用胆宁片干预湿热证、双轻颗粒干预湿热瘀血兼夹证以方测证的随机、双盲、安慰剂对照、CT评价的临床试验已证实这种临床证候分类的合理性，为完善NAFLD的证候分类体系提供了临床和实验室的证据。溃疡性结肠炎（UC）的辨证分型统计调查发现大肠湿热证最为常见，不同病情分期有各自的证型分布规律，活动期以实证为主，缓解期虚证及虚实夹杂为主，为临床指南的制定提供了循证医学数据。

（2）临床研究设计更加科学

中医药临床研究水平不断提高，随着临床流行病学、循证医学及统计学知识的不断深入，中医临床研究设计更加科学规范。

第一，功能性消化不良临床研究。功能性消化不良属于功能性胃肠病，其特点在于无客观指标表征其临床疗效变化，临床多采用症状评分及相关量表进行疗效评价，疗效评价容易受到研究者主观判断的影响，需要采用最新临床研究设计避免主观偏倚。近年来，国内医者深入挖掘中医辨证治疗优势，对中药治疗FD开展了多项规范的临床研究，为中药的临床疗效提供了高级别证据。有报道通过多中心、随机、双盲、安慰剂对照的临床研究发现，与安慰剂比较，应用治疗FD脾胃虚寒证的胃病1号复方、脾虚气滞证胃病2号复方、脾胃湿热证的胃病 3 号复方、寒热错杂证的胃病 4 号复方颗粒治疗 4 周后随访试验组患者消化道总体症状积分、单项症状积分、中医证候积分和生活质量量表积分改善均优于对照组[52-60]。另有研究小组[59]采用国际通用的随机、双盲、多中心、安慰剂方法，根据中医辨证将 FD 患者分为湿热壅滞证、脾虚气滞证、肝胃气滞证和肝胃郁热证四组，随机分为治疗组与对照组，分别给予相应中药配方颗粒及中药模拟剂治疗，对症状积分和核素胃排空进行疗效评价，结果显示中医辨证论治治疗 FD 近期、远期疗效安全、确切，且可改善 FD 患者胃排空功能。

第二，胃癌前病变研究。胃癌前病变（PLGC）临床研究存在很多瓶颈问题，如病理疗效评价的标准化问题、治疗前后取材部位的一致性问题，都是临床研究中涉及疗效评价的关键性技术问题。当前中医药治疗 PLGC 研究仍然存在许多不足，未能取得中西医广泛认同的研究结果。近年来，中医药治疗 PLGC 的研究报道逐年增多，阳性结果占绝大部分，有效结论仍然来源于低质量研究，尚缺乏有说服力研究的支持。虽然有 Meta 分析显示中医中药对改善症状、提高生活质量及病理组织学改善上有疗效，但纳入文献总体质量偏低，在研究设计、诊断标准、对照选择、疗程、研究过程质量控制等方面还存在明显的缺陷，影响了研究证据的强度以及研究成果的认可度。疗效仍需多中心、大样本、高质量的 RCT 来进一步证实。"胃癌前病变早期诊断早期治疗的关键技术研究"课题首次将"体腔定标活检技术钳"技术应用到 PLGC 干预研究中，并且国内权威消化病理、临床专家就标本处理流程、病理诊断评价规范、质量控制等进行反复讨论并达成共识，解决了制约 PLGC 临床研究的两个关键技术问题，即胃黏膜活检取材准确性和前后一致性差、病理诊断和评价的质量问题。在此基础上，通过多中心随机对照研究，从症状、胃镜、病理组织学及 PRO 量表四个方面，对中药辨证方及摩罗丹治疗萎缩性胃炎伴轻、中度异型增生疗效进行科学评价。结果肯定了中药辨证方及摩罗丹在改善患者症状、提高生活质量方面的优势，在胃镜和病理组织学病变改善方面也显示出了较好疗效。为中医药干预 PLGC 疗效提供了可靠的循证医学证据，形成以辨证加活血为主要治则的有效的中药干预方案，搭建了中西医协作、临床、胃镜、病理、数据管理人才齐备的研究团队和科研协作平台，为今后深入开展相关研究奠定了基础。

（3）基于中医特色评价量表的临床疗效评价指标体系不断完善

基于中医特色评价量表的临床疗效评价指标体系，更能体现中医药治疗优势与特色。临床疗效的公认性是中医药生存和发展的基石，但由于中医学的理论构筑及其方法学特征与以还原论为基本认识论的近代生物医学迥然不同，现有的生物医学模式的临床疗效评价方法及指标不能完全满足客观、科学评价中医药临床疗效的需要，甚至在一定程度上限制了中医药优势和特色的发挥。中医诊疗注重机体整体功能的调节，注重患者的个人感受和患者生存质量的提高，因此，将基于患者主观感受的 PRO 或 / 和生存质量的评价纳入疗效评价体系是完善符合中医特点的评价指标的重要内容。

第一，基于 FD 的 PRO 量表开发：FD 由于无明显器质性病变，因此对其疗效改善情况的评价无法采用明确的理化指标，目前通常是以症状改善量表和生存质量评定量表为评价依据。鉴于对其症状的确定尚未有统一的标准，因而导致目前使用的量表中症状相差很大，能够体现通用的、疾病特异性的生存质量评定量表不多，能够体现中医学特点的通用生存质量量表更不多。近年来，国内多位学者对国际通用量表在中医及中西医结合治疗FD评价中的作用进行科学性考评，并自行设计具有中医特色的评价量表。有研究小组设计了基于患者报告临床结局评价量表，经调查测试具有良好的信度和效度，适合功能性胃肠病临床疗效评价。另有研究小组对功能性消化不良医生报告结局量表进行计量心理学考核，以考评量表的可行性、区分效度、信度、反应度，结果显示该量表是一个具有良好的区分效度、信度和反应度的疾病专用量表，可操作性强，可用于中医、中西医临床疗效评价。此外，该小组还对中文版功能性消化不良生存质量量表进行调查，认为该量表能够较好的反应FD患者的生存质量变化，适用于FD生存质量和临床疗效的评定。随着医学模式和医学理念的转变，对疾病的疗效评价已从片面单纯地追求实验室指标的好转，转变到重视对患者整体生活质量提高的综合评价。

第二，基于炎症性肠病的生活质量量表的汉化与开发：欧洲第二次溃疡性结肠炎诊断和治疗的循证共识推荐采用Gordon编制的炎症性肠病的评价量表（inflammatory bowel disease questionnaire，IBDQ）进行生存质量分析。该量表包括32个定性和半定量的问题，测量IBD患者生活的四个方面：肠道症状、全身症状、情感能力和社会能力。每个问题均设有从1到7不同程度的答案（即七个级别）。分值越高，代表生存质量越好。IBDQ的准确性、可信度和反应度良好。国内郑氏等运用中国版IBDQ对UC患者的健康相关生存质量（health-related quality of life，HRQOL）进行评估。结果显示，中度UC患者比轻度UC患者的IBDQ评分更高，IBDQ评分与Mayo评分呈负相关，研究还发现女性患者比男性患者的评分更低。可见对于中国UC患者来说，疾病活动度和性别是影响UC患者HRQOL的重要因素。

第三，基于非酒精性脂肪性肝病疗效评价体系的完善：有学术组织提出中西医结合治疗NAFLD疗效评定标准包括症状疗效评定标准、证候疗效评定标准、肝脏酶学（ALT）疗效评定标准、血脂疗效评定标准、腹部CT疗效评定标准和腹部B超疗效评定标准，已经具备了推广应用的条件。

（4）临床研究质量不断提高

开展高质量的临床研究，提供高循证级别证据是目前中医药发展的重要问题。近年来，中医药、中西医结合治疗消化系统疾病临床研究质量不断提高。

近年来关于中医药治疗溃疡性结肠炎的研究性文章逐年增多，文献资料的质量也有了明显提高，遵从循证医学研究方法进行临床研究设计的思路已成为共识。系统评价分析方法已逐渐受到炎症性肠病研究领域重视和应用，相关报告数量呈逐年上升的趋势。基于循证医学证据的临床研究结果显示出了中医药在IBD治疗中的特色和优势，为中医药治疗UC提供了循证医学证据。基于中医诊疗共识的四个研究中心239例的随机对照临床研究结果显示，与美沙拉嗪对照组相比，中药组治疗轻、中度活动期溃疡性结肠炎的缓解率为 77.5%（vs74.2%），症状总有效率为 87.4%（vs84.9%），停药六个月复发率为 8.1%（vs23.3%）。说明共识中的治疗方案具有较好的临床疗效，能改善轻、中度活动期 UC 的缓解率，减少复发率。经多中心、随机、双盲、平行对照观察，治疗 UC 湿热内蕴证的中药新药结肠溶胶囊非劣效于西药美沙拉嗪（艾迪莎），并且在降低中医证候积分、改善黏液脓血便及大便臭秽单项症状的作用方面显著优于美沙拉嗪对照组。

（5）中西医结合治疗消化系统疾病优势不断凸显

中西医结合治疗是我国独有的一种治疗模式，中医药以辨证论治和整体观念为特色，且治疗手段丰富，在功能性疾病、慢性感染性疾病及部分西医难治病种领域具有独特优势。中西医结合治疗模式的推广，必将为更多患者带来福音。

第一，幽门螺杆菌（Hp）感染的中西医结合治疗。中西医结合治疗可提高幽门螺杆菌（Hp）根除率或更好改善患者症状，提高消化性溃疡愈合质量或用于西药根除失败治疗之后的补救治疗。北京大学第一医院张学智教授团队采用前瞻性多中心随机对照临床研究，观察荆花胃康胶丸联合三联疗法治疗 Hp 感染慢性胃炎的临床疗效及安全性。荆花胃康组予兰索拉唑 30mg 加阿莫西林 1000mg 加克拉霉素 500mg 加荆花胃康胶丸 240mg，2 次 /d，疗程 10d（d1 ~ 10），之后予荆花胃康胶丸 240mg，2 次 /d，疗程 14d（d11~14）治疗；含铋剂四联组予兰索拉唑 30mg 加阿莫西林 1000mg 加克拉霉素 500mg 加枸橼酸铋钾 220mg，2 次 /d，疗程 10d（d1 ~ 10）治疗。记录治疗期间发生的不良反应，疗程结束至少四周后采用 ^{13}C- 尿素呼气试验判断 Hp 根除情况。结果显示荆花胃康组、含铋四联组 Hp 根除率试验方案疗效相当，差异无统计学意义（$p > 0.05$）。荆花胃康组腹胀、嗳气症状改善情况均高于含铋四联组，其中以腹胀改善明显（$p < 0.05$）。荆花胃康组一例患者出现不良反应退出治疗，含铋四联组四例患者出现不良反应，二例退出治疗。提示荆花胃康胶丸联合三联疗法治疗 Hp 感染慢性胃炎疗效与含铋四联疗法相近，并且改善症状明显、不良反应少。荆花胃康胶丸联合三联疗法治疗幽门螺杆菌感染的一年的随访研究提示荆花胃康胶丸联合三联疗法治疗 Hp 感染与标准铋剂四联疗法比较患者远期症状改善明显，根除治疗一年后 Hp 复发率相对较低。"温胃舒或养胃舒治疗幽门螺杆菌相关性慢性胃炎和消化性溃疡"全国多中心临床研究科研协作组在全国十一个中心将符合标准的 642 例 Hp 相关性慢性胃炎和消化性溃疡的患者随机分为 PCM 组（222 例）：泮托拉唑 40mg2 次 /d 加克拉霉素 500mg2 次 /d 加甲硝唑 400mg2 次 /d，疗程 7d；PCM 加温胃舒组（196 例）；PCM 加养胃舒组（224 例）的 Hp 根除率及症状缓解率进行了对照研究，并观察温胃舒或养胃舒对胃溃疡愈合的影响，结果提示温胃舒或养胃舒与标准三联疗法联合应用虽不能明显提高 Hp 的根除率，但可增加慢性胃炎及消化性溃疡患者症状缓解率及溃疡愈合率。尚品杰等选取 130 例三联疗法失败的幽门螺杆菌感染消化性溃疡患者为研究对象，分成两组，对照组 65 例，继续三联疗法治疗四周，观察组在对照组基础上根据中医辨证分型加用中药辨证治疗，结果提示无论是溃疡愈合率，还是 Hp 清除率治疗组均优于

对照组。

第二，胃食管反流病的中西医结合治疗。中医药口服联合西药 PPI 治疗在改善胃食管反流病患者症状、提高治愈率方面优于单纯使用 PPI。潘霜等将 201 例胃食管反流病患者随机分为中药组、西药组和中西医结合组，分别给予口服半夏泻心汤、埃索美拉唑和半夏泻心汤联合埃索美拉唑治疗，疗程四周，观察各组临床症状缓解和内镜下食道黏膜恢复情况。结果显示：中药组临床症状缓解优于西药组，西药组内镜下食道黏膜恢复优于中药组，中西医结合组临床症状缓解和内镜下食道黏膜恢复均优于中药组和西药组。中药在改善症状方面优于西药，中西医结合治疗在改善症状及促进黏膜愈合方面优于单独应用中药或西药。中西医结合可提高难治性 GERD 的疗效：从难治性 GERD 的病因来看，其治疗难点在于如何控制气体或胆汁等非酸反流，但现代医学没有令人满意的治疗方案，临床上必须使用大剂量 PPI 才能缓解反流症状。而中西医结合治疗具有一定的优势，临床联合中医辨证治疗可减少 PPI 药物剂量或换用抑酸作用较弱的 PPI 药物，甚至停用 PPI 药物。因此中西医结合在治疗难治性 GERD 方面具有一定的优势。肖高健报道了河南平顶山平煤神马医疗集团总医院自 2006 年 4 月至 2012 年 6 月运用中西医结合治疗难治性 GERD 50 例，治疗上予以口服奥美拉唑联合服用中药自拟降逆汤，总有效率达 95.7%。

第三，功能性胃肠病的中西医结合治疗。中西医结合治疗功能性胃肠病治疗优势不断显现。有研究小组多年来一直研究心理语言、穴位刺激、胃电起搏同步协同治疗方法（CTPAG）治疗难治性 FD 的临床疗效。CTPAG 方法主要将精神心理因素作为治疗 FD 患者的靶点，在治疗过程中，通过心理语言的诱导，使患者进入一个非常放松的状态，抑郁和焦虑情绪得到缓解，增加了穴位刺激、胃电起搏的疗效，同时穴位刺激、胃电起搏治疗时患者躯体紧张得到缓解，也增加了其对心理语言的顺从性。在应用 CTPAG 对难治性 FD 患者治疗中发现，CTPAG 组较口服药物组临床症状评分明显下降，疗效显著率明显升高，正常胃电节律明显增加，胃电紊乱百分比明显下降，且血浆胃动素浓度升高，血浆瘦素、降钙素基因相关肽浓度下降。心理语言、穴位刺激和胃电起搏协同治疗难治性 FD 疗效优于常规口服药物，是 FD 非药物治疗的一种新选择。

（6）内外治法结合治疗消化系统疾病疗效提高

有研究显示通过口服柴胡桂枝干姜汤联合穴位埋线治疗寒热错杂型 GERD 患者，所选择的埋线穴位为双侧脾俞穴、胃俞穴、肝俞穴、胆俞穴、足三里穴，每周一次，与口服奥美拉唑片和莫沙必利片的对照组相比，口服中药联合穴位埋线对寒热错杂型胃食管反流病在症状改善、食道下括约肌静息压的提高方面较西药优势明显。

部分疾病外治法优势明显。现代研究表明，针灸可以全面改善 IBS 患者的胃肠动力、脑 - 肠轴功能、内脏敏感性、神经内分泌系统、免疫系统、肠道菌群等环节。邱学梅等通过文献回顾，发现针灸治疗 IBS 的取穴尽管涉及十二条经脉五十二个穴位，但是以足太阳膀胱经及足阳明胃经为主，使用较多的穴位则仅有足三里、天枢、大肠俞、脾俞、中脘、上巨虚、关元等。而根据现代针灸解剖学，这些常用穴位均分布在与十二指肠及下消化道处于密切相关的神经节段支配区内。近年荟萃分析也进一步证实针灸在IBS治疗的积极作用，Chao GQ等人的结果显示，针法治疗IBS相较于假针法及一般治疗，优势比（OR）为1.75（95%CI：1.24~2.46）；而Park JW等人的结果则显示，相较于药物治疗，灸法治疗IBS获益的风险比（RR）为1.33（95%CI：1.15~1.55）。

中西医结合、内外合用综合疗法治疗重症胰腺炎取得可喜进展：针对重症胰腺炎"湿阻"、"食滞"、"痰结"、"血瘀"、"热毒"壅滞于肠腑，与浊气相搏，腑气不通的病机特点，研究者在西医常规治疗的基础上配合通腑清胰方内服，治疗后患者的腹痛缓解时间、腹胀缓解时间、肠鸣音恢复时间和首次排便时间均较显著缩短，患者急性生理学和慢性健康状况评分、血清内毒素、D-乳酸、二胺氧化酶、淀粉酶、CD8$^+$水平均显著降低，CD4$^+$、CD4$^+$/CD8$^+$和Treg细胞水平显著升高，初步表明通腑清胰方辅助治疗重症急性胰腺炎有较好的疗效，具有改善重症急性胰腺炎患者肠道黏膜屏障功能和免疫功能的作用。文献报道在中西医结合治疗基础上，配合中药的灌肠、封包外治，缩短了患者腹痛缓解时间、肠鸣音恢复时间，使血淀粉酶、脂肪酶、C反应蛋白及白细胞均有明显下降。

（7）理论创新促进临床疗效的提高

"从肺脾论治溃疡性结肠炎"学术观点及相关研究获中华中医药学会科学技术奖三等奖，该学术观点指出溃疡性结肠炎发病与肺、脾两脏有关，符合中医"痰泄"的特征，存在肺气失调，痰注大肠，酿热生疡的病理变化，治疗用药上应重视宣调肺气，健脾化痰固肠。根据溃疡性结肠炎活动期属于实证，以湿热蕴肠，气血不调为主，治以清肠化湿，调气活血，敛疡生肌，配合中药灌肠，内外合治，快速诱导缓解；缓解期属于虚实夹杂证，以正虚邪恋，运化失健为主，治以健脾助运，佐以清肠化湿，有效预防复发。形成了病情分期和中医辨证结合的二步序贯治疗方案、"口服灌肠联合给药，两步序贯治疗为关键"的特色治疗新技术。提出湿热致瘀、瘀热伤络是血便的重要病机，清热祛湿，凉血化瘀能够有效缓解血便，促进黏膜的愈合。针对难治性溃疡性结肠炎的病机特点，提出其发病与脾、肾相关，属脾肾两虚、湿热内蕴证，制定了健脾补肾，清肠敛疡的治疗方案，可以通过中药替代解决溃疡性结肠炎激素依赖和抵抗的难点。根据重度溃疡性结肠炎患者的临床表现，提出其病机关键为"热"、"毒"、"瘀"、"血"，制定了清热解毒、凉血活血法联合西药治疗重度溃疡性结肠炎的治疗方案，以减少并发症，降低手术率。团队还将中医毒邪学说、络病学说与UC发病机制相结合，创新性提出"毒损肠络"病机学说，认为"毒损肠络"可能为UC反复发作、缠绵难愈的病机关键，为临床治疗该病提供新思路。临床治疗时采用"益气活血，解毒通络"之法，以通为先，总括为调气行血理肠以通瘀，清热化湿解毒以泄通，健脾益气祛邪以补通，提高临床诊疗水平。

（8）特色诊疗技术的发展促进临床疗效提高

在炎症性肠病的治疗中，吴氏继承与发展元代医家罗天益"灸补脾胃"、陈汉平"针灸免疫"的学术思想，凝练针灸治疗 UC、CD 临床经验，提出"灸补脾胃，调和阴阳，疏调肠腑气血"治疗肠腑病症的学术观点。应用特色隔药灸疗法，"艾灸、药饼、穴位"三者合用，或辅以针刺调理，使得大部分轻中度的 UC 可以缓解症状，CD 患者可以控制腹痛、腹泻、腹胀等症状。并亲手组建了上海市"中医针灸溃疡性结肠炎特色专科"。经过长期的实践和摸索，他研究整理出一套治疗溃疡性结肠炎的有效方法，即"隔药灸治疗溃疡性结肠炎诊疗技术"，在全国推广。"灸法治疗肠腑病症的技术与临床应用"获得 2013 年度国家科学技术进步奖二等奖。

（9）疾病诊疗的标准化、规范化提高诊治水平

第一，病名规范化工作不断开展。如关于溃疡性结肠炎的中医对应病名，国家中医药管理局"十一五"脾胃病重点专科溃疡性结肠炎协作组将其规范为"久痢"，在中华中医药学会脾胃病分会《溃疡性结肠炎中医诊疗共识意见》和国家中医药管理局《二十二个专业九十五个病种中医诊疗方案》中正式发布。

第二，共识与指南的制定与修订工作有效进行。近年来，中医、中西医结合治疗消化系统疾病标准与指南的发布呈现繁荣景象。如：中国中西医结合学会消化系统疾病专业委员会、中华中医药学会脾胃病分会、中华医学会消化病学分会分别于 2010 年、2009 年、2014 年发表了胃食管反流病的专家共识意见。中华中医药学会脾胃病分会及中西医结合学会消化专业委员会分别在 2009 年和 2010 年相继形成了《消化不良中医诊疗共识意见》和《功能性消化不良的中西医结合诊疗共识意见》，供国内外同行参考，推进了 FD 中医及中西医结合诊疗标准化、规范化的进程。中医药治疗酒精性肝病和非酒精性脂肪性肝病入选中华中医药学会发布行业诊疗指南。2010 年中国中西医结合学会消化病专业委员会发表了《溃疡性结肠炎中西医结合诊疗共识》，在 2003 年《溃疡性结肠炎中西医结合诊治方案（草案）》基础上，将中医证型修订为大肠湿热证、脾气虚弱证、脾肾阳虚证、肝郁脾虚证、寒热错杂证和热毒炽盛证六个证型，按尼莫地平法修订了疗效评定标准，同时也引入了白细胞洗脱、益生菌、新型生物制剂等治疗方法。2014 年由国家中医药管理局组织，江苏省中医院牵头修订了《中医内科常见病诊疗指南—溃疡性结肠炎》，已形成征求意见稿，待全国标准化临床研究基地相关专家意见征询后，将最终形成修订方案。中华中医药学会脾胃病分会《溃疡性结肠炎中医诊疗共识意见（2015）》在《溃疡性结肠炎中医诊疗共识（2009）》基础上补充了热毒炽盛这一证型，进一步提出了难治性 UC 的病机关键，强调根据不同的病情分期、病变部位及严重程度采取不同的治法。

第三，脾胃病中医临床路径有序发布。2011 年，国家中医药管理局发布关于印发脾胃病科七个病种中医临床路径的通知，发布的临床路径供中医医药机构开展脾胃科疾病临床诊疗工作时参照执行，涉及的七个病种包括胃痞病（功能性消化不良）、久痢（溃疡性结肠炎）、吐酸病（胃食管反流病）、胃疡（消化性溃疡）、泄泻病（腹泻型肠易激综合征）、胃脘痛（慢性胃炎）、鼓胀病（肝硬化腹水），临床路径的发布可在一定程度上规范临床诊疗行为，提高疾病诊治水平，降低医疗花费。例如在综合多家脾胃病重点专科诊疗

方案、多中心临床研究和专家问卷调查基础上形成的涵盖诊断、治疗和疗效评价的溃疡性结肠炎中医临床路径由江苏省中医院牵头组织全国 21 家重点专科对该临床路径进行验证，共入径 291 例 UC 患者，采用中药汤剂、中成药、针灸或中药保留灌肠其中一种治疗 45 例，联合采用两种或以上治疗 246 例，临床疗效评估结果显示，临床治愈 199 例，好转 86 例；中医特色评估结果显示，出径组中药饮片使用率为 95.11%，中成药使用率为 73.32%，特色疗法使用率为 63.58%，与非入径组相比，中医药治疗的比例提高 15.39%。中西医结合临床路径在八个中心 UC 住院患者中的应用评价结果显示，路径组改善腹泻、腹痛、里急后重的疗效优于非路径组，路径组平均住院总费用比非路径组减少 238.55 元，轻中度患者实施临床路径后平均住院天数比非路径组缩短 1.73 天。

（10）疾病与体质关系研究逐步开展

中医历来强调"治未病"，对疾病与体质关系的研究可以将治疗干预提前，或在治疗中指导"因人治宜"处方用药。

IBD 中医证候 / 易感体质的研究初见成效。临床研究发现，UC 存在易感体质，湿热质、气虚质是 UC 患者比较常见的体质类型，尤其是湿热质可能比其他体质人群更容易患 UC，大肠湿热和脾胃气虚是最常见的中医证型。体质与 UC 中医证型具有密切相关性，湿热质与中医证型中大肠湿热证及血瘀肠络证的关系密切；气虚质、阳虚质与中医证型中脾胃气虚证关系密切；气郁质与中医证型中肝郁脾虚证关系最为密切。体质和证型共同反映着人体的生理病理状态，UC 仍以辨证论治为主，可以将辨体质纳入到治疗中来，通过对不同体质的 UC 患者进行针对性的用药及饮食生活方式的指导，对患者偏颇体质进行调整，以达到更好的疗效及减少复发的目的。也可以对 UC 易感体质的人群进行早期的干预，达到对 UC 的预防目的，更能体现中医"治未病"的思想。

对 NAFLD 易感体质研究的探索显示了可喜的前景。NAFLD 存在易感体质，并与中医证型存在一定关联性，痰湿质、气虚质和湿热质为 NAFLD 的常见体质类型，痰湿质与痰湿内阻证、湿热蕴结证显著相关，气虚质与肝郁脾虚证、肝肾不足证显著相关，湿热质与湿热蕴结证、痰湿内阻证显著相关。气虚质和痰湿质是 NAFLD 的主要病理体质，NAFLD 患者痰湿质较气虚质更易出现体重指数异常、血脂异常及血清酶学异常。脾阳虚证在 NAFLD 发生发展中的作用是 NAFLD 易感证候研究的一个新亮点，研究发现，NAFLD 脾阳虚证与其他证候存在明确的差异尿液糖代谢组学谱，更加接近 2 型糖尿病患者的代谢谱，回顾性和前瞻性的队列研究均证实 NAFLD 脾阳虚证是 2 型糖尿病的主要危险因素，对 NAFLD 脾阳虚证的早期干预可能是降低或延缓 2 型糖尿病发生的重要措施。研究证实，配伍用经方苓桂术甘汤可以提高 NAFLD 脾阳虚证患者的临床疗效，其机制可能与提高机体甲状腺激素水平有关，已经明确苓桂术甘汤通过肝细胞膜甲状腺激素受体途径提高脂肪酸水溶性和增加脂肪酸 β 氧化治疗 NAFLD 的作用新机制，一个设计更为严密的长期队列研究正在开展，希望为中医药在预防 NAFLD 进展和 2 型糖尿病发生的应用提供循证医学证据。

（二）中西医结合消化医学建设与人才培养

"十一五"、"十二五"建设期间，国家中医药管理局脾胃病重点专科、国家中医药管理局脾胃病重点学科、国家中医临床研究基地（脾胃病）、国家中医药管理局中医药标准研究基地等建设工作为中西医结合消化疾病学科建设提供了强大的支撑和指导。

国家中医药管理局脾胃病重点学科建设单位包括广州中医药大学第一附属医院、浙江省中医院、首都医科大学第一附属医院、宁夏医科大学附属医院、南宁中医药大学附属医院、陕西中医学院附属医院、辽宁中医药大学附属医院、河北省中医院、武汉市中西医结合医院、福建中医学院等十家建设单位；2012年6月，国家中医药管理局发布关于公布国家中医重点专科协作组组长单位的通知，确定中国中医科学院西苑医院、首都医科大学附属北京中医医院、辽宁中医药大学附属医院为脾胃病科组长单位。在国家相关政策和资助的支持下，中西医结合消化医学建设取得了长足的发展与进步，学科发展繁荣昌盛，相关科立项不断增加，科研成果不断涌现。如国家科技支撑计划"基于寒热虚实辨证功能性消化不良中医药干预方案临床疗效评价"课题顺利完成，并获得多项国家专利，且顺利进行了成果向企业转让；"升清降浊法治疗功能性消化不良肝郁脾虚证的临床研究及机制探讨"课题获得2010年度中国中西医结合学会科学技术奖二等奖。"十二五"期间，申请治疗GERD的中药组方专利达十一个；国家自然科学基金有关GERD研究的中标数是"十一五"期间相关研究的十倍；相关文献检索显示，"十二五"期间相关文献数比上一个五年增加一千多篇。中西医结合防治脂肪肝的基础和临床研究国际期刊论文已占本领域国际期刊论文的三分之一；病证结合防治非酒精性脂肪肝病关键技术和转化应用系列研究分别获得上海市科技进步一等奖和教育部、中华医学科技奖二等奖。近五年来炎症性肠病相关国家自然科学基金项目数逐年提高，2015年立项六十六项；北京中医药大学东直门医院"'肺与大肠相表里'脏腑相关理论的应用基础研究"获国家重点基础研究发展计划（"973"计划）资助，其中"基于炎症性肠病肺支气管病损出发的肺与大肠表里关系研究"课题是重要组成部分；江苏省中医院"针对难治性脾胃病的中医药诊疗规范转化应用研究"获国家中医药管理局行业专项资助；国家中医药管理局基地业务建设科研专项依托江苏省中医院，在全国开展五项溃疡性结肠炎系列研究；依托国家中医临床研究基地（脾胃病）开放课题，江苏省内开展了十七项UC相关研究，取得了阶段性进展。

继广州中医药大学脾胃病研究所、上海中医药大学脾胃病研究所之后，2013年6月13日，北京地区成立北京市脾胃病研究所。北京市脾胃病研究所挂靠于中国中医科学院西苑医院脾胃病科，以中医药防治慢性胃炎及其癌前病变理论及技术的集成创新研究、中医药防治肠易激综合征技术及规范的转化应用研究、中医药防治胃食管反流病理论及技术的整合应用研究、中药对慢性肝损伤保肝降酶的作用机理研究、从脾论治功能性胃肠病的证治规律及机制研究、中医药防治消化疾病科研临床信息平台建设与标准化研究工作六大方向为研究重点。北京市脾胃病研究所的成立必将促进中西医结合消化医学发展，对发挥名老专家优势，培养造就中西医结合消化临床研究学科带头人、学科骨干等具有深远意义。

国内每年开展多项中西医结合治疗消化系统疾病继续教育项目，为中西医结合消化人才培养提供了保障。如国家中医药管理局脾胃病重点专科培训班自2012年开始到2015年，已经连续举办四期，培训班邀请国内外中西医结合消化领域内知名专家及有丰富经验的研究者，围绕脾胃病重点专科建设、常见脾胃病诊断及疗效评价技术、临床科研方法、课题标书申请等进行专题讲座，对于脾胃病重点专科青年业务骨干提高临床诊疗和科研水平具有极好的实用价值，促进了中西医结合消化人才的培养，促进了学科繁荣。

（三）中西医结合消化医学学术交流情况

中西医结合消化系统疾病学术大会主要包括中华中医药学会脾胃病分会、中国中西医结合消化系统疾病专业委员会、世界中医药学会联合会消化病专业委员会每年组织召开的年会。

中华中医药学会脾胃病分会是由民政部备案并于中国科协登记注册的，隶属于中华中医药学会的二级学会，学会秉承"重视中医发展，中西医并重"的原则，不断推动中西医结合学科发展。截至2015年，已经成功举办二十七届全国脾胃病学术交流会。中国中西医结合学会消化系统疾病专业委员会成立于1988年，是中国中西医结合学会最早成立的分会之一，截至2015年，已经成功举办二十七届中西医结合消化学术大会。

世界中医药学会联合会消化病专业委员会成立于2010年，至今已经连续六年举办国际消化学术大会，为广大中西医结合消化工作者提供了重要的学术交流平台，促进了中西医结合消化医学的发展与繁荣。

2010年7月29～31日，世界中医药学会联合会（世界中联）消化病专业委员会主办，中国中医科学院西苑医院承办的"世界中医药学会联合会消化病专业委员会成立大会暨首届消化病国际学术大会"在北京成功召开，来自中国大陆、港澳台地区、新加坡、韩国、日本、美国、英国等国家的近250位代表参加本次大会。大会开幕式由新当选的常务副会长唐旭东教授主持，世界中医药学会联合会徐春波副秘书长宣读了"关于同意召开世界中医药学会联合会消化病专业委员会成立大会的批复"，并宣布消化病专业委员会选举结果，消化病专业委员会正式成立。第一届理事会成员涵盖了各国消化病领域的156位知名专家学者，中国大陆以外理事比例超过25%。国家中医药管理局领导吴刚副局长、世界中医药学会联合会领导佘靖主席、新当选的会长杨春波教授分别致辞。国家中医药管理局王笑频副司长，中国科学院院士陈可冀，国家食品药品监督管理局药品评价中心处长周杰明，西苑医院党委书记曹云也出席了大会开幕式。开幕式后，国家中医药管理局王笑频副司长，国家食品药品监督管理局药品评价中心周杰明处长，香港医院管理局谢达之博士分别做了中医药科技合作展望、中医药疗效评价及不良反应监测、香港中医药发展现状及规划的主题报告。在为期两天的学术交流中，张声生、杨云生、杨春波、王新月、卞兆祥、麻仲学、唐旭东、李军祥、季光、魏玮、沈洪、赵文霞、唐志鹏、时昭红等多位国际知名专家学者分别就功能性消化不良、溃疡性结肠炎、胃癌前病变、非酒精性脂肪肝、肠易激、胃黏膜肠上皮化生等病症的中医、中西医结合诊疗做了精彩的学术报告。为搭建青年学者交流和发展的平台,大会同时举行了青年医师与研究生论坛,论坛上进行了青年医师与研究生论文评奖及颁奖。论坛由杨春波教授与王新月主持,评委为魏玮、李军祥、季光、纪立金、刘力、诸琦、李焕荣、蒋健、卜平、夏志伟等在中医治疗消化病领域有所建树的知名专家学者。学术大会内容丰富、时间紧凑,在浓厚的学术氛围中取得圆满成功。

2011年10月13~16日,由世界中医药学会联合会消化病专业委员会主办,福建中医药大学附属第二人民医院、福建中医药大学中医学院、福建中医药学会脾胃分会、福建中西医结合学会消化分会承办的"世界中联消化病专业委员会第二次消化病国际学术大会"在福州成功召开,来自韩国、中国大陆、中国香港、中国台湾地区等二百余名专家、学者、医师参加了本次大会。国家中医药管理局科技司司长苏钢强、世界中医药学会联合会副主席兼秘书长李振吉、世界中医药学会联合会副秘书长徐春波、福建省卫生厅副厅长阮诗玮、中国中医科学院西苑医院院长唐旭东、福建中医药大学校长陈立典、福建中医药大学附属第二人民医院院长陈竹、香港中医药管理局中医药资讯及科研项目主任谢达之等领导出席了本次会议开幕式。开幕式后,国家中医药管理局科技司苏钢强司长,世界中医药学会联合会李振吉副主席分别作了中医药临床科研现状与展望、"973"计划中医理论基础专题实施概况的主题报告。在为期两天的学术交流中,国医大师路志正教授、李济仁教授,著名学者陈蔚文教授、郝万山教授、杨春波教授、姚希贤教授等分别作了精彩的专题报告,如建敏、焦宇飞、吕宾、唐旭东、巴亚斯古楞等十余位国际知名专家学者分别就慢性胃炎、功能性消化不良、溃疡性结肠炎、肠易激、非酒精性脂肪肝等病症的中医、中西医结合诊疗做了精彩的学术报告。到会的各位专家、代表紧紧围绕中医、中西医结合防治消化系统疾病的主题,展开了充分的讨论,全面展示了国内外中医及中西医结合在消化系统疾病的基础研究、临床诊疗及科研领域的各项最新成果。大会共收到论文216篇,经修改、审定,汇编为《世界中医药学会联合会消化病专业委员会第二次消化病国际学术大会论文集》。论文集分为6个部分,包括食管病14篇、胃病69篇、肠病37篇、肝胆胰病36篇、名老中医经验22篇、其他38篇,涵盖当前中医及中西医结合消化病防治领域最新研究动向和指南。本次大会作为跨学科、大规模、高水平的中医药消化病专业研究平台,将以交流最新、最快、最权威的中医药、中西医集合消化病诊疗防治技术与进展为宗旨,为推动国际消化病中医、中西医结合学术交流做出贡献。

2012年10月26~27日,世界中医药学会联合会消化病专业委员会第三届国际学术会议在南宁召开,来自世界的知名消化病专家学者汇聚一堂,共议消化系疾病中医药与西医治疗领域的重大热点问题,为中医药事业的发展及对外交流战略建言献策。此次会议由世界中医药学会联合会消化病专业委员会主办,由广西中医药大学附属瑞康医院、中国中医科学院西苑医院和广西中西医结合分会消化分会联合承办。国家中医药管理局副司长李昱;世界中联会长、"973"计划中医项目组组长李振吉;世界中联消化病专业委员会会长杨春波;广西壮族自治区卫生厅副厅长尤剑鹏;广西中医药大学副校长罗伟生;广西中医药管理局调研员吴胜华;中国中医科学院西苑医院院长唐旭东;广西中医药大学附属瑞康医院院长梁健;广东省中西医结合消化委员会名誉主委张万岱;世界中联消化委员会副会长卜兆祥、赵文霞、魏玮、王新月,副会长兼副秘书长柯晓;中华医学会消化分会胃肠动力学组组长侯晓华;上海中医药大学脾胃研究所副所长唐志鹏等领导和来自境内外的四百名专家学者出席了此次会议。本届大会主要内容包括境内知名专家、教授的专题演讲,消化病中医文献和临床、基础和方药研究成果及临床路径以及消化病的名老中医学术特点和经验,还包括针灸、外治等各种疗法的应用。大会同时举行病例讨论及优秀论文评选交流,并举办中医重点专科特色专病临床与科研实用技术培训班。学术活动分名医经验总结、功能性胃肠病、肝胆胰疾病以及癌前病变等主题。此次大会共收到消化系疾病中医、中西医结合防治思路方法及发展战略等内容学术论文250篇。在两天半时间里,29个高水平的中西医诊治消化病的专题报告在会上交流,老中青专家各显风采,大会取得圆满成功。

2013年8月29~31日,世界中医药学会联合会消化病专业委员会第四届消化病国际学术年会在河南郑州顺利召开,本次大会由世界中医药学会联合会消化病专业委员会主办,中国中医科学院西苑医院、河南中医学院、河南中医学院第一附属医院联合承办,环球中医药杂志协办。在会长杨春波教授,常务副会长唐旭东教授的主持下,来自中国大陆、港澳台地区、新加坡、韩国、日本、美国、英国等近三百位中医及中西医结合专家欢聚一堂,共议消化系疾病中医药与西医治疗领域的前沿、重大及热点问题。大会邀请到福建省第二人民医院名誉院长、世界中联消化病专业委员会会长杨春波教授;中国工程院院士樊代明教授;世界中医药学会联合会徐春波副秘书长;中华医学会消化病学分会常务委员、中华医学会消化病学分会幽门螺旋杆菌学组组长胡伏莲教授;中国疾病预防控制中心传染病预防控制所副所长张建中教授;北京大学常务副校长柯杨教授;上海市消化疾病研究所所长、上海交通大学仁济医院消化科主任房静远教授;华中科技大学协和医院消化科主任、中华医学会消化病学会副主任委员侯晓华教授;上海市消化疾病研究所、上海交大医学院仁济医院消化科陈胜良教授;中华医学会消化病学会副主任委员、上海交通大学医学院瑞金医院消化科主任袁耀宗教授;香港浸会大学中医药学院副校长卜兆祥教授,上海中医药大学肝病研究所所长刘成海教授等十五位海内外知名消化疾病专家就中医证候研究、胃癌及早癌风险监测、名老中医学术传承、幽门螺旋杆菌感染、胃食管疾病、情志致病与功能性胃肠病、肝病研究等方面进行了精彩的讲座。此外,在正式大会前的重点专科培训班上,世界中联消化病专业委员会副会长沈洪教授、时昭红教授、魏玮教授、唐旭东教授等进行了精彩的讲座,讲者围绕常见脾胃病诊断及疗效评价技术、临床科研方法等进行专题讲座，提高了全国脾胃病中青年业务骨干提高临床诊疗和科研水平。大会共收到会议论文225篇，涉及口腔疾病、食管疾病、胃肠疾病、肝胆胰及名家经验等多个领域。本次大会堪称消化病学术领域的一场盛会，消化领域中西医顶尖专家云集，为推动中医走向国际化及中西医间的交流做出了重要贡献。

2014年9月10～13日，世界中医药学会联合会消化病专业委员会换届大会暨第五届国际学术大会在中国南京隆重召开。此次大会由世界中医药学会联合会消化病专业委员会、江苏省中医药学会脾胃病分会主办，江苏省中医院、中国中医科学院西苑医院承办。来自中国大陆、港澳台地区及新加坡、美国等国家的三百四十多位代表参加了本次大会。本次大会开幕式由世界中医药学会联合会消化病专业委员会第二届理事会会长唐旭东教授致开幕词，南京中医药大学党委书记陈涤平教授致欢迎辞，江苏省中医药发展中心主任、江苏省中医药学会、中西医结合学会秘书长黄亚博教授、世界中医药学会联合会副秘书长徐春波教授等多位领导和专家出席了大会开幕式并致辞。世界中医药学会联合会副秘书长徐春波教授肯定了世界中医药学会联合会消化病专业委员会第一届理事会的工作，并对第二届理事会提出殷切希望。本次大会非常荣幸地邀请到国家中医药管理局科技司司长曹洪欣教授讲授"中医对疾病的认知与研究实践"；福建省第二人民医院杨春波教授讲授"从'内消'肝脓肿看中医抗炎优势"；南京大学张辰宇教授讲授"RNA微小片段与中医药疗效机制研究"，引起了与会代表的广泛关注和积极响应。除特邀报告外，大会还设有肠道疾病论坛、胃早癌与癌前疾病论坛、食道疾病论坛、功能性胃肠病论坛、肠道菌群论坛、肝胆胰疾病论坛、继承与创新思路专题等七个专题板块，邀请到北京军区总医院盛剑秋教授、江苏省中医院沈洪教授、中国中医科学院望京医院魏玮教授、江苏省人民医院施瑞华教授、北京协和医院病理科周炜洵教授、中国中医科学院西苑医院唐旭东教授、西安交通大学第二附属医院张军教授、浙江省中医院吕宾教授、北京中医药大学东方医院李军祥教授、华中科技大学同济医学院协和医院刘劲松教授、首都医科大学附属北京中医医院张声生教授、广西中医药大学第一附属医院谢胜教授、军事医学科学院袁静教授、上海中医药大学方证与系统生物学中心李后开教授、陕西中医学院刘力教授、南京大学医学院附属鼓楼医院邹晓平教授、首都医科大学附属北京地坛医院王宪波教授、上海中医药大学附属曙光医院蒋健教授、上海中医药大学季光教授、美国霍普金斯大学医学院陈建德教授、广东省中医院黄穗平教授、北京大学第一医院张学智教授等二十五位业界知名专家学者就相关专题进行报告，堪称一场消化系统疾病学术盛宴。大会还举办了优秀论文交流，五位中青年学者分别就不同研究领域进行了论文交流。为促进中医药事业的传承，大会专门设立了青年论坛 . 本次大会共收到学术论文284篇，其中食管疾病部分11篇、胃病部分80篇、肠病部分90篇，肝胆胰疾病部分48篇、名家经验部分35篇，其他部分34篇，内容涵盖理论研究、临床经验总结、微观探索、实验研究、名老中医经验的挖掘和整理等多个方面，既有中医药及中西医结合医学理论的深入研究，也有临床诊疗的经验交流，对消化系统多种疾病尤其是胃食管反流病、功能性胃肠病、慢性胃炎及癌前病变、炎症性肠病等的理论研究和诊疗进展都进行了深入探讨，展示了中西医诊疗的各自优势，弘扬了传统医学理论、体现了现代医疗实践水平。

2015 年 10 月 15 至 18 日，世界中医药学会联合会消化病专业委员会第六届消化病国际学术大会在中国上海隆重召开。此次大会由世界中医药学会联合会消化病专业委员会主办，上海中医药大学、上海中医药大学附属龙华医院、曙光医院、岳阳中西医结合医院、中国中医科学院西苑医院承办。来自中国大陆、港澳台地区三百一十多位代表参加了本次大会。本次大会开幕式由上海中医药大学副校长、世界中联消化病专业委员会副会长季光教授主持，中国中医科学院西苑医院院长、世界中联消化病专业委员会会长唐旭东致开幕词、上海中医药大学张智强教授致欢迎辞，最后，世界中医药学会联合会综合办公室秦树坤主任讲话，表达了对消化病专业委员会发展的殷切希望。本次大会非常荣幸地邀请到陈凯先院士讲授"中西医结合与转化医学"，上海交通大学儿科医学研究所蔡威教授讲授"肠外营养的消化道损害"，福建省第二人民医院杨春波教授讲授"脾胃湿热及消化系统疾病及其治疗"；香港浸会大学卞兆祥教授讲授"胃肠动力药物相关靶标及中医药研究的思考"，讲座高屋建瓴、启迪思维，引起了与会代表的广泛关注和积极响应。大会还精心准备了特邀论坛邀请国内中医脾胃病领域的领军专家就中医脾胃病的重点病种研究、病证结合研究、共识与指南等学科发展的前沿与热点问题进行了深入的思考和分享。此外，大会还设有食道疾病论坛、Hp 感染与胃早癌癌前疾病论坛、功能性胃肠病论坛、炎症性肠病论坛、肝胆胰疾病论坛，共计 29 位业界知名专家学者就相关专题进行报告。大会到会代表 320 人，共收到学术论文 275 篇，内容涵盖理论研究、临床经验总结、微观探索、实验研究、名老中医经验的挖掘和整理等多个方面，既有中医药及中西医结合医学理论的深入研究，也有临床诊疗的经验交流，对消化系统多种疾病尤其是胃食管反流病、功能性胃肠病、慢性胃炎及癌前病变、炎症性肠病等的理论研究和诊疗进展都进行了深入探讨，展示了中西医诊疗的各自优势，弘扬了传统医学理论、体现了现代医疗实践水平。

此外，2015 年 11 月 20 ~ 21 日，中国医师协会中西医结合医师分会消化病专业委员会成立成立大会暨消化病中西医论坛在北京召开，大会围绕癌前病变及早癌、功能性胃肠病等中西医结合热点问题及最新进展进行了充分的学术交流与讨论，中西医结合医师分会消化病专业委员会的成立为中西医结合消化系统学科发展搭建了新的平台。

二、中西医结合消化医学在国内外进展的比较和分析

（一）国际中西医结合消化医学发展情况

随着疾病的慢性化、人口结构的老龄化、致病因素的多样化以及病理变化的复杂化等医疗环境、条件的改变和医疗重点的转移，近十余年来在欧美等现代医学高度发达国家选择补充替代医学治疗的人数正在逐年增加。补充替代医学的应用和普及，不仅反映了普通民众对以中医药为主要内容的传统医学的关注和兴趣，同时也标志着西方主流医学界对传

统医学的认识与评价的改变。补充医学是指与常规医学同时使用的医疗保健手段；替代医学则指的是代替常规医学的方法而用于临床诊疗的内容。针灸、草药、推拿等传统中医治疗手段是补充替代医学的主要内容和常用方法。在此国际背景下，国际中西医结合消化医学也得到不断发展。哈佛大学、哥伦比亚大学、加利福尼亚大学旧金山校、斯坦福大学、马里兰大学等二十多所著名大学的医学院或附属医院相继成立了补充替代医学中心，并相继开展了在内科常规治疗基础上配合针刺缓解消化道肿瘤疼痛方面的作用等多项研究。同时，美国国立卫生研究院（NIH）于1992年成立了替代医学办公室（OAM），并于1999年扩建为国家补充与替代医学中心（NCCAM），其使命就是要通过开展严谨的科研项目及培训，向公众及专业人士提供权威信息，探索补充替代医疗方法。目前，国外对结合医学或补充替代医学的研究涉及项目之多已超乎国人想象，例如，美国国家癌症研究所有关中医药研究的项目涉及针灸、中药、气功（内气、外气）、太极拳和饮食等，其中针灸研究占50%，其中固然包括了这些疗法对消化系统疾病的研究。

（二）国内中西医结合消化医学发展情况及国内外进展比较分析

20世纪80年代前，我国消化系统常见疾病以感染性疾病为多见，包括胃肠道炎症、肠道寄生虫病、肝血吸虫病、阑尾炎、甲肝、乙肝、消化性溃疡等；近二十年来，随着生活方式和膳食结构的变化，社会生活压力增大和不良生活方式增加，慢性病逐渐成为突出的问题，表现在：感染性疾病明显下降，而幽门螺旋杆菌（HP）感染相关的胃炎、消化性溃疡、胃癌等疾病增多；消化性溃疡及其并发症相对下降，而胃食管反流并成为主要病种，并有增高趋势，食管癌、胃癌发病率降低而结直肠癌、胰腺癌、胆道肿瘤上升。其中，功能性胃肠病和动力性疾病的迅猛增加尤为关键，这类疾病对患者的生理功能、生活质量、社会职能造成较大程度的影响，患者反复就诊和治疗消耗大量的医疗资源，是目前及未来公共卫生事业的一个重大问题。而功能性胃肠病及动力性疾病正是中医药治疗的优势领域。

目前，我国中西医结合消化医学发展现状主要体现在以下几个方面：①学科规模不断扩大：已经建立一定数量的中西医结合消化病专业医生队伍，在县市级以上中医、中西医结合医院已经将消化（脾胃）专科从传统的大内科独立出来，一些大型的中医、中西医结合医院已经建立消化病（脾胃）研究中心或研究所，成为中西医结合消化系统疾病基础研究、新技术应用推广和专科人才培养基地。②疾病防治水平大幅提高。③内镜下诊治技术达到国内先进水平：近二十年，消化内镜技术在消化系统疾病诊断、微创治疗和新领域应用上飞速发展，极大促进了消化系统疾病诊治水平。在县市级中医、中西医结合医院基本建立了消化内镜检查室，大的中西、中西医结合消化（脾胃）专科建立了内镜中心，在内镜下诊断、治疗方面基本达到国内先进水平，接诊量也大幅度提高，部分单位采用中药结合内镜下治疗，取得了一定的成果。④基础研究工作不断推进。⑤国际学术地位逐渐提高：近年来我国中西医结合消化医学领域专家在国际上发表有重要学术价值的科学论文，组织国际学术会议和交流活动等，提高了国际学术地位。

国外研究项目涉及领域齐全，转化医学、循证医学研究为主，应用内镜、分子影像、基因组、芯片技术、信号转导和功能研究技术，研究疾病的发病机理、靶向药物、分子诊断等，创新性和临床转化方面处于先进；跟国外研究相比，目前国内中西医结合消化系统疾病研究存在的问题有：研究内容较分散，转化医学研究较少，创新性与欧美有较大差距；循证医学研究设计水平较低，多种型、RCT研究较少，前瞻、组织、随访等都有较大差距；科研人才、水平有差距，病例资源管理、医疗服务机制、社会理解支持等多方面存在差距，尚待改进完善。研究内容基础研究相对较少，多为治疗技术的临床应用研究，但设计水平较低，循证医学级别较低，对新机制、新分子等研究少，用于诊断治疗的基础发现更少。

三、中西医结合消化医学发展的对策和展望

（一）中西医结合消化医学发展的对策建议

第一，进一步明确中西医结合治疗消化系统疾病的优势领域，找准研究方向和研究点。中西医结合医学是我国独有的学科，中医学及西医学两种不同学科具有各自的优势和特色，应进一步明确中西医结合治疗消化系统疾病的优势领域，以此为切入点，开展深入具体的研究，多出成果，出高质量成果并加以推广应用，以期为提高人民健康生活水平贡献力量。以西医难治性病种为突破点，遴选中西医结合治疗优势领域。如在胃食管反流病治疗中，非糜烂性反流病（NERD）及难治性胃食管反流病作为现代医学的难治病种，可能成为中西医结合治疗的突破点。NERD有着特殊的生理、病理、组织学特点。相比其他类型的胃食管反流病，NERD患者基本属于症状性疾病，抗反流治疗控制症状的反应变数更多，这也许是NERD患者PPI治疗失败比例较高的重要原因之一。中医药以其辨证施治的灵活性具有绝对优势，但中医药治疗本病的具体作用机制尚缺乏深入的研究。西医治疗NERD单纯通过抑制胃酸分泌，从而降低酸性物质对食管黏膜损坏的非病因治疗，患者必须长期服药，经济负担大，且长期服药可损伤相关脏器。中医药通过结合因人而异的辨证进行区别施治，体现与现代医学不同的治疗机制，各项临床研究均发现，用中医药治疗NERD，停药后复发率较低，且安全性、耐受性较好。通过服用中药，逐步撤减PPI，甚至最终取而代之，将成为未来进一步研究中医治疗NERD的重要方向；且食管内脏高敏感性在NERD的发病机制中占有重要作用，中医药在调节食管内脏高敏感性方面有一定的优势，有临床报道中医药能够有效改善患者焦虑抑郁状态，是中医药在GERD的治疗中有优势的病种。难治性GERD的治疗难点在于如何控制气体或胆汁等非酸反流，但现代医学没有令人满意的治疗方案，临床上必须使用大剂量PPI才能缓解反流症状。而中西医结合治疗具有一定的优势，临床联合中医辨证治疗可减少PPI药物剂量或换用抑酸作用较弱的PPI药物，甚至停用PPI药物。在明确优势病种的基础上，深入开展理论、基础、临床及

应用研究，促进中西医结合消化医学的发展。

第二，传统理论研究进一步深化。中医药学是巨大的宝库，应进一步深化传统中医理论研究，包括进一步挖掘名老中医学术经验，做好学术传承，以期为中西医结合消化医学发展提供源头活水。名老中医学术经验是中医学术和临床发展的杰出代表，是将中医理论、前人经验与当今临床实践相结合的典范。总结和传承名老中医经验不仅能丰富中医学的理论体系，还能推动中医药学术的进步。如对《脾胃论》进行深入研究，系统挖掘名老中医如董建华、步玉茹治疗脾胃病学术经验。

第三，推进中医、中西医结合诊疗方案融入综合诊疗模式。目前西医学仍为主流医学，推进中医、中西医结合诊疗方案融入综合诊疗模式的方法主要包括将中医、中西医结合诊疗方案加入西医学制定的诊疗指南、共识意见中进行推广，但其关键在于采用被现代医学认可的方法、技术，阐明中医、中西医结合诊疗方案的作用机制，验证中医、中西医结合诊疗方案的临床有效性及安全性，从而使中医、中西医结合诊疗方案被现代医学接受和认可，进而纳入综合诊疗模式中进行推广。以IBD为例，随着对IBD的认识越来越深入、诊断方法的日新月异，以及治疗方案的不断更新，炎症性肠病的诊断、治疗和随访需要多个学科联合会诊，动态评估，个体化制定诊疗方案，MDT逐渐成为IBD主流的诊疗模式，我国以IBD为重点病种的医院多采用MDT模式进行IBD诊疗，但涉及学科都为西医学科，均缺少中医学科及中医治疗方法的参与。另一方面，我国的西医IBD诊疗共识意见均未将中医药治疗列为治疗方法之一，说明中医药治疗获得医学界的广泛认同仍将有很长的路要走。实际上，中医药的治疗有较高的临床缓解率、毒副作用小的特色和优势，已广泛应用于临床，受到患者的欢迎。根据临床报道，锡类散和美沙拉嗪或糖皮质激素灌肠的中西医结合联合用药模式在国内广为采用。但因为口服中医方药复杂多变，方法可操作性有待提高；物质基础研究不够深入，缺乏疗效确切的中药新药；RCT研究数量较少，缺少易被接受的循证医学证据等原因，采用口服中药或中西医结合治疗的诊疗模式大多局限于中医医院，缺乏和其他学科的交流和融合。目前现代医学对炎症性肠病的病因尚未完全明确，亦无远期疗效肯定的治疗方案，且本病病程缠绵，复发率高，与结肠癌关系明确。中医学从整体出发，强调因人、因时、因地进行个体化辨证，精准治疗，对轻中度患者具有比较满意的疗效和卫生经济学优势。随着中西医结合对本病研究的逐渐深入，进一步明确中西医结合治疗的适宜病症和能够提高疗效的治疗方案，选择中西医结合治疗切入的时机，在多学科诊疗模式的基础上，加强中医学科的融入，如把中医辨证与现代医学微观病理变化规律有机结合起来，统一证型和疗效标准；筛选重复性强的方药，研制出高效、安全、使用方便的中药新药；通过大样本、多中心的循证医学研究，收集高质量的临床证据，提出具体有效的治疗措施，制定可被广泛推广应用的中西医结合临床实践指南，充分发挥中西医结合治疗优势，以提高临床疗效，改变患者的临床结局。

第四，开展高质量大规模随机对照试验，创新疗效评价方法及体系。中医药获得现代医学及国际医学界认可的途径主要包括两个方面，一是借助现代研究技术阐明疗效作用机制；二是通过大样本、多中心、随机双盲对照试验的开展，验证中医药、中西医结合治疗消化系统疾病的临床疗效，规范设计与实施，严格质量控制，提高中医药、中西医结合治疗消化系统疾病的循证医学证据等级。

此外，创新疗效评价指标并获得公认，也是推进中医药疗效评价的重要方面。世界卫生组织指出：传统医学被人们接受的关键在于临床疗效的肯定。中医药学是我国源远流长的疾病防治技术，随着现代医学科学技术的不断发展及国际间文化的交流，中西医学相互渗透，逐步形成以西医学为主导，中医药学为辅助的局面。中医药学要巩固其在医疗卫生体系中的现有地位，并继续扩展其生存空间并得到主流医学的真正认可，中医药学仍然面临诸多挑战。在两种医学并存且西医学占主导地位的形势下，中医药学必须能够证明自身的价值，必须证明自身疗效的优势，才能得到认同。中医药临床疗效的确定并获得公认，已经成为制约中医药学术发展的关键问题。如果这一问题得不到解决，不能够树立业界的疗效信心，将严重威胁中医药的生存和发展。而临床疗效评价的关键在于选择能够反映中医治疗特色和优势的疗效评价指标。由于中医学的理论构筑及其方法学特征与以还原论为基本认识论的近代生物医学迥然不同，现有的生物医学模式的临床疗效评价方法不能完全满足客观、科学评价中医药临床疗效的需要，甚至在一定程度上限制了中医药优势和特色的发挥。现有疗效评价指标不能有效评价中医药治疗消化系统疾病的临床疗效，不能客观反应中医药在改善患者胃肠症状方面的优势，尤其是对于缺乏理化及形态学异常的功能性胃肠病，创新疗效评价指标并获得国际公认是推进中医药临床疗效评价的重要措施。如患者报告临床结局量表（patient report outcome，PRO）、生存质量量表的使用等。中医药的临床疗效特色，多体现在患者主观症状及生活质量的改善，开展能体现中医临床特色的 PRO 量表研究和中医证候量表研究对丰富中医药的疗效评价体系有重要的意义。

第五，充分应用生命科学高新技术，从临床验证到机制阐明。在验证临床疗效的基础上，推进中医药治疗消化系统疾病的疗效机制研究，从临床到基础，不断开展相关研究进一步阐明研究机制，如"脾失健运致功能性胃肠疾病"的机制研究等。现代最新研究技术包括组学技术、高通量测序、现代信息技术在内的新技术，以不断促进中医药临床与基础的研究。①组学技术在中医药治疗消化系统疾病中的应用：组学技术主要应用于生物复杂系统的研究，组学技术具有整体性、系统性、综合性，与传统中医药理论的"整体观"、"动态观"、"辨证观"具有一定的相似性，将组学技术方法引入中医药治疗消化系统疾病的研究中，两者具有相一致的方法学基础，符合中医药研究特色。②高通量测序技术在中医药治疗消化系统疾病中的应用：肠道微生态可能是中医药作用发挥的重要途径。高通量测序技术（High-throughput sequencing）又称"下一代"测序技术（"Next-generation" sequencing technology），以能一次并行对几十万到几百万条 DNA 分子进行序列测定和一般读长较短等为标志。应用于肠道微生态的检测可能进一步阐明中医药作用机制。③计算机信息技术的应用：大数据时代，海量临床研究数据产生，通过计算机信息技术的应用有可能为分析名老中医治疗经验、中医药证治规律挖掘提供技术支持。

在验证临床疗效的基础上，推进中医药治疗消化系统疾病的疗效机制研究，现代最新研究技术的使用包括基因组学、高容量测序、现代信息技术在内的新技术的引用，将不断促进中医药作用机制的阐明。尤其是组学技术的应用可以体现中医药"整体"、"动态"的治疗特色。

第六，进一步深化中医外治法的研究。中医外治法在中西医结合治疗消化系统疾病中可以发挥巨大作用，如针灸治疗肠易激综合征、功能性消化不良等。但存在的问题是中医外治法缺少相关标准，包括证候标准、标准化操作流程等，影响了中医外治法治疗消化系统疾病的推广；此外，其疗效作用机制尚未阐明也是目前存在的问题。因而，下一步的研究方向主要包括，开展中医外治法治疗消化系统疾病的临床验证研究，制定中医外治法治疗消化系统疾病的系列标准，形成相关操作手册及治疗方案；开展中医外治法治疗消化系统疾病的疗效机制研究，研究中医外治法治疗消化系统疾病的机理；拓展治疗消化系统疾病的外治方法等。

第七，加强中西医结合消化医学医教研机构的建设。应继续加强中西医结合消化系统疾病的医教研机构的建设工作，包括加强消化系统疾病中西医结合专科（专病）及医院建设；建设中西医结合消化系统疾病重点学科；建立中西医结合消化系统疾病研究所、研究中心等。

第八，强化中西医结合消化医学的人才培养。中西医结合消化医学人才培养属于专科人才培养，属于高层次人才培养，应注重培养具有多学科综合能力，包括临床能力、科研能力、英语水平及良好科研思维和素养的高层次综合性人才，加强促进中西医结合消化医学发展的原动力的人才培养。

明确消化专业的师资队伍和任务，提高师资队伍教学水平，加强规范培训、人才质量和合理数量的人才队伍是消化学科健康持续发展关键。消化学科专科医生队伍建设尚不成体系，人才资源不能与实际需求相匹配，老龄化问题带来消化专科家庭医生和护理队伍明显缺乏。

建立符合中国国情的消化专科医生培训体系、充分调研社会需求制订培训计划、增加大型医疗单位和科研人员编制，进行科学管理，有计划的合理投入人力、物力、财力对有效解决消化学科人才队伍建设至关重要。

第九，整合资源，重点投入。针对目前我国消化学科实际需求大、导向不明确，研究分散等现状，应加大对专业、专病的资金投入，加强消化学科的基础及临床研究，逐步加强和建立消化学科的优势地位。促进公益事业支持的国家级重大疾病防治中心和研究技术平台建设，实现消化学科重大疾病基础研究，一二级预防方案和指南研究、关键诊治技术研发推广覆盖全国的临床和科研协作网络，推动消化病诊治重要技术的推广和普及，发挥更大的社会效益。以技术研究、转化为导向，促进跨行业、跨领域的多学科交叉合作，建立以多学科、医疗器械和医药研发及上游基础实验室的紧密合作，瞄准和重点投入分子诊断、靶向治疗、分子影像、干细胞技术、细胞移植、内镜微创、机器人技术等前沿新兴技术和领域，实现消化系统重大疾病、重要新技术的研发创新体系。

第十，加强国际交流与合作。随着现代科技的快速进步，任何学科的发展都不再是个孤立的，不同国家、不同学科之间的交流更加重要。结合医学的发展更需要借鉴不同学科和不同国家的研究经验，在开放、科学的氛围中更快发展。

（二）中西医结合消化医学的发展展望

近年来，中西医结合消化医学取得了长足的发展，主要表现在学科建设不断成熟，相关学术交流日益活跃，学术成果不断产出，国际交流与合作日益增多。随着国家对于中医学及中西医结合学科的重视与支持，中西医结合消化医学必将取得更大的发展和进步。主要体现在以下几个方面。

第一，中西医结合消化医学理论体系不断完善和发展。脾胃病学自《内经》而下，经过李东垣的丰富和发展及叶天士的发挥，逐步形成一定的理论体系。后世医家不断总结及创新，丰富了脾胃病学理论体系。随着中西医结合学科的发展及现代最新研究技术的不断涌现，在辨证论治及整体观的指导下，结合最新研究成果，包括中医药、中西医结合治疗消化系统疾病物质基础及作用机理研究等，中西医结合消化理论体系必将不断完善和发展，不断融入新的科学内涵。

第二，中西医结合消化系统疾病诊断和疗效评价体系逐步建立。目前中西医结合治疗消化系统疾病的主流模式为辨病与辨证相结合，中西医结合消化系统疾病诊断标准主要是指在确立疾病下的辨证论治。近年来，中国中西医结合学会消化病专业委员会、中华中医药学会脾胃病分会逐年发布了常见消化系统疾病中医、中西医结合诊疗方案，如《胃食管反流病中西医结合诊疗共识意见》、《胃食管反流病中医诊疗方案》、《慢性胃炎中西医结合诊疗共识意见》、《消化性溃疡中西医结合诊疗共识意见》、《功能性消化不良的中西医结合诊疗共识意见》、《非酒精性脂肪性肝病的中西医结合诊疗共识意见》、《肝硬化腹水的中西医结合诊疗共识意见》、《溃疡性结肠炎中西医结合诊疗共识》。随着相关研究工作的不断开展，中西医结合消化系统疾病诊断标准涉及的病种将会越来越广泛，逐步涵盖所有常见消化系统疾病，陆续涉及消化系统少见疾病，形成中西医结合消化系统疾病诊断评价体系，且建立的疾病诊断标准将不断完善和应用推广。

现代医学的疗效评价标准不一定适用于中医药临床疗效的评价，但可以提供借鉴；中医药学基于自身疗效作用特点，不断建立和发展一些能够体现自身优势和特色的疗效评价指标。现代医学的客观疗效评价指标结合中医药特色性疗效评价指标，形成中西医结合消化系统疾病特有的疗效评价指标体系，通过不断验证，指标体系不断完善，各指标权重更加合理，指标框架不断明晰，指标体系不断获得公认，以便更好评价中西医结合治疗消化系统疾病疗效。

第三，中西医结合治疗消化系统疾病的医疗模式将会被更加普遍的采用。消化系统疾病是中西医结合学科的优势领域，意味着中西医结合治疗消化系统疾病具有显著的临床优势和特色，中西医结合治疗消化系统疾病的医疗模式被普遍采用将是大势所趋。随着大规模随机对照临床试验的开展，中西医结合治疗消化系统疾病的临床优势的不断验证和被认可，中西医结合治疗方案将被写入现代医学最新诊疗指南中被不断推广应用。此外，国家政策对中医药的大力扶持和推广也是中西医结合治疗消化系统疾病医疗模式被不断普及和推广的重要助力。

第四，中西医结合治疗消化系统疾病的临床疗效将会显著提高。中西医结合消化医学发展的重要目标在于提高临床疗效，取中医学和西医学两个学科各自之长，针对单独应用中医或西医治疗疗效不佳的病种，开展临床研究确定诊疗方案，提高临床疗效。此外，规范诊疗手段，提高疾病诊断和治疗标准，加强中西医结合消化医学建设，不断培养中西医结合消化高水平人才等措施必将促进中西医结合治疗消化系统疾病的临床疗效。

第五，中西医结合学科可在以下消化病领域进行重点研究和突破。酸相关疾病（消化性溃疡及胃食管反流病等）：新药物研发，特别是结合利用我国的中医特色进行研发，微创治疗技术及相关附件的开发应用。胃肠功能动力性疾病：重点研究我国的流行病学特征、发病机理、新药研发、微创治疗、生物反馈治疗、身心医学、中西医结合研发新的方法等。肠道微生态：应用宏基因组学技术、蛋白质组学技术等研究胃肠道微生态分布、种群、功能、与疾病的关系，认识疾病发生发展，对于微生态制剂、新药物研发等具有潜在的重要意义。

开展流行病学、疾病诊疗手段的多中心随机对照临床研究，建立具有我国特色的消化系统疾病的临床数据库和标本资源库；提供循证医学依据，推进我国消化系统疾病的预防、诊治到新的高度；建立临床路径：临床路径是以循证医学证据和指南为基础和指导，针对某一疾病建立一套相对标准化的诊断或治疗模式或医师操作程序。目前一些消化病的临床路径已经开始使用，多种消化系统疾病的临床路径正在开发，并且临床路径需随着循证医学和新技术的不断出现和发展，需要不断更新以适应新的发展和需求。

中西医结合消化医学作为中西医结合学科的一部分，作为中西医结合医学的一部分，将通过其理论体系的不断完善和发展，通过其疾病诊断和疗效评价体系逐步建立，通过其医疗模式的成熟和完善，通过其临床疗效的显著提高，将会推动整个医学领域的进步和发展，最终提高全民体质及健康水平，为全社会的健康事业贡献力量，为社会进步谋福祉。

—— 参考文献 ——

［1］孔令青. 中西医结合医学的一个新定义［J］. 中西医结合研究，2015，7（5）：267-269.

［2］张霄潇，李正勇，马玉玲，等. 中药枳实的研究进展［J］. 中国中药杂志，2015，40（2）：185-190.

［3］黄爱华，迟玉广，曾元儿，等. 枳实黄酮对功能性消化不良大鼠胃肠动力的影响［J］. 中药新药与临床药理，2012，23（6）：612-615.

［4］ 张明智，隋海娟，张玲玲，等．橙皮苷对功能性消化不良大鼠胃肠运动及 Ghrelin 表达的影响［J］．中药药理与临床，2014，30（2）：30-34．

［5］ 李晓玲，张声生，杨成，等．仁术健脾理气方对功能性消化不良大鼠胃排空功能及 Ghrelin、5-HT、CGRP 的影响［J］．中国中西医结合消化杂志，2014，22（7）：355-359．

［6］ 郭璇，谭华梁，王小娟，等．舒胃汤对功能性消化不良大鼠 Cx43 蛋白的分布及 Cajal 间质细胞的修复与再生的影响［J］．中国中西医结合消化杂志，2014，22（11）：652-658．

［7］ 王臻楠，沈谦，史秀峰．溃疡性结肠炎中医证型与凝血指标关系的临床研究［J］．上海中医药杂志，2010，44（5）：33-34．

［8］ Yu B，Dai C，Chen J，et al.Dysbiosis of gut microbiota induced the disorder of helper T cels in influenza virus-infected mice［J］．Human vac cines & immunotherapeutics，2015，11（5）：1140-1146．

［9］ Zeng F，Lan L，Tang Y，et al. Cerebral responses to puncturing at different acupoints for treating meal-related functional dyspepsia［J］．Neurogastroenterol Motil，2015，27（4）：559-568．

［10］ 刘晶，李峰，唐旭东，等．功能性消化不良脾虚证动物模型的制作及评价［J］．环球中医药，2015，8（6）：701-705．

［11］ 刘艳阳，李峰，刘晶，等．内脏敏感增高型功能性消化不良脾虚证动物模型的建立［J］．辽宁中医杂志，2015，42（11）：2218-2220．

［12］ 白世敬，李峰，唐旭东，等．功能性腹泻脾虚证动物模型制作方法［J］．辽宁中医药大学学报，2015，17（1）：86-88．

［13］ 康楠，王凤云，陈婷，等．脾虚四号方干预大鼠腹泻模型后结肠黏膜微观结构的变化［J］．中国中西医结合消化杂志，2015，23（1）：1-4，7．

［14］ 陆为民，单兆伟，吴静，等．大鼠慢性萎缩性胃炎癌前病变气虚血瘀证动物模型的研制［J］．南京中医药大学学报（自然科学版），2000，16（3）：156-158．

［15］ 陈小野，邹世洁，樊雅莉，等．大鼠慢性萎缩性胃炎证病结合模型胃黏膜病理研究［J］．上海实验动物科学，2002，22（1）：35-39．

［16］ 李合国，劳绍贤．清浊安中汤对慢性胃炎脾胃湿热证大鼠模型细胞凋亡及 Bcl-2 的影响［J］．中国实验方剂学杂志，2012，18（21）：189-192．

［17］ 陈蔚文．左金丸现代研究与应用［M］．北京：人民卫生出版社，2012．

［18］ 张北华．IBS-D 肝郁脾虚型病证结合大鼠模型的建立与评价［D］．北京，中国中医科学院，2013．

［19］ 陈富丽，窦志芳．两种肝郁脾虚型肠易激综合征动物模型的比较［J］．山西中医学院学报，2014，15（3）：73-74．

［20］ 徐秋颖，韩佩玉．肠易激综合征慢性轻度不可预见性应激联合脾胃湿热动物模型的建立及评价［J］．湖南中医杂志，2015，31（6）：149-151．

［21］ 康楠，王凤云，陈婷，等．脾虚四号方干预大鼠腹泻模型后结肠黏膜微观结构的变化［J］．中国中西医结合消化杂志，2015，23（1）：1-4，7．

［22］ 夏小芳，徐珊．肝纤维化大鼠病证结合模型肝脏病理学观察［J］．浙江中医杂志，2010，45（2）：101．

［23］ 郑旭锐，张航，李小苗，等．肝郁脾虚证肝纤维化大鼠模型研究［J］．陕西中医学院学报，2008，31（6）：54．

［24］ 彭岳，吴光，苏傲蕾，等．肝纤维化血瘀证研究及动物模型构建的思考［J］．辽宁中医杂志，2010，37：2261-2264．

［25］ 王占国．中医"脾"与消化道正常菌群［J］．中国微生态学杂志．1991，3（2）：65-68．

［26］ 彭颖，李晓波．脾虚证与肠道微生态［J］．世界华人消化杂志．2012，20（34）：3287-3291．

［27］ 任平，夏天，李平等．脾虚腹泻患者肠道菌群的研究［J］．中医杂志，1992，（6）：33-34．

［28］ 卢林，景景云，李丹红．健脾渗湿汤对脾虚湿盛泄泻患者肠道微生态及舌部菌群影响的研究［J］．中国微生态学杂志，2007，19（5）：439-441．

［29］ 刘佳，彭颖，张硕颖，等. 老年脾虚患者肠道菌群16SrDNA变性梯度凝胶电泳分析［J］. 中华中医药杂志，2010，25（10）：1566-1569.

［30］ 王卓，彭颖，李晓波. 四君子汤对两种脾虚模型大鼠肠道菌群紊乱的影响［J］. 中国中西医结合杂志，2009，9（29）：825-827.

［31］ 郭丽双，杨旭东，胡静，等. 中药神曲对肠道菌群失调小鼠调整和保护作用的观察［J］. 中国微生态学杂志，2005，（17）3：174-177.

［32］ 吴国琳，余国友，范小芬，等. 单味中药及其有效成分对肠道微生态的调节作用研究概况［J］. 中国中医药现代远程教育，2015，13（09）：134-136.

［33］ 马丽琼，段金旗，于明克. 大黄对脓毒症大鼠胃肠道菌群的影响［J］. 中华临床医师杂志（电子版）. 2012，6（10）：178-190.

［34］ 乐拔群. 四君子汤加味治疗肠道菌群失调所致腹泻23例［J］. 中国保健营养，2012，22（11）：47-54.

［35］ Xu J，Lian F，Zhao L，et al. Structural modulation of gut microbiota during alleviation of type 2 diabetes with a Chinese herbal formula［J］. SME J. 2015，9（3）：552-62.

［36］ 李英帅，黄腾杰，李玲孺，等. 阳虚质肠道菌群与宿主代谢共变化机制研究［J］. 中华中医药学刊，2015，（07）：1568-1570.

［37］ 卞立群，陈婷，唐旭东，等. 肠易激综合征中医药治疗模式分析［J］. 环球中医药，2015，8（1）：119-123.

［38］ Ma X P，Hong J，An C P，et al. Acupuncture-moxibustion in treating irritable bowel syndrome：How does it work？［J］. World journal of gastroenterology：WJG，2014，20（20）：6044-6054.

［39］ Suares NC，Ford AC. Prevalence of, and risk factors for, chronic idiopathic constipation in the community：systematic review and meta-analysis［J］. The American journal of gastroenterology，2011，106（9）：1582-1591.

［40］ 陶琳，李哲，肖旸，等. 功能性消化不良中医证候分布特点及与胃感觉的关系［J］. 中国中西医结合消化杂志，2014，22（9）：529-531.

［41］ 吴震宇，张声生，李培彩，等. 碘乙酰胺灌胃联合夹尾应激诱导大鼠FD模型的建立及评价［J］. 中国中西医结合消化杂志，2015，23（7）：462-466.

［42］ 刘艳阳，李峰，刘晶，等. 内脏敏感增高型功能性消化不良脾虚证动物模型的建立［J］. 辽宁中医杂志，2015，42（11）：2218-2220.

［43］ 曹峰，刘小河，傅延龄. 功能性消化不良胃虚饮停证大鼠模型的建立与评价［J］. 吉林中医药，2008，28（12）：929-931.

［44］ 陈晨，全俊，李曼蓉，等. 功能性消化不良重叠肠易激综合征动物模型的建立［J］. 实验动物科学，2013，30（4）：18-21.

［45］ 张霄潇，李正勇，马玉玲，等. 中药枳实的研究进展［J］. 中国中药杂志，2015，40（2）：185-190.

［46］ 黄爱华，迟玉广，曾元儿，等. 枳实黄酮对功能性消化不良大鼠胃肠动力的影响［J］. 中药新药与临床药理，2012，23（6）：612-615.

［47］ 张明智，隋海娟，张玲玲，金英. 橙皮苷对功能性消化不良大鼠胃肠运动及Ghrelin表达的影响［J］. 中药药理与临床，2014，30（2）：30-34.

［48］ 刘英超，钟继红，孙静. 莪术对功能性消化不良大鼠胃窦神经介质NO及AchE的影响［J］. 中国中医药科技，2014，21（1）：37-47.

［49］ 刘蔚雯，黄群，张苏娜. 术连饮调节胃动力的配伍研究［J］. 中国医药科学，2012，2（16）：24-25.

［50］ 李晓玲，张声生，杨成，等. 仁术健脾理气方对功能性消化不良大鼠胃排空功能及Ghrelin、5-HT、CGRP的影响［J］. 中国中西医结合消化杂志，2014，22（7）：355-359.

［51］ 胡学军，黄穗平，邓时贵. 健脾理气方对功能性消化不良大鼠胃肠运动功能及胃动素、胃泌素的影响［J］. 中国实验方剂学杂志，2011，17（8）：214-217.

［52］胡学军，邓时贵，黄穗平. 健脾理气方对功能性消化不良模型大鼠 CGRP 和 SP 表达的影响［J］. 中华中医药杂志，2011，26（7）：1612-1614.

［53］郭璇，弭艳红，王小娟，等. 舒胃汤对功能性消化不良大鼠血清干细胞因子、一氧化氮的影响［J］. 湖南中医药大学学报，2011，31（9）：27-30.

［54］郭璇，谭华梁，王小娟，等. 舒胃汤对功能性消化不良大鼠 Cx43 蛋白的分布及 Cajal 间质细胞的修复与再生的影响［J］. 中国中西医结合消化杂志，2014，22（11）：652-658.

［55］余朝辉，郑珊娇. 白枳养胃汤对功能性消化不良大鼠血清和组织中 MTL、GAS 和 VIP 含量的影响［J］. 中药药理与临床，2015，31（4）：199-201.

［56］吴坚，张星星，沈洪. 半夏泻心汤对功能性消化不良大鼠胃排空率和胃窦组织 Gherlin 的影响［J］. 四川中医，2014，32（1）：70-72.

［57］陶琳，李哲，肖旸，等. 功能性消化不良中医证候分布特点及与胃感觉的关系［J］. 中国中西医结合消化杂志，2014，22（9）：529-531.

［58］许卫华，李妮矫，张艳丽，等. 不同中医证型功能性消化不良患者核素胃排空特点的研究［J］. 环球中医药，2013，6（5）：321-324.

［59］谢迪，刘敏. 幽门螺杆菌与功能性消化不良中医证型及主要症状关系的研究［J］. 中国中医药信息杂志，2012，19（3）：20-22.

［60］吕林，唐旭东，王静，等. 中医药治疗功能性消化不良疗效评价指标分析［J］. 世界中医药，2015，10（7）：986-988.

［61］罗迪，刘凤斌. 功能性消化不良医生报告结局量表的科学性考评［J］. 世界中西医结合杂志，2015，10（1）：103-106.

［62］吴宇航，刘凤斌. 功能性消化不良生存质量量表（FDDQL）中文版再考核及其临床应用［D］. 广州：广州中医药大学，2011.

［63］Zhang SS, Zhao LQ, Wang HB, et al. Efficacy of Gastrosis No.1 compound on functional dyspepsia of spleen and stomach deficiency-cold syndrome: a multi-center, double-blind, placebo-controlled clinical trial［J］. Chinese Journal of Integrative Medicine, 2013, 19（7），498-504.

［64］Zhang SS, ZhaoLQ, Wang HB, et al. Efficacy of modified LiuJunZi decoction on functional dyspepsia of spleen-deficiency and qi-stagnation syndrome: a randomized controlled trial［J］. BMC Complement Altern Med, 2013, 13: 54.

［65］汪红兵，张声生，沈洪，等. 胃病 3 号复方治疗功能性消化不良脾胃湿热证多中心、随机、双盲、安慰剂对照试验研究［J］. 中国中西医结合消化杂志，2011，19（5）：284-289.

［66］Zhao LQ, Zhang SS, Wang ZF, et al. Efficacy of modified ban xia xie xin decoction on functional dyspepsia of cold and heat in complexity syndrome: a randomized controlled trial［J］. Evid Based Complement Alternat Med, 2013, p 812143.

［67］赵鲁卿，张声生，汪红兵，等. 胃病 2 号对功能性消化不良脾虚气滞证患者中医证候疗效研究［J］. 北京中医药，2013，32（6）：410-412.

［68］吴兵，赵鲁卿，张声生，等. 胃病Ⅰ号复方对功能性消化不良脾胃虚寒证患者生活质量影响的研究［J］. 北京中医药，2011，30（10）：723-725.

［69］赵鲁卿，汪红兵，张声生，等. 胃病Ⅲ号复方对功能性消化不良脾胃湿热证患者近期生活质量影响的研究［J］. 天津中医药，2011，28（6）：450-453.

［70］赵鲁卿，张声生，汪红兵，等. 胃病 4 号对功能性消化不良寒热错杂证患者生活质量的影响［J］. 中华中医药杂志，2012，27（10）：2551-2554.

［71］赵鲁卿，张声生，沈洪，等. 健脾疏肝法治疗功能性消化不良脾虚气滞证：基于患者评价的随机、对照试验［J］. 世界中医药，2015，10（5）：690-694.

［72］许卫华. 中医辨证治疗功能性消化不良的疗效评价以及对核素胃排空影响的多中心、随机、双盲、安慰剂

对照研究［D］．北京：北京中医药大学，2013．

［73］李政杰，曾芳，杨玥，等．功能性消化不良患者针刺治疗后对针刺足三里脑的响应［J］．世界华人消化杂志，2013，21（19）：1882-1887．

［74］Zeng F，Lan L，Tang Y，et al. Cerebral responses to puncturing at different acupoints for treating meal-related functional dyspepsia［J］．Neurogastroenterol Motil，2015，27（4）：559-568．

［75］陈英，杨春敏，范勤，等．心理语言及穴位刺激和胃电起搏协同改善难治性功能性消化不良的胃电紊乱［J］．中华保健医学杂志，2012，14（2）：85-87．

［76］杨春敏，陈英，范勤，等．心理语言、胃电起搏和穴位刺激协同对功能性消化不良患者血浆脑肠肽的影响［J］．胃肠病学和肝病学杂志，2012，21（8）：754-757．

［77］王臻楠，沈谦，史秀峰．溃疡性结肠炎中医证型与凝血指标关系的临床研究［J］．上海中医药杂志，2010，44（5）：33-34．

［78］吴健，王新月，孙慧怡．137例活动期溃疡性结肠炎患者中医证型与肠黏膜象关系的研究［J］．中国中西医结合杂志，2012，32（4）：445-449．

［79］张雯．溃疡性结肠炎肺功能损伤特点与中医证候相关性研究．北京：北京中医药大学，2011-05-01．

［80］许振．溃疡性结肠炎的中医体质类型与中医证型关系的初步研究．南京：南京中医药大学，2012-04-10．

［81］王子恺，杨云生，孙刚，等．肠道微生物群落与炎症性肠病关系研究进展［J］．中国微生态学杂志，2013，25（11）：1360-1363．

［82］朱磊，沈洪，顾培青，郑凯．沈洪教授治疗溃疡性结肠炎的经验探析［J］．中华中医药杂志，2015，30（7）：2381-2383．

［83］沈洪，张声生，王垂杰，等．中药分期序贯治疗轻中度溃疡性结肠炎临床观察［J］．中华中医药杂志，2012，27（7）：1788-1791．

［84］王新月，孙慧怡．基于肺与大肠相表里理论探讨从肺论治溃疡性结肠炎［J］．北京中医药大学学报，2011，34（3）：153-155．

［85］孙慧怡，王新月，吴健．溃疡性结肠炎肺功能损害和肺与大肠的表里关联性［J］．中国中西医结合杂志，2011，31（5）：591-594．

［86］王新月，闫昕．溃疡性结肠炎的发病特点与"毒损肠络"病机学说［J］．中国中西医结合杂志，2013，33（3）：410-414．

［87］戴彦成，张亚利，张仁岭，等．基于传统文化"和"的思想防治溃疡性结肠炎理论与实践的探讨［J］．中华中医药学刊，2015，33（11）：2611-2613．

［88］中国中西医结合学会消化系统疾病专业委员会．溃疡性结肠炎中西医结合诊疗共识［J］．中国中西医结合杂志，2010，18（6）：416-419．

［89］中国中西医结合学会消化系统疾病专业委员会．溃疡性结肠炎中西医结合诊治方案（草案）［J］．中国中西医结合杂志，2004，24（11）：1052-1055．

［90］张声生，李乾构，沈洪，等．溃疡性结肠炎中医诊疗共识（2009）［J］．中国中西医结合杂志．2010，05：527-532．

［91］朱向刚，周滔，陈誩．中药保留灌肠治疗溃疡性结肠炎疗效的系统评价［J］．中国中西医结合消化杂志，2012，20（1）：35-37．

［92］黄绍刚，张海燕，黄穗平．中药保留灌肠治疗溃疡性结肠炎的Meta分析［J］．辽宁中医杂志，2010，37（8）：1433-1435．

［93］王德华，罗永岚，李畅．艾灸治疗溃疡性结肠炎疗效的Meta分析［J］．辽宁中医杂志，2011，38（11）：2247-2248．

［94］沈洪，张声生，王垂杰，等．中药分期序贯治疗轻中度溃疡性结肠炎临床观察［J］．中华中医药杂志，2012，27（7）：1788-1791．

［95］沈洪，张声生，王垂杰，等．中药分期序贯治疗轻中度溃疡性结肠炎111例疗效观察［J］．中医杂志，

2011，52（13）：1108–1111.

［96］仝战旗，杨波，童新元，等. 复方苦参结肠溶胶囊治疗湿热内蕴型溃疡性结肠炎多中心、随机、双盲、对照研究［J］. 中国中西医结合杂志，2011，31（2）：172–176.

［97］杨春波. 脾胃湿热证的临床研究—附400例资料分析［J］. 中医杂志，1994，35（7）：425–427.

［98］危北海. 宏观辩证和微观辩证结合的研究［J］. 中国中西医结合杂志，1991，11（5）：301–303.

［99］陈润花，刘敏，陈亮，等. 幽门螺杆菌相关性慢性胃炎中医证候分布特点的文献研究［J］. 中华中医药杂志，2013，28（6）：1878 — 1881.

［100］王志斌，韩海啸，余轶群，史瑞，李军祥. 幽门螺杆菌根治率与慢性胃炎中医证型的相关性研究［J］. 环球中医药. 2014. 7（7）：523–526.

［101］郑昱，谢建群，李萍，等. 慢性糜烂性胃炎中医辨证与幽门螺杆菌感染相关性分析［J］中华中医药学刊，2007，25（6）：1210–1211.

［102］丁成华，李晶晶，方芳，等. 慢性萎缩性胃炎中医病机与证候分布规律研究［J］. 中华中医药杂志，2011，26（3）：582 — 586.

［103］叶晖，张学智. 幽门螺杆菌阳性慢性胃炎脾胃湿热证中西医结合研究进展［J］. 中国中医药信息杂志，2014，21（9）：134 — 136.

［104］张月苗，王婷婷，叶晖，张学智，等. 荆花胃康胶丸联合三联疗法治疗幽门螺杆菌感染慢性胃炎疗效观察［J］. 中国中西医结合消化杂志，2013，21（11）：587.

［105］张月苗，叶晖，王婷婷，张学智，等. 荆花胃康胶丸联合三联疗法治疗幽门螺杆菌感染的1年随访研究［J］. 现代中医临床，2015，22（2）：8–11.

［106］温胃舒/养胃舒治疗幽门螺杆菌相关性慢性胃炎和消化性溃疡的全国多中心研究协作组，温胃舒/养胃舒治疗幽门螺杆菌相关性慢性胃炎和消化性溃疡的全国多中心临床研究［J］. 中华医学杂志，2010，90（2）：75–78.

［107］尚品杰，柳静，夏永欣. 中西医结合补救治疗幽门螺杆菌感染的临床研究［J］. 时珍国医国药，2015，26（2）：400–402.

［108］Kai Zheng, Shengsheng Zhang, Chuijie Wang, et al.Health–related quality of life in Chinese patients with mild and moderately active ulcerative colitis［J］. PLoS One, 2015, 10（4）：e0124211.

［109］近十年中西医结合消化病学的发展概况与"十二·五"学科发展的展望［OL］. http://www.doc88.com/p–7126118098731.html.

撰稿人：唐旭东　赵迎盼

专题报告

胃食管反流病中西医结合研究进展

胃食管反流病（gastroesophageal reflux disease，GERD）是临床常见食管疾病。流行病学调查显示：GERD 在西方国家患病率高，以北美和欧洲最为突出，有资料显示欧美发达国家 GERD 症状发生率为 48%。亚洲地区的患病率较低，我国部分地区如北京、上海、福建等地有相关流行病学调查[1, 2]，但有一定局限性。临床上，GERD 可分为反流性食管炎（reflux esophagitis，RE）或称糜烂性食管炎（erosive esophagitis，EE），非糜烂性反流病（non-erosive reflux disease，NERD）和 Barrett 食管（Barrett's esophagus，BE）三种类型。有研究认为 GERD 各个类型相对独立，相互不转化或很少转化；但也有研究认为此三者之间可能有一定的相关性。近年来，针对经标准质子泵抑制剂（proton pump inhibitors，PPIs）治疗后反流症状仍无法缓解的部分胃食管反流病患者，专家们提出了"难治性胃食管反流病（refractory gastroesophageal reflux disease，RGERD）"的概念[3, 4]。

一、胃食管反流病中西医结合研究进展

GERD 是抗反流防御机制减弱与反流物对食管黏膜攻击作用的结果。近年来，本病相关发病机制和中医药防治本病的研究取得了一定的进展，幽门螺杆菌（Helicobacter pylori，H.pylori，Hp）与 GERD 的相关性研究是近年研究的热点，GERD 的发生与 Hp 感染的相关性目前尚未确定，但专家共识意见建议 GERD 患者需要根除 Hp；精神心理因素在 GERD 发病中的作用以及食管内脏高敏感性在 NERD 发病机制中的作用已被证实，精神心理因素对 NERD 患者影响更大，运用抗焦虑抑郁药物对某些 GERD 患者具有很好的效果，基于食管内脏高敏感性的研究，引入功能性磁共振成像（functional magnetic resonance imaging，fMRI）技术是今后中西医结合研究的热点；随着相关诊断技术的发展

以及对本病的深入研究，酸反流相关食管外症状已经被临床所证实[5-10]；治疗方面，体现在中医辨证治疗、中西医结合治疗、专家经验总结、针灸埋线、中成药治疗等研究较以前更加深入。

（一）GERD 的机制研究

GERD 是由多种因素造成的消化动力障碍性疾病。GERD 发病是食管对胃、十二指肠内容物反流的防御机制下降与攻击因素如酸、胃蛋白酶、胆盐和胰酶等对食管黏膜攻击作用的结果。食管下括约肌（low esophageal sphincter，LES）压力降低、一过性食管下端括约肌松弛（transient LES relaxation，TLESR）、食管裂孔疝、食管廓清功能减低、食管黏膜屏障受损致其防御功能下降、胃十二指肠功能异常、食管内脏高敏感以及胃酸、胃蛋白酶和十二指肠反流物的攻击等参与 GERD 的发生。

Hp 与 GERD 症状发生的关系目前还不确定，存在一定的分歧[11, 12]。近几年研究表明，Hp 感染可能是 GERD 的保护因素，Hp 感染能够降低夜间酸突破[13]，根除 Hp 可诱发 GERD[14]；但也有研究提示 Hp 感染与 GERD 症状发生无相关性[15, 16]。我国 Hp 感染处理共识报告指出[17]：胃体胃炎患者根除 Hp 后，胃酸分泌从低酸恢复至正常（增加），可能会增加 GERD 发生的危险性。不根除 Hp 长期质子泵抑制剂（PPI）治疗会增加胃癌发生的危险性。"两害相权取其轻"，长期服用 PPI 者应该根除 Hp。

GERD 因动物模型的逐渐成熟，进行了相关通路的研究[18, 19]：如蛋白激酶受体 2（PAR2）途径、NF-κB 途径、MAPKs 途径、PKC 途径、Wnt/β 联蛋白信号通路、PI3K/Akt/mTOR 信号转导通路、ERK1/2 信号转导通路等。而有关 NERD 的研究中，近年来随着内脏感觉神经 - 电生理学、功能性脑显像等技术的发展和应用，人们逐步认识到食管内脏感觉异常和食管功能异常在该病发病中的作用。研究认为 NERD 食管高敏感性可能与食管感觉神经纤维末梢致敏和（或）脊髓、大脑中枢致敏相关[5]。外周敏感化机制中，降钙素基因相关肽（calcitonin gene related peptide，CGRP）、P 物质、5- 羟色胺、脑源性神经营养因子（brain-derived neurotrophic factor gene，BDNF）、瞬时受体电位通道（Transient Receptor Potential，TRP）、酸敏感离子通道（acid-sensing ion channels，ASICs）、缩胆囊素、促生长素抑制素等[6-9]成为近年来研究的热点和重点；食管鳞状上皮细胞间隙的增宽、肥大细胞的活化等参与外周敏感化机制。通过 fMRI 等技术的引入，中枢相关敏感化区域也被证实，而国内一项动物实验研究显示：脑、脊髓背角一氧化氮合成酶（neuronal nitric oxide synthase，nNOS）及 c-Fos 蛋白表达显著高于对照组，可能参与 NERD 中枢敏感化机制[10]。

GERD 食管外症状目前已被逐渐认识。GERD 可以引起多个系统疾病[20]：呼吸系统常见哮喘、夜间呼吸睡眠暂停、吸入性肺炎、肺纤维化、慢性支气管炎、支气管扩张症等，可能与胃食管反流导致的微颗粒吸入和外周 / 中枢神经反射引起有关；耳鼻咽喉疾病及症状包括分泌性中耳炎、慢性鼻窦炎、咽炎、喉炎、声带溃疡 / 肉芽肿 / 结节、癔球症、咽部异物感等，可能与胃酸及胃蛋白酶对咽喉部黏膜及周围组织直接损伤，远端食管胃酸引起迷走神经反射导致支气管收缩，反复清嗓动作、咳嗽而最终导致黏膜损伤有关；口腔症状如牙侵蚀、口腔溃疡、口臭、腭部/悬雍垂红斑、口腔酸/烧灼感，可能与近端食管或口腔酸暴露有关；心源性胸痛等。

（二）GERD 相关模型的建立 [21, 22]

为了更好模拟接近人类 GERD 病理改变的动物模型，国内外学者做了大量相关动物模型实验方面的研究，目前有关 GERD 的动物模型的制备大致分为以下几类：

第一，改变自身胃肠道解剖结构：包括贲门下括约肌切开术，结扎幽门或十二指肠模型，吻合食管、十二指肠或空肠的模型，机械扩张食管下端的模型等，考虑 GERD 疾病为多种因素联合作用的结果，目前临床上常常多种术式联合应用，如改良部分贲门肌切开加外置幽门部分结扎术，不全幽门结扎加贲门肌切开术等。

第二，外源性灌酸或胆汁诱导食管炎：通过将酸、胃蛋白酶或胆汁外源性灌入，直接化学刺激损伤食管黏膜，从而建立简单的急性或亚急性食管炎动物模型，该类模型可以用于食管黏膜损伤和防御机制的研究，可用于评价药物治疗的效果。目前常用卵清蛋白基础致敏联合食管酸灌注的方法制备 NERD 动物模型，但实际操作中发现，该模型的造模死亡率较高。

第三，食管片段移植模型：主要用于研究 BE 的上皮起源和发病机制，通过将食管片段分别移植到同种大鼠的腺胃和十二指肠壁来研究食管鳞状上皮基底层干细胞在不同外界环境的作用下能否分化为其他类型的细胞，国内相关研究较少。

第四，转基因动物模型：转基因动物模型可用于研究特定功能基因对生物学性状的影响，从而研究疾病的发病机制。如 K14-Cdx2 转基因小鼠，p63-/- 胚胎小鼠，EBV-IL-1β 转基因小鼠等，利用不同的基因敲除鼠，研究 BE 或食管癌。

第五，$Gy^{60}Co\gamma$ 射线照射法：建立放射性元素照射诱导的食管炎模型对实验设备及安全防护有较高的要求，国内开展的较少。

上述模型在临床研究中不断改进，学者在不断寻找更加接近人类 GERD 病理机制的动物模型。原则上没有最好的动物模型，研究者应结合自身研究方向，选择相对合适的模型。

（三）GERD 中医证候病机研究

GERD 证候病机的研究一直在该病研究中占重要地位，是临床研究的重点。近年来，已报道的研究集中在中医辨证分型的大样本研究，名家经验总结报道等，体现在脏腑辨证、标本虚实、证型规律、体质因素等方面的研究。

统计学和数据分析系统的应用，让中医研究成果凝聚在一起，提炼出具有共识意见的中医病机特点，目前的观点虽然不完全相同，但已达成一定共识：①首先肯定脾胃升降功能失和在本病发病中的重要地位；②认为本病病位在食管，为胃所主，胃气上逆是其病机关键，与肝、脾关系密切，涉及肺、肾诸脏；③脏腑气机失衡，可以造成痰、热（火）、瘀等不同病理产物郁滞发病；④疾病过程中存在着病机虚实转化。针对 GERD 中医证型研究方面，虽然相关指南规范了中医证型的类别，但不同专家学者结合自身临床经验，对该病证候特征仍有不同观点。李志等[23]对 236 例 GERD 患者进行辨证分析结果提示：肝胃郁热型120例，肝胃不和型55例，胃热气逆型36例，中虚气逆型16例，痰气郁阻型9例。张声生等[24]研究 88 例 GERD 患者中，以肝胃郁热证（35 例）最多见，其次为胆热犯胃证（21 例）、气郁痰阻证（20 例）、中虚气逆证（12 例）。符思等[25]研究发现反流性食管炎主要证型有九个，分别为肝胃郁热证、痰气交阻证、气滞血瘀证、肝胃不和证、脾胃湿热证、肝郁脾虚证、脾胃虚弱证、胃阴不足证、脾虚痰湿证。其中四个证型在临床上较常见，分别是肝胃郁热证、脾胃虚弱证、痰气交阻证及肝胃不和证。

近年来发现，体质与多种疾病的发生密切相关，而有关 GERD 与体质的相关性研究亦有所开展。国内一项研究结果显示[26]：气郁体质、阳虚体质、气虚体质的胃食管反流病患者易罹患胃虚兼肝胃不和证型；阳虚体质、气虚体质、痰湿体质的胃食管反流病患者易罹患胃虚兼寒热错杂证型和胃虚兼痰瘀交阻证型；脉学是中医辨证的重要参考指标，有关 GERD 的脉象研究，取得了一定的进展，填补了过去的空白，近期进行了一项大样本量的横断面研究，利用动脉硬化检测仪及智能脉象仪揭示了 GERD 患者的脉象特征，研究提示 GERD 患者的脉搏波传导速度（pulse wave velocity，PWV）高于正常对照组，实脉多于虚脉，实脉中又以弦脉最多，虚脉中以沉脉最多，复合脉中以弦数脉最多[27]。

（四）精神心理因素在 GERD 发病中的研究

近年来，情绪因素在 GERD 发病中的作用被逐渐认识，在该病的治疗方面有一定的指导意义。精神心理因素在胃食管反流病的发病中起着重要的作用，尤其是在非糜烂性反流病患者中，情绪的影响高于反流性食管炎的患者[28]。国内治疗方案的选择上，常使用常规治疗如 PPI 加抗焦虑抑郁药，在伴随情绪致病的患者中，取得了一定的疗效；口服中药治疗联合抗焦虑抑郁药物在改善患者症状和生活质量方面也取得了很好的结果。任素芳等[29]观察黛力新联合埃索美拉唑、吗丁啉治疗 NERD，治疗组 30 例，对照组口服埃索美拉唑联合吗丁啉；结果显示黛力新联合埃索美拉唑治疗 NERD 疗效优于同等剂量的埃索美拉唑；乔会侠等[30]观察半夏泻心汤加减联合黛力新治疗 NERD 的临床疗效，对照组予以口服雷贝拉唑，结果显示治疗组服药总有效率优于对照组，停药 3 个月复发率低于对照组。

（五）治疗进展

辨证论治在该病的治疗中起主导作用，2010 年中国中西医结合消化系统疾病专业委员会中医诊疗共识意见中将胃食管反流病分为六个证型进行论治。肝胃不和证，方用柴胡疏肝散加减；肝胃郁热证，方用左金丸合化肝煎加减；中虚气逆证，方选四逆散合六君子汤加减；痰湿内阻证，方用温胆汤加减；气虚血瘀证，方用四君子汤合丹参饮加减；寒热错杂证，方选半夏泻心汤加减。目前临床辨证分型治疗胃食管反流病的研究多参考本共识进行分型，但亦有学者根据个人的临床经验进行辨证分型治疗，取得了很好的疗效。如黄瑶等[31]进行一项 216 例胃食管反流病患者研究，课题组将患者以 2 : 1 比例随机分为中药组 144 例和西药组 72 例，中药组给予中医辨证治疗，肝胃郁热证予以泄热通降加减治疗，胆热犯胃证以利胆通降方加减治疗，气郁痰阻证以化痰通降方加减治疗，中虚气逆证以温中通降方加减治疗，西药组给予奥美拉唑治疗，疗程均为八周，中药辨证分型标准参考上述标准，结果提示中药组在改善患者症状方面优于西药组，在促进黏膜愈合方面与西药组无明显差异。

当代中医名家对该病的治疗方面有个人的观点，有对病因病机辨证治疗经验的总结[32-35]：国医大师徐景藩教授认为本病病因多端，症状不一，临床常见证型为：①气郁证，方选木香调气散、解郁合欢汤加减；②痰气交阻证，方选半夏厚朴汤加减；③肝胃郁热证，方选左金丸、大黄甘草汤、济生橘皮竹茹汤等加减；④气滞血瘀证，可用血府逐瘀汤、解郁合欢汤化裁，分而施治；田德禄教授重视对病机的阐述，认为本病因肝气不舒，郁而化热，移热于胆，胆失清降，胆热挟持胃气上逆所致，治疗上选择小柴胡汤加减；唐旭东教授认为本病病机关键为胃失和降，浊气上逆，治以通降，予自拟通降方治疗；王长洪教授重视对病机、致病因素、治疗的研究和阐述，认为临床治疗是需注重寒热升降并用，贵在"和"，注重清除幽门螺杆菌，重求"辨"，注重主证，不忘次证，意在"兼"的临床用药原则；李军祥教授认为在治疗本病时因注重辨病与辨证相结合、宏观病症与微观病症相结合、辨证与辨症相结合、整体与局部治疗相结合、脾胃与大肠相结合、疗效与机制相结合。以上医家的观点在近几年众多医家的观点中有一定的地位，有一定的代表作用。

中西医结合治疗是目前治疗 GERD 常见、有效方法，中西医结合既能发挥西药治疗的有效率，又能在此基础上，减少不良反应的发生，提高患者的生活质量、降低复发率。陈红[36]将 82 例患者随机分为治疗组 42 例和对照组 40 例，对照组采用兰索拉唑片和西沙比利片联合治疗，治疗组在对照组的基础上分型辨证治疗。结果：治疗组总有效率优于对照组，复发率明显低于对照组，结论：中西医结合治疗 NERD 临床疗效显著；符滨等[37]将 100 例非糜烂性胃食管反流病患者随机分为西药组和中西药结合组，西药组 50 例，口服莫沙必利片联合雷贝拉唑肠溶胶囊，治疗组予以内服加减黄连温胆汤联合雷贝拉唑肠溶胶囊，结果显示两组总有效率无显著差异，但西药组半年后的复发率高于中医药结合组；任顺平等[38]将 120 例 GERD 病例随机分为两组，每组 60 例。对照组予西药奥美拉唑胶囊和黛力新（氟哌噻吨美利曲辛片）治疗，治疗组予奥美拉唑胶囊与自拟方和胃合剂，两组均连续治疗 8 周。结果提示治疗组的总有效率高于对照组，半年后复发率低于对照组，临床值得推广。

另外，针灸治疗 GERD 在临床疗效观察和相关机制研究方面都取得了一定的进展。现代经穴研究表明，刺激相关穴位能增强胃蠕动、抑制胃酸分泌、增加胃排空，对GERD具有一定的防治效果。针刺调整胃肠道的机制为：一是通过增加5-羟色胺、胃泌素在胃窦组织中的贮存，减少其在血清中的释放；二是通过神经反射介导；三是针刺的作用与外源性阿片肽相似。目前常用的针灸治疗方法有：穴位埋线，针刺有效穴位，中药穴位外敷，穴位按摩，针灸治疗联合中药或西药治疗。有研究显示[39]通过口服柴胡桂枝干姜汤联合穴位埋线治疗寒热错杂型GERD患者，所选择的埋线穴位为双侧脾俞穴、胃俞穴、肝俞穴、胆俞穴、足三里穴，每周一次，与口服奥美拉唑片和莫沙必利片的对照组相比，口服中药联合穴位埋线对寒热错杂型胃食管反流病在症状改善、食道下括约肌静息压的提高方面较西药优势明显。

中成药具有良好的治疗效果，服药方便、廉价，容易被病人接受，在治疗GERD中，有一定的地位。然而目前还没有已经上市的专治GERD的中成药，但有功能主治中提及可改善GERD相关症状的中成药，如管炎灵颗粒、胃消散、荆花胃康胶丸、康复新液、胃逆康等。临床研究报道[40-42]：采用管炎灵颗粒治疗在反流感、胸痛RDQ有优势，且半年复发率小；胃消散具有抗HP、抗炎消肿功能；荆花胃康胶丸对GERD相关症状疗效高且用药不良反应少，可作为治疗本病的首选药；康复新液与促胃肠动力药和PPI联用，能够有效促进食管黏膜愈合，提高治疗GERD的总有效率。

二、GERD治疗的国内外比较

近年来，中医药在治疗GERD取得一定成绩，但与西方医学比较，仍有一定的滞后性，与西医学的快速发展之间仍有一定差距。国外的研究引领着发病机制、新药开发、新技术应用等方面。中西医结合目前的研究现状是跟踪国外的研究结果，在国外最新研究成果的基础上，研究中医药治疗GERD的作用机制，中西医结合治疗GERD具有起效迅速、效果明显、维持时间持久、复发率低等优势。

常规用于治疗GERD的药物有抑酸剂、抗反流药物、促动力剂及外科治疗，由于相当一部分患者对PPI现有制剂反应性差或完全无效，目前国外在积极开展PPI制剂改良研究，希望通过对制剂的不断更新，达到持久抑酸的效果；针对LES松弛在GERD发生发展中的作用和新制剂研究亦成为国外研究的重点和热点；外科治疗在GERD的治疗中亦越来越受重视。

（一）国内外治疗研究

1. 抑酸剂的研究

（1）PPI制剂

新型PPI制剂的不断发展，为临床提供更多的选择，能够取得更好的抑酸效果。传统PPI包括奥美拉唑、泮托拉唑、兰索拉唑和雷贝拉唑，近几年出现的新型PPI制剂包括替那拉唑和艾普拉唑，埃索美拉唑是奥美拉唑的 S 型异构体，具有比奥美拉唑更低的首过消除效应及更高的生物利用度。

有系统综述表明：埃索美拉唑 40mg 对食管炎的愈合率，优于兰索拉唑 30mg、奥美拉唑 20mg、泮托拉唑 40mg 及雷贝拉唑 20mg。右旋兰索拉唑缓释胶囊的药物成分可以分两次释放，从而达到延长抑制胃酸的时间，且服药时间不受进食影响，右旋兰索拉唑得到了美国食品药品管理局（FDA）的批准上市。国外的一项随机试验证明：与埃索美拉唑比较，新型 PPI 制剂艾普拉唑能够更好地控制 24h pH；艾普拉唑的半衰期可达 3.6 h，抑酸效果是奥美拉唑的 2 ~ 3 倍。替那拉唑是异咪唑吡啶衍生物的一种新型 PPI 制剂，可将血浆半衰期延长至 9.3 h，是传统 PPI 的 5 ~ 7 倍。S- 替那拉唑钠是替那拉唑的左旋异构体，目前正在临床试验阶段。研究表明[43]其抑酸作用能持续 24 h 或更长时间，夜间 pH > 4 的时间是埃索美拉唑的 1.5 倍。对于难治性 GERD 的治疗，一般采用增加剂量的方法来取得疗效，对于标准剂量 PPI 不能取得疗效者，可加倍剂量，有效率可达 90%。

（2）H₂RA

H₂RA 通过抑制细胞壁上 H2 受体达到抑制胃酸的作用，其对夜间酸分泌的抑制作用最强，H2RA 也被认为是加强抑酸的辅助疗法。其能有效控制夜间酸突破现象，但对白天饭后的酸分泌抑制作用有限，且该类药物易受饮食影响，抑酸持续时间短，且患者容易快速耐受，常用于轻 - 中度 GERD 患者。一般认为该类药物的治疗效果稍弱于 PPI 制剂，但有研究发现奥美拉唑对控制 HP 阴性的 NERD 患者症状优于法莫替丁，而对 Hp 阳性的 NERD 患者则疗效相似。还有研究显示：罗沙替丁与奥美拉唑对 NERD 患者的疗效相当，因而对于 NERD 患者，罗沙替丁也是一种不错的选择；雷尼替丁和尼扎替丁除有抑制酸分泌作用外，还具有促进胃排空作用，尤其尼扎替丁更可使食管下括约肌（LES）压力升高，故其单独使用也有望对早期治疗与维持治疗发挥效用。

2. 抗反流药物的研究

TLESR 是 GERD 发生的重要机制，抗反流药物可减少 TLESR 的产生，从而减少酸反流和非酸反流。作用于众多受体的抗反流药物证实可以抑制 TLESR，但因反流患者极少发生严重不良事件，且 PPI 治疗具有高效、安全等优点，抑制 TLESR、但具有潜在风险的药物似乎并无意义。因此，目前列入研究的主要有 C- 氨基丁酸 B 受体（GABA-B）激动药和代谢型谷氨酸受体 5 调节药（mGluR5）两类药物，并成为目前临床研究的热点。

巴氯芬属于 GABA-B 激动剂，主要用于痉挛的治疗，用于人体的研究证实巴氯芬具有抗反流作用，但大剂量使用具有中枢神经系统反应，且与血药浓度相关，目前研究的药物巴氯芬缓释剂，如 Arbaclofen placarbil（AP，XP19986），但前期临床研究显示仅中度或部分有效；另外的解决方法是研究仅浓度很高时才进入中枢系统的 GABA-B 激动剂，如 Lesogaberan（AZD3355），研究显示其能够有效抑制 TLESR，且耐受性好，目前研究重点在于较大剂量使用 AZD3355 情况下的安全性。近五年，国内也进行了巴氯芬治疗 GERD

相关研究，证实巴氯芬能够改善 GERD 患者症状。吴登峰等[44]比较了口服巴氯芬联合埃索美拉唑和莫沙必利（A 组）治疗 RGERD 的疗效，结果提示与口服埃索美拉唑联合莫沙必利（B 组）比较，A 组在改善患者烧心、反酸、胸骨后疼痛、吞咽困难、症状总积分优于 B 组，A 组内镜下治疗有效率显著高于 B 组，并观察到巴氯芬主要不良反应为嗜睡、头晕和乏力，患者均能耐受。

ADX10059 是代谢型谷氨酸受体 5 调节药（mGluR5）的负性变构剂，研究显示其可以使酸反流减少，但中枢系统不良反应较高。改良的 ADX10059 正在试验中，有研究显示健康志愿者对改良后的 ADX10059 缓释剂耐受性较好。

综上，目前有关抗反流药物的研究显示其对反流事件有减少作用，且其起效较 PPI 快，但因中枢神经系统的不良反应发生率高，目前正在不断进行剂型及新药的研发，以求在治疗 GERD 的同时，使不良事件减少，更加安全有效的应用于临床。国内相关研究中，也提示抗反流药物能够改善 GERD 患者症状。

3. 其他抑酸药物

钾离子竞争性酸受体阻滞剂（potassium-competitive acid blockers，P-CABs）是一种有别于 PPI 的新型抑酸剂，该类药物的抑酸作用，有待进一步评估。

4. 外科及其他治疗手段的研究

在治疗 GERD 方法中，外科手术及介入治疗逐渐被学者认识：如 LINX™ 反流管理系统微创植入，腹腔镜下胃底折叠术及袖状胃切除术，Stretta 射频治疗、经颅直流电刺激，LES 电刺激，LES 注射方法等。GERD 的内镜下 LES 注射治疗具有效果好、创伤小、不良反应少、恢复快、操作简单等特点；此外，从安全性和成本 - 效益比较分析来看，内镜治疗优于药物治疗。目前还有针对肌肉的训练方法，通过增加 LES 肌肉的功能，较少反流的产生，如呼吸肌训练法、膈肌生物反馈治疗等。目前治疗方法种类不断增加，但手术治疗的有效性与操作者的熟练程度、经验等有关，手术治疗的效果、安全性与口服药物的优劣需要进一步研究。

（二）中西医结合治疗 GERD 的优势

第一，中西医联合治疗 GERD 优于单独使用西药。中医药口服联合西药 PPI 治疗在改善患者症状、提高治愈率方面优于单纯使用 PPI。潘霜等[45]将 201 例胃食管反流病患者随机分为中药组、西药组和中西医结合组，分别给予口服半夏泻心汤、埃索美拉唑和半夏泻心汤联合埃索美拉唑治疗，疗程 4 周，观察各组临床症状缓解和内镜下食道黏膜恢复情况。结果显示：中药组临床症状缓解优于西药组，西药组内镜下食道黏膜恢复优于中药组，中西医结合组临床症状缓解和内镜下食道黏膜恢复均优于中药组和西药组。中药在改善症状方面优于西药，中西医结合治疗在改善症状及促进黏膜愈合方面优于单独应用中药或西药。

第二，中西医结合能改善 NERD 患者症状，提高患者生活质量[46]。NERD 作为

GERD 的亚型之一，现代医学对于其发病机制及病理仍未有明确论断，而 24h 酸反流测定、胆汁监测等检查较为昂贵，但对于明确其作用机制无疑具有较强的意义；PPI 及促动力药物等仍为 NERD 治疗的首选，但 NERD 对于 PPI 敏感度较低，且停药后易复发，长期用药有造成胃腺体萎缩的风险；对于胆汁反流等碱反流为主的 NERD 患者，PPI 治疗更不甚理想。中医药对 NERD 的研究存在辨证论治标准化建立、药物质量控制等问题，但诊治有一定优势，用药价格低廉、不良反应少、不易反复。中医药诊治强调辨证论治、整体观念，对于病情的控制与发展有自己的独特优势，对于治疗碱反流为主的患者，更易缓解患者的不适。李军祥等[47, 48]利用和胃降逆方治疗 NERD 患者 127 例，结果提示和胃降逆方能够显著改善患者症状，同时能提高睡眠质量，缓解焦虑抑郁情绪，提高患者生活质量。

第三，中西医结合可提高难治性 GERD 的疗效[49]。从难治性 GERD 的病因来看，其治疗难点在于如何控制气体或胆汁等非酸反流，但现代医学没有令人满意的治疗方案，临床上必须使用大剂量 PPI 才能缓解反流症状。而中西医结合治疗具有一定的优势，临床联合中医辨证治疗可减少 PPI 药物剂量或换用抑酸作用较弱的 PPI 药物，甚至停用 PPI 药物。因此中西医结合在治疗难治性 GERD 方面具有一定的优势。肖高健[50]报道了河南平顶山平煤神马医疗集团总医院自 2006 年 4 月至 2012 年 6 月运用中西医结合治疗难治性 GERD 50 例，治疗上予以口服奥美拉唑联合服用中药自拟降逆汤，总有效率达 95.7%。

三、GERD 的中西医结合研究的发展趋势

第一，开展中医辨证规范化研究。中医标准化是中医药领域研究的共同需要。目前胃食管反流病中医证型的分型判定标准更趋于规范统一，随着对本病病机研究的深入，证型和治法已经开始有了一定程度上的共识，《中医病证分类与代码》等相关书籍为指导临床提供了统一的参考，中西医结合学会消化系统疾病专业委员会和中华中医药学会脾胃病分会也提出了相关的共识意见。GERD 规范化的辨证分型是否能涵盖所有临床分型，其临床表现的复杂性，单一病机在临床实践中是否适用均有待进一步研究。如何找到中医辨证与西医相关检查结果之间的关系，使中医辨证客观化，是西医师简明认识中医的桥梁，同时可为中医疗效评价提供更有力的证据。

第二，发挥中西医结合在该病治疗方面的优势。近年研究结果表明：中药组和中西医结合组治疗 GERD 均有较好的临床疗效，与单纯西药组相比，大多疗效相当甚或优于西药组，尤其在患者症状的改善及生活质量的提高上，中医药发挥了重要的作用。但由于中医复方成分的复杂性和不确定性，尽管中医疗效得到临床的验证，但缺乏较有力的循证医学证据，中医药的推广受到一定的限制，今后需要开展 RCT 的研究，以取得更高级别的证据。

第三，深化中西医结合治疗 NERD 的研究。作为 GERD 谱中相对独立的一员，NERD

有着特殊的生理、病理、组织学特点。相比其他类型的 GERD，NERD 患者基本属于症状性疾病，抗反流治疗控制症状的反应变数更多，这也许是 NERD 患者 PPI 治疗失败比例较高的重要原因之一。中医药以其辨证施治的灵活性具有绝对优势，但中医药治疗本病的具体作用机制尚缺乏深入的研究。西医治疗 NERD 单纯通过抑制胃酸分泌，从而降低酸性物质对食管黏膜损坏的非病因治疗，患者必须长期服药，经济负担大，且长期服药可损伤相关脏器。中医药通过结合因人而异的辨证进行区别施治，体现与现代医学不同的治疗机制，各项临床研究均发现，用中医药治疗 NERD，停药后复发率较低，且安全性、耐受性较好。通过服用中药，逐步撤减 PPI，甚至最终取而代之，将成为未来进一步研究中医治疗 NERD 的重要方向；且食管内脏高敏感性在 NERD 的发病机制中占有重要作用，中医药在调节食管内脏高敏感性方面有一定的优势，有临床报道中医药能够有效改善患者焦虑抑郁状态，是中医药在 GERD 的治疗中有优势的病种。

第四，优化 PPI 的临床应用。目前国内的 PPIs 主要有六大产品在临床应用，分别是奥美拉唑、兰索拉唑、泮托拉唑、雷贝拉唑、埃索美拉唑、艾普拉唑，根据其不同的特点，合理选用相应的药物。目前的证据表明，该类药物的不良反应少，应用较安全，对大部分患者而言，长期接受 PPIs 治疗的获益大于风险。但对于高龄人群、营养不良患者、免疫抑制患者、合并慢性疾病的人群及骨质疏松患者，长期服用 PPIs 可能会导致营养不良、感染、骨折、胃嗜铬细胞瘤增生、类癌形成和便秘等不良事件的发生，需谨慎评估其用药获益和风险。PPI 与氯吡格雷的联合应用也成为目前研究的热点，存在一定的争议，国内的一项研究提示：经皮冠状动脉介入治疗（percutaneous coronary intervention，PCI）术后患者应用氯吡格雷联合 PPI 可增加全因死亡率、再次心肌梗死发生率及血运重建率，同时胃肠道保护作用降低；但也有研究表明，同时服用氯吡格雷和 PPI 并不会提高心血管不良事件的发生风险。因此，在临床使用 PPI 时，应结合病人基础情况、对不同 PPI 制剂的反应、合并疾病等方面应用具有针对性的 PPI 制剂，今后需要更加严谨的临床方案研究，如有关氯吡格雷和 PPI 联合应用的效果前瞻性、多中心的临床研究证实等指导临床用药，另外中医药和 PPI 如何联合应用既提高临床疗效，又可减少 PPI 的使用频率和剂量是今后临床研究的发展趋势。

第五，难治性 GERD 定义及中西医治疗方案的确定。难治性 GERD 又称 PPI 治疗失败的 GERD，临床研究表明 PPI 治疗失败非常常见，涉及 40% 左右的 GERD 患者，对"PPI 治疗失败的 GERD"尚无统一认识，目前对于难治性 GERD 的定义主要涉及 PPI 类型、剂量及服用持续时间，我国 2007 年西安胃食管反流病治疗共识中提到：治疗糜烂性食管炎 PPI 推荐采用标准剂量，疗程为 8 周，非糜烂反流病采用标准剂量，疗程 4 周，有学者认为 PPI 治疗失败定义为不论 PPI 的类型、标准剂量 PPI 治疗反流性食管炎 8 周后食管炎持续存在或仍有症状，NERD 4 周后症状仍然存在。当前研究结果显示：难治GERD 的发生可能与胃酸抑制不充分、非酸反流、食管高敏感性、患者精神心理等因素密切相关，因此，在定义时可能需要结合其发病机制，确切的定义需要进一步研究。在治疗方面，因患者对 PPI 制剂反应差，多种因素在该病的发生中起到一定的作用，中西医治疗在整体调整、全面兼顾患者病情等方面具有一定优势，其研究方案有待今后进一步研究。

第六，重视 GERD 重叠症的研究。研究发现，GERD 不是一种孤立存在的疾病，常与功能性胃肠病如肠易激综合征、功能性消化不良"重叠"出现，发病机制可能与内脏高敏感性、胃肠功能紊乱和幽门螺杆菌感染有关，同时可能还与精神心理因素及胃肠道神经和体液调节有关。目前国内外对 GERD 重叠症的研究并不多，大多数研究主要集中在与胃肠道功能性疾病的重叠方面，机制研究也不确定，GERD 是否还与其他疾病有重叠现象，其确切的发病机制以及中西医干预效果等将是临床工作者进一步研究的重点。

第七，重视以患者为中心的疗效评价。GERD 的疗效评价主要包括生存质量积分、Hamilton 积分、中医临床证候积分和 PRO 量表积分。患者作为疗效评价的主体，需要被置于中心位置，完善以患者为中心的疗效评价方法体系具有非常重要的意义，GERD 生活质量较健康人群明显下降，而精神心理状态异常通常使患者症状加重，进一步影响患者生活质量，严重危害患者身心健康和生活质量，所以疗效评价除了进行疾病疗效评价，还需进行生活质量、心理状态、中医临床证候积分和患者自评量表等评价，重视以患者为中心的疗效评价，以便更好地评价药物的疗效，体现中西医结合治疗的特色与优势。

第八，完善动物模型的制备。目前常用手术、基因敲除、化学损伤等方式建立 GERD 动物模型，由于动物模型的建立存在方法差异，国内外对于 GERD 模型的建立还没有统一的标准，多数是在原有基础上的不断优化，使其更接近人类 GERD 的发病机制；对于 NERD 动物模型的建立近年来没有进展，也没有更多有关 NERD 独立模型的介绍，阻碍了有关 NERD 机制研究。如何优化现有动物模型，建立学术界较认可的动物模型以及相关中西医病证结合模型的研究仍是今后研究的重点。

当前，国内外对 GERD 的研究虽然取得很大进展，但仍存在诸多问题：对于 RE、NERD、BE 三者之间内在关系的研究，GERD 诊断新技术的研究，治疗效果评价指标的研究等。目前的诊断、治疗和疗效判断指标有一定的局限性，各种检测方法有各自的优缺点，需要我们在临床实践中不断探索，结合基础研究，不断完善对该疾病的认识。

—— 参考文献 ——

［1］张弓羽，张振玉. 胃食管反流病的流行病学［J］. 世界华人消化杂志，2010，24：2552-2557.

［2］沈许德. 福建省人群胃食管反流病流行病学调查［D］. 福建医科大学，2010.

［3］王高峰，朱生樑. 难治性胃食管反流病的诊断及治疗进展［J］. 实用医学杂志，2011，09：1517-1520.

［4］陈姗姗，孟立娜. 难治性胃食管反流病的诊治［J］. 胃肠病学和肝病学杂志，2013，10：1051-1054.

［5］赵生环，范红，李岩，等. 非糜烂性胃食管反流病的研究进展［J］. 云南医药，2011，01：108-112.

［6］张秀莲，朱生樑. 食管黏膜 SP、CGRP 参与非糜烂性胃食管反流病发生的敏感化机制研究［A］. 中华中医

药学会脾胃病分会.中华中医药学会脾胃病分会第二十五届全国脾胃病学术交流会论文汇编［C］.中华中医药学会脾胃病分会，2013：3.

［7］王慧.酸敏感离子通道影响食管酸敏感性的机制研究［D］.第二军医大学，2014.

［8］刘青，陈胜良.瞬时受体电位通道与胃肠道内脏高敏感［J］.胃肠病学，2011，08：503-505.

［9］陈莉丽，卜平.脑-肠肽与胃食管反流病关系的研究进展［J］.医学综述，2015，03：456-458.

［10］张秀莲，程艳梅，朱生樑，等.疏肝和胃方对非糜烂性胃食管反流病发病中枢机制的影响［J］.上海中医药大学学报，2012，04：67-70.

［11］陶堤堤，周中银，罗和生，等.幽门螺杆菌与胃食管反流病关系的Meta分析［J］.职业与健康，2011，15：1747-1749.

［12］房俊，杨晓俊，喻春钊，等.胃食管反流病发病机制研究进展［J］.中华普通外科学文献（电子版），2013，03：217-221.

［13］尚品杰，柳静.幽门螺杆菌感染与胃食管反流病的相关性研究［J］.中华医院感染学杂志，2014，18：4531-4533.

［14］谢婷婷，郑浩轩，姜泊.根治幽门螺旋杆菌可诱发胃食管反流病：多个随机对照研究的Meta分析［J］.南方医科大学学报，2013，05：719-723.

［15］何飞龙.幽门螺杆菌感染与胃食管反流病的相关性研究［D］.苏州大学，2013.

［16］郑森元，李可，刘芳.胃食管反流病与幽门螺杆菌感染的关系探讨［J］.胃肠病学和肝病学杂志，2012，08：711-714.

［17］刘文忠，谢勇，成虹，等.第四次全国幽门螺杆菌感染处理共识报告［J］.胃肠病学，2012，17（10）：618-625.

［18］李毅，孙涛.胃食管反流病发病机制研究进展［J］.解放军医学院学报，2013，06：552-554+557.

［19］史燕妹，赵公芳，黄华.胃食管反流病的发病机制及其诊治的进展［J］.世界华人消化杂志，2012，36：3713-3718.

［20］胡水清，张玫.胃食管反流病所致食管外疾病的诊疗进展［J］.新医学，2010，12：825-828.

［21］房渝，任冬仁，陈浩，等.Barrett食管和食管腺癌的动物模型［J］.胃肠病学，2012，04：193-197.

［22］林晓冬，韩娟，程艳玲.反流性食管炎的研究进展——模型构建与发病机制［J］.医学综述，2015，11：2022-2025.

［23］李志，段国勋，陈拥军，等.反流阳性胃食管反流病的中医证候研究［J］.中国中医基础医学杂志，2010，16（3）：223-225.

［24］陶琳，沈晨，张声生，等.胃食管反流病中医证候与食管测压关系研究［J］.中华中医药杂志，2015，03：696-698.

［25］占新辉，王微，符思，等.反流性食管炎中医证型分布及其相关因素分析［J］.吉林中医药，2015，01：16-19.

［26］刘菊，林芳群，袁红霞.胃食管反流病中医证型和体质的相关性研究［J］.河南中医，2013，03：367-369.

［27］侯秋科，谢胜，陈东风.1548例胃食管反流病例的脉象特征及其临床意义初探［J］.四川中医，2014，05：93-94.

［28］陈小泳.精神心理因素与胃食管反流病临床观察［J］.中国现代药物应用，2012，06：8-9.

［29］任素芳，邱服斌.黛力新联合埃索美拉唑治疗非糜烂性胃食管反流病的疗效观察［J］.山西医科大学学报，2011，11：905-907.

［30］乔会侠，张西安，孙洁.半夏泻心汤联合黛力新治疗反流性胃食管炎30例［J］.陕西中医，2013，02：176-177.

［31］黄瑶，李黎，朱生樑.辨证治疗胃食管反流病的临床疗效观察［J］.上海中医药大学学报，2012，03：37-40.

［32］ 李敬华, 胡建华, 唐旭东, 等. 唐旭东通降法治疗胃食管反流病经验［J］. 中医杂志, 2012, 20: 1779-1780.

［33］ 多娜. 王长洪教授治疗胃食管反流病临床经验［J］. 天津中医药, 2011, 06: 445-446.

［34］ 李晓林, 田德禄. 田德禄教授治疗胃食管反流病经验［J］. 北京中医药大学学报（中医临床版）, 2011, 06: 30-31.

［35］ 李军祥, 张厂. 胃食管反流病的中西医治疗［J］. 北京中医药, 2008, 04: 248-251.

［36］ 陈红. 中西医结合治疗非糜烂性胃食管反流病42例［J］. 山东中医药大学学报, 2013, 02: 129-130.

［37］ 符滨, 杨艳娜, 刘敏. 中西药结合治疗脾胃湿热型非糜烂性胃食管反流病的临床观察［J］. 光明中医, 2013, 04: 778-780.

［38］ 任顺平, 贾民, 刘竺华, 等. 疏肝和胃降逆法治疗上消化道之胃食管反流病（反流性食管炎）60例疗效观察［J］. 山西中医学院学报, 2012, 01: 43-45.

［39］ 宁庆云, 李灿, 胡雄丽, 等. 柴胡桂枝干姜汤联合穴位埋线疗法治疗寒热错杂型胃食管反流病32例［J］. 河南中医, 2014, 01: 22-24.

［40］ 黄河, 黄福斌, 张阳, 等. 管炎灵颗粒治疗非糜烂性胃食管反流病临床观察［J］. 山西中医, 2010, 02: 12-14.

［41］ 马日孜亚木·马合么麦特. 康复新液治疗胃食管反流病的疗效观察［J］. 中国医药指南, 2013, 27: 16-17.

［42］ 熊周勇, 熊周芳, 金华. 胃消散治疗胃食管反流病180例临床观察［J］. 实用中西医结合床, 2010, 02: 26-27.

［43］ Hunt RH, Armstrong D, Yaghoobi M, et al. The pharmacodynamics and pharmacokinetics of S-tenatoprazole-Na 30mg, 60mg and 90mg vs. esomeprazole 40 mg in healthy male subjects［J］. Aliment Pharmacol Ther, 2010, 31: 648-657.

［44］ 吴登峰, 黄中华, 陈思杰. 联合应用巴氯芬、埃索美拉唑和莫沙必利治疗难治性胃食管反流病的疗效［J］. 胃肠病学, 2014, 12: 725-729.

［45］ 潘霜, 蓝青强. 半夏泻心汤联合埃索美拉唑治疗胃食管反流病的临床疗效观察［J］. 辽宁中医杂志, 2011, 03: 479-480.

［46］ 刘沁媛, 顾勤. 非糜烂性反流病中西医研究进展［J］. 山东中医杂志, 2014, 07: 607-609.

［47］ 杨勤, 李军祥, 李晓红. 半夏泻心汤加减对非糜烂性反流病症状和生活质量的影响［J］. 北京中医药大学学报, 2013, 04: 280-285.

［48］ 杨勤, 李军祥, 李晓红. 半夏泻心汤加减治疗非糜烂性反流病寒热错杂证疗效观察［J］. 吉林中医药, 2012, 09: 907-910.

［49］ 张北华, 唐旭东, 李保双, 等. 中医药治疗胃食管反流病的优势探讨［J］. 中医杂志, 2012, 08: 658-660.

［50］ 肖高健. 中西医结合治疗难治性胃食管反流病50例疗效观察［J］. 中国实用医药, 2013, 27: 186-187.

撰稿人: 李军祥　王允亮　高康丽

幽门螺杆菌感染的中西医结合治疗

　　自 1982 年幽门螺杆菌（*Helicobacter pylori*，以下简称 Hp）首次从人胃黏膜组织中分离并培养出来，国内外学者对其进行了 30 多年的研究，现已证实 Hp 感染是慢性活动性胃炎、消化性溃疡、胃黏膜相关淋巴组织（mucosa-associated lymphoid tissue，MALT）淋巴瘤和胃癌的主要致病因素。全球有超过 50% 的人感染有 Hp，西方国家感染率为 25% ~ 50%，发展中国家则高达 90%[1]。我国 Hp 成人感染率达 40% ~ 60%，平均 55%。人群或家族的聚集性、水源、职业、受教育程度是与 Hp 感染关系较密切的因素。已明确的传播途径是通过人与人之间密切接触的口—口或口—胃传播[2]。

　　伴随着 Hp 微生物学、致病性、诊断方法及治疗指证的不断完善，目前在 Hp 临床研究领域凸显的问题主要集中在 Hp 的根除治疗上。欧美及中国等地的大多数临床研究结果显示标准三联疗法已难以达到 80% 这一起码的根除率。高耐药性、根除率的降低、抗生素联合使用带来的诸多不良反应等问题，使得探究和寻找新的治疗思路和方法成为摆在我们面前重要的议题。传统中医药有着数千年历史，整体观念和辨证论治的思想越来越受到 Hp 研究者的重视。已证实小檗碱、黄芩苷、半夏泻心汤、黄芪建中汤、养胃舒 / 温胃舒胶囊、荆花胃康胶囊等中药单体、复方或中成药用于 Hp 感染治疗的有效性。进一步明确中医药与抗生素协同提高耐药菌株 Hp 感染根除率的作用机制、加强 Hp 相关胃病的中医证候病机研究、探索和优化中西医结合治疗 Hp 感染治疗方案，将是未来研究的热点。

一、Hp 感染的国内研究现状

　　如何克服高耐药性、根除率降低、多种抗生素联合应用产生诸多不良反应等是目前西药治疗 Hp 感染的难点和研究热点。中医药因其整体观念的宏观视角、辨证论治的个体化方案，越来越受到研究者们的重视，成为近年国内 Hp 学者探讨的热点话题之一，中西医结合成为根治 Hp 感染的重要选择，相关研究也取得了一定进展。

（一）西医研究现状

1. Hp 的基因多态性与致病性

流行病学显示，全球半数以上人群存在 Hp 感染，发展中国家感染率更高。但大多数感染者无临床症状或表现为轻度的慢性胃炎，仅 15% ~ 20% 的感染者会发展成消化性溃疡，少于 1% 的感染者发展成为胃癌、胃黏膜相关淋巴组织（MALT）淋巴瘤等严重疾病。之所以导致 Hp 感染后出现的不同临床表现的最主要原因是 Hp 基因结构的高度变异性。Hp 感染后造成不同结局的原因主要有：① Hp 菌株毒力因子致病性的差异，这种致病性的差异与其毒力基因型的多态性密切相关[3]。② Hp 感染后与宿主的相互作用及个体反应的差异；③地域差异、饮食生活习惯、环境等因素的协同作用。阐明上述原因及机理对 Hp 感染预后判断及其临床防治均有重要的意义。因此，近年来这方面的研究，尤其是 Hp 毒力因子致病性差异的研究越来越受到人们的重视。很多研究表明，Hp 基因多态性，特别是 vacA 基因、cagA 基因等几个 Hp 主要毒力基因的多态性与感染临床结局密切相关。

临床上几乎所有的 Hp 都有 vacA 基因，但只有约 60% 具有空泡毒素活性。VacA 基因是嵌合体，有信号区（signal sequences）四种等位基因，中间区（middle-regional leles）m1，m1a，m1b，m2，m2a，m2b，m3 七种等位基因。这些等位基因有多种重组体构成 vacA 基因多态性，基因多态性与致病性有密切关系。其中：s1a/m1 基因型空泡毒素最强；s1/m2 次之；而 s2/m2 则基本上无细胞毒活性。研究证实，胃炎患者与胃溃疡患者携带的 Hp 菌株不同，可用随机扩增多态性 DNA 指纹法（RAPD）将 Hp 区别出来，提示可能存在与疾病相关的特异基因型。还有研究报道 vacA 基因多态性不仅与致病性有关，还存在地域差异和民族差异。有报道我国上海地区 vacA 基因亚型 s1a/m2 占绝大多数（92%）。西方国家则以 m1a 亚型为主。因此，了解不同地区、民族间 Hp vacA 基因多态性对感染临床结局的关系，将有益于有针对性、个体化防治 Hp 感染。

Cag 致病岛（pathogenicity island，PAI）含有近三十个基因，依次称 cagA、cagB、cagC、cagD、cagE、cagT。CagA 基因是被认为是 Hp 的主要毒力因子。许多研究显示 cagA 基因多态性对 Hp 感染临床结局的影响尤为显著。CagA 基因多态性存在地域差异，有东亚菌株和西方菌株之分。近几年研究发现胃癌患者中存在东亚型 cagA 阳性菌株的比例显著高于球部溃疡患者（84.6% 对 27.3%）。东亚型 cagA 阳性菌株与胃癌密切相关。因此，检测 Hp cagA 基因多态性比仅检测 Hp 感染对确认具有胃癌高发风险更有价值。对慢性胃炎、消化性溃疡、非胃炎非溃疡患者携带 Hp 基因组 DNA 进行随机扩增多态性分析（RAPD），发现慢性胃炎、消化性溃疡、非胃炎非溃疡分别有自己的优势基因型，且各型间总体分布差异有统计学意义。但是国内外也有研究结果分析发现 cagA 可变区亚型与临床结果无关；

有研究对来自我国和其他国家及地区的 cagA 蛋白的序列研究并未发现 cagA 蛋白氨基酸序列中的 EPIYA 数目与临床结局存在相关性，指出 cagA 蛋白毒力的强弱除了与 EPIYA 基序的数目有关外，应该还有其他未知的因素参与。然而国内也有研究未能证实 Hp 基因多态性与致病性密切相关的报道[4]。

2. 幽门螺杆菌毒力因子及致病机制

已明确 Hp 的毒力因子主要有黏附素、鞭毛的运动力、尿素酶活性、黏附因子、脂多糖、蛋白水解酶、磷脂酶 A 等。这些普遍毒力因子为 Hp 所共有。而另外两种毒力因子只存在 50% ~ 60% 的 Hp 中，它们是细胞空泡毒素基因 A（vacA）和细胞毒素相关蛋白（cagA）。上述毒力因子对胃黏膜的损伤及其对人体损伤机制至今尚未完全阐明。目前认为 Hp 的致病机制主要有：Hp 在胃黏膜上的定植和黏附对胃黏膜所致的损伤；毒力因子直接引起胃黏摸的损害；宿主的免疫应答介导引起胃黏膜损伤等。

（1）Hp 的定植和黏附特性对胃黏膜所致的损伤

Hp 定植部位在胃黏膜上皮表面和黏液底层．一般胃窦部的 Hp 数量较多，胃体和胃底较少 Hp，亦可栖居于十二指肠。

胃化生黏膜 Hp 的尿素酶位于 Hp 的表面和胞浆内，其能水解尿素成为氨和二氧化碳，氨在 Hp 周围形成"氨云"，中和周围胃酸，改变局部 pH 值，使细菌更易生长，还能增强 H^+ 反流，刺激胃泌素的产生而损伤胃黏膜。采用克隆技术发现尿素酶基因位于一个 4.2kb 的片段上，以单拷贝形式存在，其中有 4 个开放读码框架（ORF），分别称为 ureC，ureD，ureA，ureB。进一步研究发现在 ureA 和 ureB 下段还存在另外 5 个 ORF，分别为 ureI，ureE，ureF，ureG，ureH。其中：结构基因 ureA，ureB 与辅助基因 ureF，ureG，ureH 为表现尿素酶活性所必需；ureI 为 Hp 尿素酶基因所特有，被认为与 Hp 的快速和慢速耐酸机制的发生有关。Hp 产生的 P 型三磷酸腺苷酶参与 NH4+/H+ 转换，以免过高（氨）和过低（胃酸）的 pH 值影响 Hp 生存。Hp 特异地黏附于胃上皮，使其毒素容易作用于上皮细胞。Hp 的这种黏附特性反映了它存在黏附因子，而胃上皮细胞存在黏附因子的特异性受体已鉴定出的黏附因子为 N– 乙酰神经氨酰乳糖原纤维凝集素，特异性受体包括磷脂酰乙醇胺、GM3 神经节苷脂和 Lewis b 抗原。

（2）Hp 毒力因子损害胃十二指肠黏膜

Hp 毒素、有毒性作用的酶、Hp 诱导的黏膜炎症反应和激发的机体免疫反应均能造成胃十二指肠黏膜的损害。

空泡毒素（vacA）蛋白和细胞毒素相关基因（cagA）蛋白是 Hp 毒力的主要标志。VacA 对胃上皮有直接的毒性作用，损伤上皮细胞，使胞浆内形成空泡，造成胃黏膜的损伤和延缓胃上皮的修复。有研究发现野生型幽门螺杆菌或其培养上清液可诱导胃上皮细胞凋亡，而 vacA 缺陷型菌株无此作用。VacA 诱导细胞凋亡的机制可能与线粒体通路有关。

CagA 基因所编码的 cagA 蛋白常在 vacA 阳性菌株中出现。它虽然不直接表达毒素活性，但与毒素表达密切相关。国外研究发现 cagA 可破坏细胞顶端连接复合体的结构和功能，而且能够干扰上皮细胞分化，降解基膜，使上皮细胞失去极性及细胞黏附性，伸出迁移伪足，具有侵袭性．这被认为是上皮细胞癌变过程的一个重要步骤。

尿素酶分解尿素产生的氨除了对 Hp 的定植和黏附有保护作用外，高浓度的氨对上皮细胞有直接的损害作用：氨能降低黏液中的黏蛋白含量、干扰细胞的能量代谢，直接和间接地造成黏膜屏障损害。Hp 产生的黏液酶降解黏液，促进 H+ 反弥散。Hp 脂多糖具有内毒素的特性，可刺激细胞因子的释放，干扰胃上皮细胞与层黏素的互相作用而使黏膜丧失完整性。Hp 的脂酶和磷脂酶 A 降解脂质和磷脂，破坏细胞膜完整性。

3. 幽门螺杆菌的耐药机制

随着抗生素耐药性的问题越来越严重，耐药机制的研究也不断深入。分子检测方法，尤其是核酸检测技术，可高效、快速、准确地检测幽门螺杆菌抗生素耐药基因及突变，对幽门螺杆菌感染的临床治疗发挥重要的指导作用，同时也可对幽门螺杆菌抗生素耐药性进行大规模及时有效监控。目前可供利用的分子生物学方法有：PCR 引物或探针进行 Hp 的基因核酸序列的检测；多重聚合酶链加杂交的膜芯片技术检测 Hp 多个毒力相关基因和耐药基因；实时荧光测定 PCR（real-time）等分子生物技术检测突变基因等。

目前认为 Hp 产生耐药的机制是 Hp 在抗生素作用下染色体发生突变或而导致耐药性，而多重耐药还与细胞膜通透性改变或主动外排系统相关，同时主动外排系统又可与基因位点突变耐药机制协同作用，提高了 Hp 的耐药性[5]。另外，Hp 对抗生素的耐药率存在明显的地区差异，提示 Hp 耐药也受地区和环境因素的影响。

近来对克拉霉素耐药菌株和敏感菌株的肌氨酸不溶性外膜蛋白质（Outer membrane proteins，OMP）进行的蛋白质组比较分析发现，在耐药菌株中铁调控膜蛋白、尿素酶 B、EF-Tu 多蛋白复合体、OMP 表达下调，同时跨膜蛋白 HopT（BabB），HopC 和 OMP31 表达上调，蛋白质免疫印迹和实时定量 PCR 的实验结果也证实了上述结果，表明外膜蛋白组成变化可能是另一新的幽门螺杆菌克拉霉素耐药机制[6]。

关于幽门螺杆菌抗生素耐药性的研究已经很多，同时也明确了很多耐药机制。尽管如此，从耐药机制研究到幽门螺杆菌抗生素耐药性分子检测的临床应用仍面临很多问题。首先，进一步明确和细化不同耐药机制及其相关基因和突变形式，应作为其耐药机制深入研究的重要内容；其次，作为抗生素耐药机制研究的重要组成部分，外排泵系统或细胞膜通透性改变引起幽门螺杆菌抗生素耐药性所涉及的主要相关基因和突变有待于确定和验证；最后，目前关于具体突变形式与临床幽门螺杆菌抗生素耐药水平定量关系的研究仍很少。另外，如何实现对多种抗生素进行高效、快速、全面性和综合性地耐药性分析也是未来应用分子检测方法检测幽门螺杆菌抗生素耐药性的重要课题。

4. 根治幽门螺杆菌的用药方案

近年来，为推动和规范 Hp 相关疾病的防治，国际和国内先后制定了若干共识意见，包括第二次亚太共识、第二次世界胃肠病组织（WGO）发展中国家的共识[7]、第四次 Maastricht 国际共识[8] 以及北美 / 欧洲儿童胃肠病、肝病和营养学会的共识[9]、幽门螺杆菌（Hp）胃炎全球共识[10]、第四次全国幽门螺杆菌感染处理共识[11]。随着新共识不断出台，临床根除 Hp 治疗适应证、根除 Hp 治疗方案、疗程选用等方面有了更新的认识。

新的幽门螺杆菌（Hp）胃炎全球共识在关于根治 Hp 的适应指证方面较之前共识有着巨大不同。我国第四次全国幽门螺杆菌感染处理共识将消化性溃疡（不论是否活动和有无并发症史）的 Hp 根除治疗作为强烈推荐并且根除 Hp 也已成为 Hp 阳性低级别胃 MALT 淋巴瘤的一线治疗方法。根除 Hp 治疗慢性胃炎伴消化不良的推荐等级从我国 2012 年第四次全国幽门螺杆菌感染处理共识中的推荐处理到 Hp 胃炎全球共识的一线治疗方案表明根除 Hp 的适应证不断扩展。同时，在 Hp 胃炎全球共识中将 Hp 胃炎定义为感染性、传染性疾病。大量研究表明几乎所有 Hp 感染者在组织学上均存在慢性活动性胃炎。80% ~ 95% 的慢性活动性胃炎患者胃黏膜中有 Hp 感染。并且已经在志愿者和动物模型中证实 Hp 感染引起胃炎。胃内 Hp 感染的持续存在所导致的慢性活动性炎症对胃黏膜造成损伤也成慢性持续性，在 Hp 胃炎基础上发生严重疾病风险难以预测，而根除 Hp 对减轻炎症、逆转萎缩、预防胃癌前病变有着重要意义。因此，最新共识要求不论有无症状或有无并发症，均应进行 Hp 感染的根除治疗，除非有抗衡因素考虑。三十余年来全球范围内大量患者的根除治疗结果证明，根除 Hp 后的负面影响（可能会增加胃食管反流病、肥胖、哮喘等疾病发病率以及造成人体菌群紊乱等，但这些尚有争议）远远低于上述正面作用[12]。抑杀 Hp 的普及将在未来几年中得到广泛实施。

MaastrichtIII 共识推荐两种根治 Hp 的方案：为标准三联方案和铋剂四联方案，并强调在克拉霉素耐药率高于 15% ~ 20% 的地区，应用含克拉霉素三联方案前应进行药敏试验，或不应用克拉霉素。由于 Hp 耐药性不断上升，标准三联方案根除率已低于或远低于 80%。

方案中如何筛选抗菌药物需要我们不仅依照当地 Hp 对抗生素的耐药状况，还要结合抗生素的杀菌机制、药物间相互作用、药物的协同作用以及病人具体情况如有无抗生素过敏史等进行综合判断。例如阿莫西林与四环素组合后，后者与细菌的 70S rRNA 结合，干扰氨酰基转移核糖核酸与信使 RNA 结合，从而阻止蛋白的合成。而前者发挥作用则需要细菌产生青霉素结合蛋白，故理论上四环素会降低阿莫西林的杀菌作用，且 Hp 对二者的耐药性均很低，因此在四联方案中不建议这两种抗生素联合应用。另外克拉霉素和左氧氟沙星都对心脏电信号有影响，若二者联合应用可能诱发心律失常，且二者耐药率又均较高[13]，因此不建议联合应用。PPI 主要通过细胞色素 P4502C19（CYP2C19）代谢，少部分通过 CYP3A4 代谢。因此 PPI 药物多选择受 CYP2C19 基因多态性影响较小的药物如埃索美拉唑、雷贝拉唑可提高根除率。对于根除 Hp 失败患者，可以进行 CYP2C19 基因多态性的检测，从而指导下一步的个体化治疗。

在选择标准 Hp 根除治疗方案时，疗程不足是导致治疗失败的原因之一。疗程足够或适当延长疗程，不但可提高 Hp 根除率，且能减少 Hp 对抗菌药物耐药的产生。早在

MaastrichtII-2000 共识意见中就已建议无论是一线或二线治疗方案，疗程均不应少于 7d。而随着研究的不断深入，Maastricht Ⅳ 及我国共识均建议在细菌耐药严重地区可延长疗程至 10 ~ 14d 以提高根除治疗的疗效[14]。

针对两次治疗失败后的在治疗问题上，需再次评估根除治疗的风险－获益比及进行药敏试验。国内外针对药敏试验研究较少，临床上缺乏用药敏试验结果指导个体治疗与专家经验治疗的对比研究。此外，药敏试验本身也存在一定的问题，如可获得性、可靠性、体内外结果不一致。为提高 Hp 根除率，因地制宜的个体化治疗方案，药敏试验将会成为主要的治疗策略[15]。

5. 幽门螺杆菌感染治疗的新途径

（1）以菌治菌——益生菌在 Hp 治疗中的应用

近年来国内外已有大量关于益生菌对 Hp 育抑制或杀灭作用的研究报道，包括体外研究以及动物实验和临床试验。体外实验显示了多种益生菌对 Hp 有抑制作用，动物实验和临床研究显示了益生菌可以影响 Hp 胃内的定植。

联合益生菌的三联疗法可以提高 Hp 的根除率。体外研究[16]筛查了十种乳酸菌对抗 Hp 活性的作用，通过检测发酵乳耗尽培养上清液中的杀菌活性和有机酸含量进行分析，结果表明，三种乳酸菌株 LY1、LY5 和 IF22 的抗 Hp 作用优于其他菌株。含发酵 LY5-SCS 和人工 LY5-SCS 乳酸菌均能显著降低 Hp 的感染和尿素酶活性，其研究不仅为 Hp 治疗开辟了新路径，也为乳品工业中的益生菌提供了理论依据。

国内也有不少关于益生菌对 Hp 抑制作用的基础和临床研究：有学者[17]采用从健康人胃肠道分离的乳酸杆菌治疗 Hp 感染性 Balb/c 小鼠胃炎模型显示：分离的乳酸杆菌株能有效地抑制 Hp 感染的动物模型 Balb/c。小鼠体内的 Hp 能减轻小鼠胃黏膜组织的炎症反应。临床研究报道 PPI 加铋剂加克拉霉素加益生菌，疗程无论一周或二周都能使 Hp 根除率高到 90% 以上。最近又有关于嗜酸乳杆或复方乳酸菌片联合三联方案治疗 Hp 感染。其根除率明显高于单用三联疗法的研究报道[18]。

关于益生菌对 Hp 的作用机制，是益生菌产生了某些抑制 Hp 的物质而影响 Hp 定植，还是益生菌产生的某些活性物质可以抑制 Hp 感染的炎症及免疫反应，这些都不清楚。现已有研究显示益生菌可能通过活化 Hp 感染中细胞因子信号抑制物（SOCS）的表达和信号转导来发挥抗炎作用，其研究结果提示益生菌的抗炎作用有可能通过抑制 Hp 感染中产生的炎性介质表达来实现的。关于益生菌对 Hp 抑制作用的确切机理尚需要作深入的基础研究，也需要更多的多中心临床研究来证实其临床效果。

Hp 对上皮细胞的黏附力是 Hp 能牢固定植于胃黏膜的基本条件，也是 Hp 导致胃黏膜损伤的重要原因之一，而益生菌能抑制 Hp 黏附，但确切机理并不清楚，其可能机制是：①益生菌分泌的某些抗细菌黏附的活性物质；②某些益生菌可与 Hp 竞争黏附于胃黏膜结合位点，即所谓的"夺位"作用。体外实验显示[19]：约氏乳杆菌 La1、唾液乳杆菌、嗜酸乳杆菌可以抑制 Hp 对肠上皮细胞 HT29 或胃内皮细胞 NNK45 的黏附。在体外某些种类的乳杆菌可以通过竞争黏附位点干扰 Hp 与胃上皮细胞的黏附，动物实验证实预先给予乳酸杆菌可以阻止或减少无菌鼠的 Hp 的定植，这可能与乳酸杆菌阻碍了 Hp 的黏附有关。

（2）胃黏膜保护剂在 Hp 感染治疗中的应用

Hp 依靠其特有的黏附特性牢固的定植于人类的胃黏膜，Hp 毒素对胃黏膜直接造成一系列病理损伤和免疫损伤，而有些胃黏膜保护剂可以预防或修复这种损伤。

已有基础研究证实胃黏膜保护剂替普瑞酮可以预防 Hp 致的小鼠胃黏膜损伤的实验研究以及中药温胃舒、养胃舒预防 Hp 培养上清液所致小鼠胃黏膜损伤的实验研究。

新近有关于某些抗溃疡药物或胃黏膜保护剂如依卡倍特钠可以提高 Hp 除率的研究报道[20]，其作用机理未明，可能通过其对胃黏膜保护作而影响 Hp 在胃黏膜的黏附有关，对抗 Hp 的黏附机制和保护胃黏膜可能成为将来治疗 Hp 感染的新思路或新手段。

（二）Hp 感染的中医/中西医结合研究进展

西药标准疗法在治疗幽门螺杆菌感染相关性疾病方面，具有疗程短、反应快、Hp 清除率高等特点，然而，随着抗生素的广泛应用，Hp 对抗生素的耐药问题日益严重，成为 Hp 根除治疗失败的主要原因，铋剂虽能在一定程度上克服抗生素耐药，提高 Hp 的根除治疗疗效，但是广泛使用铋剂也存在肝肾功能损害、皮肤风疹、恶心甚至铋剂脑病、神经毒性等风险，因此部分国家和地区已经明确禁止应用铋剂。中医药治疗和中西医结合治疗是我国的特色和优势，近年来国内学者在 Hp 感染的中医证候研究、中药对 Hp 的体外抑菌实验、中药抗幽门螺杆菌感染的机制研究、中药对 Hp 感染动物模型的疗效观察以及中医药干预 Hp 感染的临床研究等方面进做了大量工作，研究表明单纯中药抗 Hp 疗效较西药三联或四联标准方案无明显优势，但在缓解症状、促进病理修复、减少复发、降低不良反应发生率等方面优于西药。并且中西药结合治疗 Hp 感染，其整体疗效往往优于单纯西药治疗，可起到减毒增效的作用。尤其对不宜应用抗生素治疗或反复抗菌治疗致 Hp 多重耐药的患者，充分发挥中医药的优势尤为重要。中医药及中西医结合的方法在治疗 Hp 感染方面有较好的疗效，鉴此，我国最新的共识意见[21]中明确指出中药可以用于 Hp 根除治疗。

1. Hp 感染的中医证候研究

早在 20 世纪 90 年代国内著名中医脾胃病专家杨春波[22]和著名中西医结合消化病专家危北海[23]就已提出了 Hp 感染与中医脾胃湿热相关理论。近年来国内学者通过临床流行病学的方法，在 Hp 感染性疾病如消化性溃疡、慢性萎缩性胃炎、慢性非萎缩性胃炎以及功能性消化不良等疾病中开展了大量 Hp 感染与中医证型关系的研究，但由于地域不同，背景疾病各异，以及研究方法上的区别，得出的结论不尽一致。其中对 Hp 感染相关性慢性胃炎证候要素的回顾性分析显示：Hp 感染相关性慢性胃炎证候要素出现频率依次为：热＞气虚＞湿＞气滞＞阴虚＞血瘀＞寒＞食积＞阳虚[24]。Hp 相关性胃病的中医证型常见于肝胃不和证、脾胃虚弱证、肝郁气滞兼脾虚证、脾胃湿热兼阴虚证，其中以湿热证和肝胃不和证为主[25]。中医证候要素以湿、热、气滞为主。也有少数学者认为与虚，尤其是气虚关系密切[26]。多项前瞻性横断面分析及多中心的流行病学研究发现：Hp感染相关性 CAG 患者脾胃虚弱证及血瘀、气虚等证候要素出现比例较 GU、CSG 增高。CAG 多由 CSG 或其他慢性胃病发展而来，病程绵长，病情迁延反复难愈，且以脾胃虚弱证和肝胃不和证最为常见[27]。通过 Hp 感染相关性胃病的临床研究发现，Hp 感染与舌质无关，与舌苔有关，尤其以黄腻苔、白腻苔 Hp 感染率最高，其次为黄苔，其与中医的湿热之邪关系密切。因此，我们认为，当胃病患者出现黄（白）腻苔时，应考虑 Hp 感染的可能性[28]。

中医药以整体调理、辨证治疗为特色，在 Hp 感染相关性疾病的治疗中具有独特优势。中医理论认为"正气存内，邪不可干"，"邪之所凑，其气必虚"。Hp 感染属中医"邪气"范畴，Hp 相关胃病的致病过程中，致病因素与湿热邪气持续存在有关，脾胃气虚是其病理基础，病理产物为气滞血瘀，三者互为因果，与本病的发展、变化和转归息息相关。提出清热化湿，益气健脾，行气活血，扶正祛邪为中药治疗 Hp 的基本原则。通过扶正祛邪的治疗不仅对 Hp 有直接抑杀作用，还能通过调节人体整体内环境，达到辅助抑杀 Hp 以削弱其攻击因子，减弱毒力，两者相辅相成，达到治疗 Hp 感染的目的。从邪正两方面探索其治疗机制是目前中医药研究的主要方向。

2. 中药对 Hp 的体外抑菌实验研究

单味中药体外抑制 Hp 作用的实验研究报告很多，除公认的清热解毒药如黄连、黄芩、大黄等有抗 Hp 作用外，补气、理气、温阳药如党参、白芍、桂枝、柴胡、陈皮、木香、延胡索、乌梅等均有一定的抑菌作用。其中抑菌作用较好的常用中药有以下几种：

黄连：因其抗 Hp 感染的高度敏感性，而成为相关研究最多的中药。药理学研究认为黄连中的小檗碱具有抗菌消炎特别是抗肠道细菌感染的作用，其机制可能与控制 Hp 氧化过程特别是脱氧反应、抑制其生长呼吸有关，从而达到杀菌作用。黄连有抑酸、抗炎、预防溃疡的作用，其中抑菌作用为草药中之最，然而这并不代表其强效抑杀 Hp 的作用单与小檗碱有关，吴静[29]等的对比实验表明黄连中各成分的综合作用也许才是根由。

大黄：相关研究认为大黄活血化瘀之功，可改善胃内微环境，大黄之苦可刺激胃壁、增加肠胃蠕动，大黄中的蒽醌类化合物有抑酸、降低相关物质活性的作用，通过改变 Hp 生长环境，达到抑杀 Hp、消除炎症反应、改善创面循环，加速溃疡愈合的目的。

黄芪：具有生肌固表的作用，为中医治疗溃疡之要药。现代药理研究表明黄芪抗菌谱较广，可清除 Hp，机制与其可提高机体免疫功能，增强网状内皮系统的吞噬作用、提高干扰素诱生水平有关。此外黄芪还可改善肠道血循环，具有镇静、抑制胃酸分泌、抗溃疡、双向调节肠蠕动的作用。

吴茱萸：研究发现吴茱萸对 Hp 的抑制作用仅次于黄连，其水煎液可显著抑制溃疡的形成、对抗溃疡的继续发展，机理可能与成分中的喹诺酮生物碱的保护胃黏膜、镇痛、抗溃疡、调节肠蠕动以及抑制 Hp 呼吸作用有关。

其他中药如黄柏、甘草等可抑制 Hp 生长、减少胃酸分泌，并在胃黏膜表面形成保护膜，促进溃疡愈合；虎杖、高良姜、厚朴等的抑菌直径均大于 10mm，对 Hp 较敏感并有良好的抑制作用；大蒜可抑制 Hp 菌株的合成，以此达到抑菌作用。此外清热凉血丹皮、生地，清热燥湿秦皮，清热解毒药蒲公英、地丁、双花，健脾温中药人参、桂枝以及益气活血药丹参、乌梅等亦有明显的抑菌作用。体外的抑菌试验为辨病用药提供了一定的参考依据，为临床单味药的研究奠定了实验基础。综合文献看，大部分研究在对相同功效中药的抑菌强弱的排序是基本相似的。

大量研究提示，除单味药外，许多脾胃病常用复方具有较好的体外抑菌作用，复方不局限于清热解毒方药，还涉及疏肝理气、益气健脾等治疗的方剂，如半夏泻心汤、左金丸、香连丸、逍遥散、香砂六君子汤、黄芪建中汤等。其实验及临床研究均表明，中药复方治疗幽门螺杆菌相关性疾病，清除幽门螺杆菌的疗效与西药的疗效相似，在症状的改善方面优于西药。

3. 中药抗 Hp 的机制研究

中医药的抗菌原理并非是单纯杀灭细菌，可能还与调节机体全身或局部免疫功能有关，与调整体内细菌赖以生存的内部环境，提高人体对细菌的抵抗能力，从而不易发生体内菌群失调和耐药的发生有关。随着研究的不断深入，中医药研究工作者在中药抗幽门螺杆菌感染的机制方面也进行了大量研究，包括中药调节幽门螺杆菌感染动物模型的免疫功能、调节细胞因子水平以及调节氧自由基代谢等方面。

免疫机制：机体感染幽门螺杆菌后，可以在局部产生针对幽门螺杆菌的细胞免疫反应，而细胞免疫反应分别由 CD4+T 淋巴细胞和 CD8+ T 淋巴细胞介导，通过多种免疫细胞和免疫分子来发挥其效应。

调节细胞因子水平：细胞因子主要介导和调节免疫应答及炎性反应，刺激造血功能并参与组织修复等。当发生 Hp 感染时，机体细胞因子的分泌及功能发生异常。

清除氧自由基代谢：氧自由基与幽门螺杆菌感染密切相关，自由基过量可以损伤胃黏膜上皮细胞，引起进一步癌变。超氧化物歧化酶（SOD）水平的高低间接反映机体清除自由基的能力，而丙二醛（MDA）水平则间接反映机体组织细胞受自由基攻击的严重程度。

调节基因水平：王炎等[30]研究发现 Hp 感染能够上调胃癌 MKN45 细胞 COX-2 基因的表达，而健脾解毒方能通过 p38MAPK/ATF-2 信号转导抑制 Hp 诱导的胃癌细胞 COX-2 启动子的活性，这可能是健脾解毒方抗 Hp 感染相关性胃癌的机制。

4. 中西医结合治疗 Hp 相关性疾病的临床研究

虽然许多中药单方或复方制剂在体外抑菌实验中对 Hp 有很好地抑制作用，但在临床上单独使用中药单方或复方，对 Hp 的清除或根除率作用并不十分理想。近年来不少学者采用西医标准三联或四联疗法与中药联合应用的中西医结合方法来治疗 Hp 相关性胃病取得了不少可喜的成果。

中成药代替铋剂组成含中成药的四联疗法用于治疗 Hp 感染相关性胃病疗效与含铋剂四联疗法疗效相当，如北京大学第一医院张学智[31]教授团队采用前瞻性多中心随机对照临床研究，观察荆花胃康胶丸联合三联疗法治疗 Hp 感染慢性胃炎的临床疗效及安全性。荆花胃康组予兰索拉唑 30mg 加阿莫西林 1000mg 加克拉霉素 500mg 加荆花胃康胶丸 240mg，2 次 /d，疗程 10d（d1 ~ 10），之后予荆花胃康胶丸 240mg，2 次 /d，疗程 14d（d11 ~ 14）治疗；含铋剂四联组予兰索拉唑 30mg 加阿莫西林阿莫西林 1000mg 加克拉霉素 500mg 加枸橼酸铋钾 220mg，2 次 /d，疗程 10d（d1 ~ 10）治疗。记录治疗期间发生的不良反应，疗程结束至少四周后采用 13C −尿素呼气试验判断 Hp 根除情况。结果显示荆花胃康组、含铋四联组 Hp 根除率试验方案疗效相当，差异无统计学意义（$P > 0.05$）。荆花胃康组腹胀、嗳气症状改善情况均高于含铋四联组，其中以腹胀改善明显（$P < 0.05$）。荆花胃康组一例患者出现不良反应退出治疗，含铋四联组四例患者出现不良反应，二例退出治疗。提示荆花胃康胶丸联合三联疗法治疗 Hp 感染慢性胃炎疗效与含铋四联疗法相近，并且改善症状明显、不良反应少。荆花胃康胶丸联合三联疗法治疗幽门螺杆菌感染的一年的随访研究[32]提示荆花胃康胶丸联合三联疗法治疗 Hp 感染与标准铋剂四联疗法比较患者远期症状改善明显，根除治疗一年后 Hp 复发率相对较低。

中成药联合标准三联疗法可提高慢性胃炎及消化性溃疡患者症状缓解率及溃疡愈合率。如"温胃舒或养胃舒治疗幽门螺杆菌相关性慢性胃炎和消化性溃疡"全国多中心临床研究科研协作组[33]在全国 11 个中心将符合标准的 642 例 Hp 相关性慢性胃炎和消化性溃疡的患者随机分为 PCM 组（222 例）：泮托拉唑 40mg2 次 / d 加克拉霉素 500mg2 次 / d 加甲硝唑 400mg2 次 / d，疗程 7d；PCM 加温胃舒组（196 例）；PCM 加养胃舒组（224 例）的 Hp 根除率及症状缓解率进行了对照研究，并观察温胃舒或养胃舒对胃溃疡愈合的影响。结果提示温胃舒或养胃舒与标准三联疗法联合应用虽不能明显提高 Hp 的根除率，但可增加慢性胃炎及消化性溃疡患者症状缓解率及溃疡愈合率。

联合使用中药用于 Hp 根除失败的补救治疗可有效提高根除率，尚品杰[34]等选取 130 例三联疗法失败的幽门螺杆菌感染消化性溃疡患者为研究对象，分成 2 组，对照组 65 例，继续三联疗法治疗 4 周，观察组，在对照组基础上根据中医辨证分型加用中药辨证治疗，结果提示无论是溃疡愈合率，还是 Hp 清除率治疗组均优于对照组。

根据国内近年来的研究结果表明，中西医结合治疗 Hp 感染的中西医结合治疗 Hp 感染的优势主要体现在如下几方面：①提高了 Hp 感染的根除率，同时也降低了 Hp 根除后的复发率，其可能的机制与中药提高人体免疫机能和增强了胃黏膜屏障的保护功能，抑制 Hp 尿素酶活性，影响了 Hp 对胃黏膜的黏附和定植等有关；②提高抗生素对 Hp 的敏感性，降低 Hp 对抗生素的耐药率，同时也减少了抗生素所致的恶心、胃部不适、皮疹等不良反应；③明显提高了 Hp 相关性胃病的症状缓解率。标准三联或四联疗法对 Hp 感染有较好的根除作用，但有的患者虽然 Hp 转阴了，但临床症状却无明显改善，如果加上中药或中医辨证治疗，患者的症状可以明显获得改善；④提高消化性溃疡的愈合质量，明显降低溃疡复发率；⑤可消除慢性胃炎的急性病变，对萎缩性病变，肠上皮化生或异型增生等也有一定治疗作用。

二、Hp 感染的国内外研究比较

近年来，国外研究多集中于疫苗研制、益生菌及胃黏膜保护剂治疗等新方法上，主要以基因组学、蛋白组学、代谢组学等各种组学技术为平台，借助细胞生物学、分子免疫学、生物化学、分子生物学等技术开展研究。

Maastricht-IV 国际共识推出一些新的方案，包括序贯疗（sequential therapy）、伴同疗法（concomitant therapy）和左氧氟沙星三联方案（levofloxacin triple therapy）。我国报道的克拉霉素耐药率为 27% ~ 38%[35]，因此标准三联方案在我国受到很大限制，而左氧氟沙星三联方案、序贯疗法在我国多中心、大样本的研究中显示疗效不理想，未显示明显优势。伴同疗法因在我国缺乏相关研究资料，也不作为推荐治疗方案。而含铋剂经典四联疗法应作为我国根除 Hp 最主要或唯一方案。主要是因为我国克拉霉素耐药率高，且我国有铋剂，要充分利用铋剂在根除 Hp 中的优势（Maastricht-IV共识强调，无铋剂时再采用序贯疗法或伴同疗法）与上述 4 种方案相比，根除率更高，且铋剂价廉、安全性较好。

益生菌可以影响 Hp 在胃内的定植，联加用益生菌的治疗方案可以提高 Hp 的根除率，近年来受到国内外学者共同关注。Szajewska 等[36]进行的一项 Meta 分析显示：布拉氏酵母菌联合三联疗法与单用三联疗法相比，Hp 根除率明显提高（RR=1.13），而且前者不良反应的发生率明显减少（OR=0.46）。Ojetti 等[37]报道，罗伊乳杆菌联合三联疗法 14d，Hp 根除率（80%）明显高于单用三联疗法（62%），而且前者不良反应（如恶心、腹泻）发生率明显低于后者。益生菌联合三联疗法不仅可以提高 Hp 根除率，而且能减少根除过程中的不良反应，提高患者的依从性，为 Hp 治疗提供了新思路。

Hp 疫苗也是国内外学者共同关注的研究热点。目前国内外的实验研究均已成功构建了 Hp 外膜蛋白 528 编码基因大肠杆菌 – 分枝杆菌穿梭表达质粒，此质粒可在耻垢分枝杆菌中表达。Hp 特异性外膜蛋白 528 是一种免疫原，Hp 外膜蛋白在动物体内可起到预防和清除 Hp 感染的作用。目前研究 Hp 疫苗有亚单位疫苗、DNA 疫苗、微球疫苗等。全体菌苗由 Hp 抗原 + 免疫佐剂构成，免疫原性高，但部分蛋白与人体存在交叉免疫反应，因此还有争议；亚单位疫苗为分离出 Hp 抗原蛋白或者基因工程产生抗原蛋白，目前研究热点是尿素酶、空泡毒素、黏附素等，但还未找到有效的抗原或抗原组合；DNA 疫苗、微球疫苗由生物可降解材料包裹抗原而制成，相关研究少，效价有待研究。研究较多的是载体疫苗，主要利用携带目标基因的活载体细菌或病毒表达目标抗原，以达到免疫的目的。如减毒沙门氏菌为载体的活疫苗、乳酸菌为载体的疫苗等，而乳酸杆菌广泛用于食品工业，且为人体有益菌，安全性高，有研究将 Hp 尿素酶基因克隆于载体 pTREX1，后转导于乳酸杆菌，构建了乳酸杆菌 MG1363 疫苗。有将表达 Hp 黏附素 alpA 的乳酸杆菌免疫小鼠后产生抗体，证明其有预防 Hp 感染的作用，乳酸菌载体疫苗可能成为未来有前景的疫苗。近年还提出表位疫苗，利用保护性抗原表位制备而成的疫苗，特异性高、免疫原性强，无生物危害性和基因突变导致疫苗失效等问题。最近国外报道了重组尿素酶（rure）疫苗、表达 Hp ureA 和 ureB 的减毒鼠伤寒杆菌疫苗对志愿者的临床试验，结果令人鼓舞。

我国第三军医大学邹全明[38]教授团队研制的"口服重组幽门螺杆菌疫苗"已获得国家食品药品监督管理局批准颁发的国家一类新药证书，成为迄今为止国际上首个可用于临床的 Hp 疫苗。III 期临床试验结果显示：该疫苗安全性良好，特异性抗体阳性率为 85%，预防 Hp 感染的保护率为 72%。

三、我国的发展趋势与对策

（一）发展趋势

1. Hp 感染的危害性日益受到重视

Hp 感染是一种全球性疾病，我国属于 Hp 感染的高发国家，大量研究发现，Hp 感染不仅与消化系统疾病（慢性胃炎、消化性溃疡、MALT 淋巴瘤等）密切相关，而且与心脑血管、内分泌、呼吸、泌尿、血液等多个系统疾病存在一定相关性，其危害性越来受到人们的重视，"幽门螺杆菌胃炎京都全球共识"进一步指出 Hp 胃炎无论有无症状、伴或不伴有消化性溃疡和胃癌，均应该定义为一种感染性疾病，Hp 感染者应进行根除治疗，除非有抗衡方面考虑。把 Hp 感染问题提升到一个前所未有的高度。

2. 抗生素以外的药物日益受到重视

以抗生素为主导的联合疗法仍然是当前和今后相当长时间内的主要治疗手段。由于细菌可以通过突变或表型适应产生耐药性，所以每种新治疗方案的推出，其根除率都会随着时间的推移而降低，以致抗生素使用剂量越来越大，联用种类越来越多，使用周期越来越长，由此带来的不良反应和医疗费用的支出也就随之增加。Hp 的治疗已经经历了从单一抗生素、2 种药物联合及标准三联甚至四联治疗等阶段。在我国，标准三联疗法的根除率已从数年前的 90% 降低到 75% 左右，含铋剂四联疗法被推荐为 Hp 根除的一线治疗方案，且疗程已延长到 10d 或 14d。

Hp 之所以能够持续导致胃黏膜炎症，是因为其可以通过黏附因子与人类胃黏膜相应的受相体结合，使其牢固定植于胃黏膜进行繁衍生殖。治疗的基本策略一是通过抗生素杀灭或抑制 Hp 的生长，另一方面就是通过药物影响 Hp 的定殖使其排出体外。在抗生素耐药日益严重的情况下，人们逐渐将目光转向抗生素以外的药物，需求新的路径和方法。

（1）益生菌

关于 Hp 感染的微生态治疗近年来国内外已有大量研究报道。包括体外研究以及动物实验和临床试验，体外实验显示了多种益生菌对 Hp 有抑制作用。动物实验和临床研究显示了益生菌可以影响 Hp 在胃内的定植，联合益生菌的三联疗法可以提高 Hp 的根除率，明显减少三联疗法治疗治疗中的副反应发生率，提高患者的治疗依从性，尤其适合于小儿或老人。

（2）胃黏膜保护剂

Hp通过其特有的黏附特性牢固地定植于人类胃黏膜，Hp毒素对胃黏膜直接造成一系列病理损伤和免疫损伤，某些胃黏膜膜保护剂可以预防或修复这种损伤。替普瑞酮、依卡倍特钠及中药温胃舒、养胃舒据报道具有上述作用。

（3）口腔洁治

有报道Hp可潜伏于口腔牙菌斑中，牙菌斑是天然生物膜，使Hp逃逸口服抗菌药物杀灭，因此单纯根除胃Hp对口腔Hp疗效甚微，可能造成Hp反复感染。研究表明，胃与口腔Hp均为阳性或反复治疗失败者联合口腔洁治、牙周基础治疗、多聚赖氨酸漱口液漱口等方法，有助于清除口腔中的Hp，可明显提高Hp根除率。采用唾液Hp尿素酶测试板（HPS）检测口腔感染[39]，若二者同时感染，根除胃Hp的同时联合口腔洁治法清除口腔Hp可提高Hp根除率[40]。

（4）中医/中西医结合

近年来，中医结合治疗Hp感染性胃病取得了一定的进展，大量临床观察及体外实验表明，中药单药、中药复方具有抑制Hp的作用。目前的中医药研究主要有以下几个方面：① Hp感染的中医证候研究；②通过体外抑菌实验筛选有效的中药；③抗Hp中药的作用机制研究；④中西医结合治疗Hp感染相关性疾病的临床研究等几个方面。研究表明中药联合标准治疗或代替标准治疗中的铋剂有助于提高Hp根除率，更好地缓解Hp感染相关胃病的临床症状和转归（调高溃疡愈合治疗），减少治疗的副作用，调高患者的依从性等。

3. 个体化治疗思想日益受到重视

几乎每个国家都有对Hp感染处理的共识意见，共识意见的制定凝聚了多学科专家的智慧和经验，同时也体现了地域人种的差异，这一点在我国指南与国外指南的异同中得到了反映，可以说这本身就是个体化治疗思想的体现。但是我国幅员辽阔，自然气候、经济发展水平、地域生活习惯、个人体质等方面仍然存在很大的差异，决定了同一方案在不同地区，不同人群中的疗效差异。因此个体化治疗越来越受到人们的重视，Hp耐药监测、细菌培养及药敏试验开展得越来越广泛，为个体化治疗提供了依据。

（二）中西医结合治疗Hp感染展望

Hp感染是全球性的重要的公共卫生问题，在抗生素高耐药的挑战面前，为中医药的参与提供了良好的机遇。但就目前而言，单纯使用中药根除Hp的疗效还是非常有限的，中药联合标准疗法提高Hp根除率的效果还不十分理想，如何通过研究，使中医药在Hp防治中发挥其应有的作用，笔者认为应做好以下几个方面的工作。

第一，加强科普宣传，树立预防为主的观念。我国是人口大国，根据国内Hp感染率的调查，我国Hp感染的患病人数应在7亿以上，针对所有Hp感染人群实施根除治疗，无论是从财力上还是物力上，几乎是不可想象的事情。"治未病"思想是中医防治疾病的重要理念，"预防为主"是我国卫生事业的基本方针。加强科普宣传，树立预防为主的观念，对于 Hp 感染的防治具有重要的意义。"口—口"、"口—胃"可能是 Hp 感染的主要途径，切断传播途径，保护水源，提倡饮用自来水；对呈家庭聚集现象者，可能接触传染，成员中对有 Hp 感染的生活用具及餐具进行隔离消毒，日常生活提倡分餐制，改变个人不良饮食卫生习惯。国外有研究者利用 DNA 指纹图谱发现，急性胃炎患者在胃镜后分离出的 HpDNA 指纹图谱与以前使用该胃镜的 Hp 感染者相同[41]，间接证明了胃镜检查可感染 Hp。因此，对内镜严格消毒，特别是在基层卫生机构，配备合格的内镜清洗消毒设备，严格执行内镜洗消制度，减少医源性感染，对于减少 Hp 发病率也具有十分重要的意义。

第二，加强基础研究，准确筛选有效中药。研究提示中药单体，复方在体外抑菌试验中具较好的抗菌活性，但临床研究却未显示出相应的疗效，其症结可能出在体外和体内的环境不同。Hp 借助本身动力装置、黏附特性、有毒性作用的酶以及多种毒素，既有利于其定植，也有助于 Hp 在高酸环境下存活。而在这种条件下，中药能否在体内发挥作用，必须在胃的酸性环境下稳定不被胃酸破坏或很少破坏，而且能通过胃黏液屏障在胃黏液下层和胃黏膜上皮表面达到有效的抑杀浓度。因此，药物筛选应该侧重在活体动物模型上进行。

中药的抗菌原理并非是单纯杀灭细菌，可能还与影响 Hp 定植、调节机体全身或局部免疫功能有关，与调整体内细菌赖以生存的内部环境，提高人体对细菌的抵抗能力，从而不易发生体内菌群失调和耐药的发生有关，在基础研究中均应给予重视。

第三，加强证候学研究，明确 Hp 感染的证本质。辨证论治是中医的精髓，治疗的有效性有赖于辨证的准确性。Hp 感染作为一个客观实体，在证的特征方面应该有其客观属性。近年来国内学者通过临床流行病学的方法，在 Hp 感染性疾病如消化性溃疡、慢性萎缩性胃炎、慢性非萎缩性胃炎以及功能性消化不良等疾病中开展了大量 Hp 感染与中医证型关系的研究，但由于地域不同，背景疾病各异，以及研究方法上的区别，得出的结论不尽一致。在今后的研究中应该通过更加严谨的方法，进行多中心，广覆盖，大样本临床调查，明确 Hp 感染的证本质。

第四，加强临床研究，探索有效方案。近年来研究提示中药与西药的联合治疗能提高 Hp 根除率，改善因抗生素所致不良反应，减少复发率（复燃或再感染），提高 Hp 相关性胃病的症状缓解率。今后的研究中应注意在单一的试验中，有明确试验的目的，并且根据不同试验目的，进行相应的设计，采取合理的治疗方案，明确中药干预的时机和合理疗程，开展多中心、双盲、随机对照、大样本的临床试验、探索和优化 Hp 中西医结合的根除方案，为提高 Hp 根除率做出应有的贡献。

—— 参考文献 ——

［1］Alazmin WM, SiddiqueI, Alateeqi N, et al .Prevalence of Helicobact pylori infection among new out patients with dyspepsia in Kuwait［J］. BMC.Gastroenterol, 2010, 1（1）: 10–14.

［2］中华医学会消化病学分会幽门螺杆菌学组, 全国幽门螺杆菌协作组. 第四次全国幽门螺杆菌感染处理共识报告［J］. 中华内科杂志, 2012, 51（10）: 832–837.

［3］Schneller R, Gupta J, Mustafa, et al. Helicobacter pylori Infection is Associated with a High Incidence of Intestinal Metaliasia in the Gastric Mucosa of Patients at Inner–City Hospitals in New York［J］. Digestive Discascs and Sciences, 2006, 51（10）: 1367–1371.

［4］华晔, 张尤历, 杨大明. 中国镇江地区幽门螺杆菌 vacA 基因型状况及其与胃十二指肠疾病关系的研究［J］. 江苏大学学报（医学版）, 2005, 15（4）: 312–318.

［5］郑鹏远, 刘志强, 张展. 幽门螺杆菌多重耐药性与其外排泵抑制剂研究进展［J］. 现代消化及介入诊疗, 2010, 15（5）: 307 — 311.

［6］Smiley R, Bailey J, Sethuraman M, et al.Comparative proteomics analysis of sarcosine insoluble outer membrane proteins from clarithromycin resistant and sensitive strains of Helicobacter pyloric［J］. Journal of Microbiology, 2013, 51（5）: 612–618.

［7］Hunt RH, Xiao SD, Megraud F, Leon–Barua R, et al. guideline: Helicobacter pylori in developing countries. World gastroenterology organisation global［J］. Gastrointestin Liver Dis, 2011, 2（3）: 299–304.

［8］Malfertheiner P, Megraud F, O'MorainCA, et al; European Helicobacter Study Group. Management of Helicobacter pylori infection – the Maastricht Ⅳ/FlorenceConsensus Report［J］. Gut, 2012, 61（5）: 646–664.

［9］Koletzko S, Jones NL, Goodman KJ, et al; H. pylori Working Groups of ESPGHAN and NASPGHAN. Evidence-based guidelines from ESPGHAN and NASPGHAN for Helicobacter pylori infection in children［J］. Gastroenterol Nutr, 2011, 53（2）: 230–243.

［10］Sugano K, Tack J, Kuipers E J, et al.Kyoto global consensus report on Helicobacter pylori gastritis［J］. Gut, 201564（9）: 1353–1367.

［11］刘文忠, 谢勇, 成虹, 等. 中华医学会消化病学分会幽门螺杆菌学组; 第四次全国幽门螺杆菌感染处理共识报告［J］. 中华内科杂志, 2012, 51（10）: 618–625.

［12］Graham DY. Helicobacter pylori update: gastric cancer, reliable herapy, and possible benefits［J］. Gastroenterology, 2015, 148（4）: 719–731.

［13］FurutaT, Graham D. Y. Pharmacologic Aspects of Eradication Therapy for Helicobacter pylori Infection［J］. Gastroenterol Clin N Am, 2010, 39（39）: 465 — 480.

［14］Malfertheiner P, Megraud F, O' Morain CA, et al; European Helicobacter Study Group. Management of Helicobacter pylori infection –– the Maastricht Ⅳ/Florence Consensus R eport［J］. Gut, 2012, 61（5）: 646–664.

［15］池肇春, 幽门螺杆菌耐药现状与耐药后治疗进展［J］. 中国医师进修杂志, 2013, 28（36）: 1–3.

［16］DagvadorJ J, Tumurkhuu G, Naiki V, et al. Endotoxin–induced lung injury in α –galactosylceramide–sensitized mice is caused by failure of interleukin–4 production in lung natural killer T cells.［J］, Clinical& Experimental Immunology, 2010, 162（1）: 169–177.

［17］史庆丰, 段广才, 张荣光. 口服表达幽门螺杆菌抗原的重组乳酸乳球菌对小鼠免疫保护［D］. 郑州: 郑州大学, 2013, 5.

［18］罗宜辉, 刘代华, 潘美云等. 不同疗程益生菌根除幽门螺杆菌的疗效［J］. 世界华人消化杂志.2013, 21（28）: 3037–3040.

［19］Hsieh P S, Tsai Y C, Chen Y C, et al.Eradication of helicobacter pylori infection by the probiotic strains lactobacillus johnsonii MH–68 and L.salivarius ssp.saliciniusAP–32［J］. Helicobacter, 2012, 17（6）: 466–477.

［20］ Wang Y, Wang B, Lv ZF, et al. Efficacy and safety of ecabet sodium as an adjustant therapy for Helicobacter pylori eradication: a systematic review and Meta–analysis［J］. Helicobacter, 2014, 19（5）: 372–381.

［21］ LIU WZ, XIE Y, CHENG H, et al. Fourth Chinese Na–tional Consensus   R eport on the management of Helicobacterpylori infection［J］. Dig Dis, 2013, 14（5x）: 211 — 221.

［22］ 杨春波. 脾胃湿热证的临床研究—附 400 例资料分析［J］. 中医杂志, 1994, 35（7）: 425–427.

［23］ 危北海. 宏观辩证和微观辩证结合的研究［J］. 中国中西医结合杂志, 1991, 11（5）: 301–303.

［24］ 陈润花, 刘敏, 陈亮, 等. 幽门螺杆菌相关性慢性胃炎中医证候分布特点的文献研究［J］. 中华中医药杂志, 2013, 28（6）: 1878 — 1881.

［25］ 王志斌, 韩海啸, 余轶群, 史瑞, 李军祥. 幽门螺杆菌根治率与慢性胃炎中医证型的相关性研究［J］. 环球中医药.2014.7（7）: 523–526.

［26］ 郑昱, 谢建群, 李萍, 等. 慢性糜烂性胃炎中医辨证与幽门螺杆菌感染相关性分析［J］中华中医药学刊, 2007, 25（6）: 1210–1211.

［27］ 丁成华, 李晶晶, 方芳, 等. 慢性萎缩性胃炎中医病机与证候分布规律研究［J］. 中华中医药杂志, 2011, 26（3）: 582 — 586.

［28］ 叶晖, 张学智. 幽门螺杆菌阳性慢性胃炎脾胃湿热证中西医结合研究进展［J］. 中国中医药信息杂志, 2014, 21（9）: 134 — 136.

［29］ 吴静, 王克霞, 李朝品, 等. 黄连与盐酸小檗碱对幽门螺杆菌的体外抗菌活性［J］. 中药药理与临床, 2006, 22（2）: 37 — 38.

［30］ 王炎, 刘宁宁, 周利红, 等. 健脾解毒方介导 p38MAPK 信号转导下调幽门螺杆菌诱导的胃癌细胞环氧合酶 2 启动子活性［J］. 中国实验方剂学杂志, 2010, 16（14）: 105.

［31］ 张月苗, 王婷婷, 叶晖, 等. 荆花胃康胶丸联合三联疗法治疗幽门螺杆菌感染慢性胃炎疗效观察［J］. 中国中西医结合消化杂志, 2013, 21（11）: 587.

［32］ 张月苗, 叶晖, 王婷婷, 等. 荆花胃康胶丸联合三联疗法治疗幽门螺杆菌感染的 1 年随访研究［J］. 现代中医临床, 2015, 22（2）: 8–11.

［33］ 温胃舒 / 养胃舒治疗幽门螺杆菌相关性慢性胃炎和消化性溃疡的全国多中心研究协作组, 温胃舒 / 养胃舒治疗幽门螺杆菌相关性慢性胃炎和消化性溃疡的全国多中心临床研究［J］. 中华医学杂志, 2010, 90（2）: 75–78.

［34］ 尚品杰, 柳静, 夏永欣. 中西医结合补救治疗幽门螺杆菌感染的临床研究［J］. 时珍国医国药, 2015, 26（2）: 400–402.

［35］ Song Z, Zhou L, Wang Y, et al.A Study to explore Hp antibiotic resistance and efficacy of eradication therapy in China［J］. Helicobacter, 2011, 16（Suppl1）: 117–118.

［36］ Szajewska H, Horvath A, Piwowarczyk A. Meta–analysis: the effects of Saccharomyces boulardii supplementation on Helicobacter pylori eradication rates and side effects during treatment［J］. Aliment Pharmacol Ther,2010,32（9）: 1069–1079.

［37］ Ojetti V, Bruno G, Ainora ME, et al. Impact of Lactobacillus reuteri supplementation on anti–Helicobacter pylori levofloxacin–based secondline therapy［J］. Gastroenterology Research & Practice.2012, 2012（2）: 740381–740381.

［38］ 邹全明. 幽门螺杆菌疫苗的研究进展［J］. 胃肠病学, 2007, 12（9）: 567–570.

［39］ 王晓敏, 赵燕, 陈楠, 等. 唾液测试板检测口腔幽门螺杆菌的实用性研究.华西口腔医学杂志［J］, 2012, 30: 501–504.

［40］ 李岩, 张万岱. 口腔洁治提高胃幽门螺杆菌感染根除率［J］. 医学与哲学, 2012, 33（5）: 20–21.

［41］ Sugiyama T, Naka H, Yachi A, et al.Direct evidence by DNA finger printing that endoscopic cross–infection of Helicobacter pylori is a cause of postendoscopic acute gastritis［J］. Clin Microbiol, 2000, 38: 2381–2382.

撰稿人: 李振华　史　彬

炎症性肠病的中西医结合治疗及相关问题

炎症性肠病（inflammatory bowel disease，IBD）是一组病因不明的慢性非特异性肠道炎症性疾病，包括溃疡性结肠炎（ulcerative colitis，UC）和克罗恩病（Crohn's disease，CD）。IBD 是北美和欧洲的常见病，在亚洲，日本近三十年来的 IBD 发病率呈逐步增高的趋势。我国虽尚无完整的流行病学资料，但近年来本病就诊人数增加的趋势非常明显，已成为临床常见病，是消化领域的研究热点之一。

IBD 的病因、病理及治疗仍有许多亟待解决的问题。对于发病原因，认为与环境、遗传、感染、免疫和精神心理等因素有关，但具体发病机制仍不明确。药物方面，除传统的氨基水杨酸制剂、糖皮质激素、免疫抑制剂外，生物制剂的研发应用是该领域的重要进展。而国内除积极引进国外的治疗规范和药物以外，中医药治疗广为患者所接受，取得了较好的临床疗效。临床上，既强调慢病管理，精细化分工，涉及营养、药理、儿科、内科、外科、病理、影像、检验和心理等众多学科，又倡导多学科综合诊治模式，并形成了相应的共识和实践指南。中医、西医、中西医结合指南相继推出，极大地提高了我国中西医结合治疗 IBD 的临床治疗水平。目前针对该病的发病特点和临床表现，越来越多的医务工作者选用中西医结合的方式治疗本病。中西医结合治疗方式做到了治疗措施的个体化，具有临床疗效好、复发率低等优点，成为我国治疗 IBD 的特色和优势。当然，中西医结合治疗 IBD 仍然存在一些不足，如中西医结合治疗 IBD 的作用机制尚未明确，临床运用中西医结合治疗的适应症及规范有待于进一步的循证医学研究，中医药的研究成果转化应用有待加强。如何充分发挥中西医结合治疗 IBD 的优势、解决临床及科研中存在的问题是我们面临的重要研究课题。

一、我国的发展现状

（一）流行病学的调查与证候研究

1. 流行病学调查

近年国内的流行病学调查研究显示 IBD 的发病率呈逐年上升趋势，男性患者及城市患者多见，UC 平均诊断年龄高于 CD，并且两者均缺乏家族聚集性特征，不同民族患者之间流行病学特性存在差异。从上海交通大学医学院附属瑞金医院消化内科、外科和儿科的 766 例 IBD 住院患者人口资料分析可见，2002—2011 年间共有 CD 患者 528 例，UC 患者 238 例，新发例数呈明显上升趋势，且 CD 发病率的增幅明显大于 UC。CD 和 UC 患者男女比分别为 2.02∶1 和 1.36∶1，平均诊断年龄分别为 33.30 ± 14.76 岁和 40.10 ± 17.55 岁，两组 IBD 患者均未见明显年龄双高峰。CD 和 UC 以城市患者多见，1.14% 的 CD 患者和 1.68% 的 UC 患者存在家族史[1]。回顾性分析 2003—2012 年间新疆维吾尔自治区人民医院 998 例维吾尔族和汉族 UC 患者的人口资料显示，10 年间 UC 的总检出率为 10.58%，呈明显上升趋势，维族检出率明显高于汉族（12.31% 和 9.01%）；维族和汉族 UC 均以男性多见，维族男女性别比明显小于汉族（1.05∶1 和 1.37∶1）；维族和汉族 UC 发病年龄高峰均为 30~39 岁，维族确诊平均年龄明显小于汉族（34.46 ± 14.19 岁和 42.53 ± 15.68 岁），但汉族呈现出双高峰的年龄特征，而维族无；维族和汉族均以城镇患者多见，维族农村人口比例明显多于汉族（29.53% 和 18.16%）；维族 0.72% 患者存在家族史，汉族患者均无家族史[2]。

我国 CD 蒙特利尔分型特征与西方患者存在不同，临床分型对疾病预后有一定的预测价值。广东省两家三甲医院对 CD 确诊时的蒙特利尔临床分型及各亚型之间临床特征的比较发现，369 例 CD 患者中，男女比例为 1.91∶1，确诊年龄以 17 ~ 40 岁为主，病变部位分型以回结肠型为主，疾病行为以非梗阻非穿透型为主。男女疾病行为分布一致，但确诊年龄和病变部位存在差异，女性确诊年龄＞ 40 岁的比例高于男性，而男性上消化道型比例高于女性。确诊年龄 17 ~ 40 岁伴随肛周病变的比例高于其他年龄段人群；单独上消化道型确诊时表现为狭窄型或穿透型疾病行为的比例显著高于其他亚型[3]。

2. 证候研究

与西医流行病学调查相对应的，中医学者关注更多的是 IBD 证候规律。UC 的辨证分型统计调查发现大肠湿热证最为常见，不同病情分期有各自的证型分布规律，活动期以实证为主，缓解期虚证及虚实夹杂为主，为临床指南的制定提供了循证医学数据[4]。

中医证候与炎症因子的关系研究[5]发现，白介素（interleukin，IL）-8 在 UC 发病及大肠湿热导致 UC 的发病中起着重要作用，并且与大肠湿热证 UC 患者病情严重程度成正相关。UC 大鼠模型 Toll 样受体 2(toll-like receptors 2，TLR2）表达与中医证候相关性研究[6]发现，脾虚模型组 TLR2 蛋白表达水平明显高于肝郁脾虚模型组，溃疡性结肠炎 TLR2 的高表达可能是 UC 脾虚和肝郁脾虚的客观化证本质指标之一。UC 中医证型与凝血指标关系的临床研究[7]发现，UC 血液普遍存在高凝状态，在传统的辨证论治基础上，酌情加入活血祛瘀之品可以提高临床疗效。

中医证型与镜下表现、组织病理学的相关性研究[8]发现，不同证型的肠黏膜病变具有各自的特征，肠黏膜的微观表现在一定程度上能印证中医宏观辨证。水肿、糜烂、溃疡以大肠湿热证、脾肾阳虚证、肝郁脾虚证居多；息肉、肠蠕动异常、颗粒感以大肠湿热证、肝郁脾虚证居多；皱襞变浅或结肠袋消失以脾肾阳虚证、大肠湿热证居多；黏膜桥以脾肾阳虚证、肝郁脾虚证为多；质脆或接触性出血以大肠湿热证、脾气亏虚证、肝郁脾虚证为多；肠出血淡红色血以脾气亏虚证为多，暗红色血以大肠湿热证为多；脓苔集中在大肠湿热证、脾肾阳虚证和肝郁脾虚证，白脓苔以脾肾阳虚证为多，黄脓苔以大肠湿热证为多；黏液以脾肾阳虚证、肝郁脾虚证、脾气亏虚证为多；肠腔狭窄或肠管纤维化、铅管样表现以血瘀肠络证为多；黏膜萎缩以血瘀肠络证和阴血亏虚证为多。说明证候的表象有其相应的病理基础。

UC 患者证型与肺功能相关性研究是近年来研究热点。基于"973"计划"肺与大肠相表里"脏腑相关理论的应用基础研究发现，UC 患者较普通人出现肺部症状的几率更高，肺功能也常呈现不同程度的损伤性表现。大肠湿热证与气流受限相关，脾气亏虚证、血瘀肠络证与弥散量下降相关，大肠湿热证组中，肺功能提示小气道阻塞、气流受限较为明显[9]。

对 IBD 中医证候/易感体质的研究也显示出了可喜的前景。临床研究[10]发现，UC 存在易感体质，湿热质、气虚质是 UC 患者比较常见的体质类型，尤其是湿热质可能比其他体质人群更容易患 UC，大肠湿热和脾胃气虚是最常见的中医证型。体质与 UC 中医证型具有密切相关性，湿热质与中医证型中大肠湿热证及血瘀肠络证的关系密切；气虚质、阳虚质与中医证型中脾胃气虚证关系密切；气郁质与中医证型中肝郁脾虚证关系最为密切。体质和证型共同反映着人体的生理病理状态，UC 仍以辨证论治为主，可以将辨体质纳入到治疗中来，通过对不同体质的 UC 患者进行针对性的用药及饮食生活方式的指导，对患者偏颇体质进行调整，以达到更好的疗效及减少复发的目的。也可以对 UC 易感体质的人群进行早期的干预，达到对 UC 的预防目的，更能体现中医"治未病"的思想。

（二）发病机制的研究与理论创新

1.发病机制

目前 IBD 的发病机制还未完全明确，一般认为其发病主要涉及环境、遗传、感染、免疫和精神心理等因素。

越来越多的证据表明，肠道微生物群落作为重要的环境因素参与 IBD 的发病机制。肠道致病性细菌定植或感染、肠道菌群失衡、针对肠道共生微生物群落的宿主免疫应答异常激活可能是 IBD 的发病机制之一[11]。IBD 患者与健康个体的微生物种类和丰度存在差异，IBD 患者肠道微生物多样性显著降低。由我国华大基因研究院完成了欧洲 124 个成人个体的肠道宏基因组测序工作，通过构建 IBD 患者粪便菌群基因集，证实 IBD 患者与健康个体间粪便细菌丰度存在差异[12]。基于肠道菌群紊乱开展的"粪菌移植"疗法在 IBD 患者中获得了疗效，如南京医科大学第二附属医院首次利用标准化经中消化道粪菌移植治疗难治性 UC 和 CD 患者，前期结果充分显示临床起效迅速，长期疗效也鼓舞人心[13]。

近年兴起的全基因组关联研究（genome-wide association studies，GWAS）发现了一百多个 IBD 易感基因，其中 CD71 个，UC47 个，共同易感位点 28 个，证实了遗传因素对 IBD 发病的影响。

肠屏障功能受损参与 IBD 的发生。肠上皮细胞之间的紧密连接是肠黏膜屏障的主要组织结构基础，在 IBD 发生时，肠上皮细胞间紧密连接功能受损，紧密连接蛋白如 claudin、occludin、连接黏附分子表达下降，肠黏膜通透性增加，促使大量微生物和食物抗原吸收。肠上皮细胞表达高水平的人类白细胞抗原Ⅱ（human leucocyte antigen-Ⅱ，HLA-Ⅱ）类和非经典的 HLA-Ⅰ类抗原，增强微生物和食物抗原的递呈，诱导黏膜内 T 细、B 细胞、巨噬细胞和树突状细胞（dendritic cells，DC）激活，产生大量促炎症细胞因子。另外，炎症信号诱导肠上皮细胞间淋巴细胞功能激活，增强细胞毒杀伤功能，产生促炎症细胞因子，引起上皮细胞损伤，加重肠黏膜屏障破坏[14]。

免疫调控网络失衡在 IBD 发病中起重要作用。肠上皮细胞间淋巴细胞是肠黏膜免疫的第一道防线，肠黏膜组织内 CD4+T 细胞在微生物和食物抗原诱导下增殖分化。辅助性 T 细胞 17（T helper cell 17，Th17）是近年来受到重视的 CD4+T 细胞亚型，可通过特异性释放细胞因子 IL-17 等，从而上调下游的炎性因子"瀑布样释放"。肠黏膜组织内肥大细胞被各种物质激活释放多种促炎症性细胞因子、化学物质及生物活性介质，在 IBD 的发病起着重要作用。微血管内皮细胞的结构和功能改变能影响肠黏膜组织内免疫细胞的迁移、组织血供、缺氧和内环境的稳定，新生血管通过血管内皮细胞调节炎症细胞的招募、炎症介质和维持炎症反应进而引起组织损伤。肠黏膜组织内的神经元细胞可通过其广泛的神经轴突以及其分泌的各种神经递质调控肠道免疫、内分泌系统功能，参与 IBD 肠道炎症的发生。近年来研究发现微小 RNA 在 IBD 肠上皮细胞和肠黏膜组织内免疫细胞上表达异常，通过调节靶基因表达调控上述细胞的增殖、分化、凋亡、代谢等过程，因此对肠黏膜屏障功能和肠黏膜内环境稳定有重要调节作用[15]。

中医对 IBD 病机的认识主要立足于先天和后天的相互作用。认为本病多有先天禀赋不足的特质，先天禀赋的不同决定了体质差异的存在，主要体现在脾胃虚弱、肾元不足、肺气失调、湿热内盛，是影响本病形成和发展的内在因素。在此基础上感受湿热之邪，或是恣食肥甘厚味，酿生湿热，或寒湿化热客于肠腑，气机不畅，通降不利，血行瘀滞，肉腐血败，脂络受伤而成内疡。脾胃虚弱、湿热蕴结是本病的基本病机。其病位在大肠，但病机根本在脾，且与肝、肾、肺三脏密切相关。疾病过程中可产生湿、热、瘀、痰等病理产物，使病情缠绵难愈。在活动期多有湿热内蕴肠腑，气滞血瘀，肉腐血败之病理变化，缓解期多有脾肾两虚，肺气失调，大肠不固，湿热留恋之候。整体的正虚与局部的邪实相因并见是本病的主要病机特点，总属本虚标实、虚实夹杂之证[16]。

2. 理论创新

关于 UC 的中医对应病名，国家中医药管理局"十一五"脾胃病重点专科 UC 协作组将其规范为"久痢"，在中华中医药学会脾胃病分会《溃疡性结肠炎中医诊疗共识意见（2009）》和国家中医药管理局《22 个专业 95 个病种中医诊疗方案》中正式发布。

沈氏提出"从肺脾论治溃疡性结肠炎"的学术观点，指出溃疡性结肠炎发病与肺、脾两脏有关，符合中医"痰泄"的特征，存在肺气失调，痰注大肠，酿热生疡的病理变化，治疗用药上应重视宣调肺气，健脾化痰固肠。相关研究获"中华中医药学会科学技术奖三等奖"。根据溃疡性结肠炎活动期属于实证，以湿热蕴肠，气血不调为主，治以清肠化湿，调气活血，敛疡生肌，配合中药灌肠，内外合治，快速诱导缓解；缓解期属于虚实夹杂证，以正虚邪恋，运化失健为主，治以健脾助运，佐以清肠化湿，有效预防复发。形成了病情分期和中医辨证结合的二步序贯治疗方案、"口服灌肠联合给药，两步序贯治疗为关键"的特色治疗新技术。提出湿热致瘀、瘀热伤络是血便的重要病机，清热祛湿，凉血化瘀能够有效缓解血便，促进黏膜的愈合。针对难治性溃疡性结肠炎的病机特点，提出其发病与脾、肾相关，属脾肾两虚、湿热内蕴证，制定了健脾补肾，清肠敛疡的治疗方案，可以通过中药替代解决溃疡性结肠炎激素依赖和抵抗的难点。根据重度溃疡性结肠炎患者的临床表现，提出其病机关键为"热"、"毒"、"瘀"、"血"，制定了清热解毒、凉血活血法联合西药治疗重度溃疡性结肠炎的治疗方案，以减少并发症，降低手术率[17-18]。

王氏认为本病病位在大肠，病在血分，气血凝滞，病久及肺；以肺与大肠相表里理论为基础，提出本病治疗当以补肺益气，从里治表，防止传变，脏腑合治；宣畅肺气，调和气血，行布津液，兼顾脾肾。临床研究证实 UC 患者多伴有肺功能的损伤，以小气道阻塞、弥散量下降为主要特征，且随病情的加重，出现弥散量下降，残气量与肺总量之比升高，为肺与大肠相表里的中医学理论提供客观依据。团队还将中医毒邪学说、络病学说与 UC 发病机制相结合，创新性提出"毒损肠络"病机学说，认为"毒损肠络"可能为 UC 反复发作、缠绵难愈的病机关键，为临床治疗该病提供新思路。临床治疗时采用"益气活血，解毒通络"之法，以通为先，总括为调气行血理肠以通瘀，清热化湿解毒以泄通，健脾益气祛邪以补通[19-21]。

唐氏等认为传统文化"和"的思想对于防治溃疡性结肠炎有一定的指导意义，遣方用药当从"和"立法，强调寒热并用、气血双调、通涩并用、升降并调、消补兼施、脾肾同治[22]。

吴氏继承与发展元代医家罗天益"灸补脾胃"、陈汉平"针灸免疫"之学术思想，凝练针灸治疗 UC、CD 临床经验，提出"灸补脾胃，调和阴阳，疏调肠腑气血"治疗肠腑病症的学术观点。应用特色隔药灸疗法，"艾灸、药饼、穴位"三者合用，或辅以针刺调理，使得大部分轻中度的 UC 可以缓解症状，CD 患者可以控制腹痛、腹泻、腹胀等症状。并亲手组建了上海市"中医针灸溃疡性结肠炎特色专科"。经过长期的实践和摸索，他研究整理出一套治疗溃疡性结肠炎的有效方法，即"隔药灸治疗溃疡性结肠炎诊疗技术"，在全国推广。"灸法治疗肠腑病症的技术与临床应用"获得 2013 年度国家科学技术进步奖二等奖。

（三）临床规范的制定与循证研究

1. 临床规范的制定

最新的 IBD 共识意见体现了全面性、科学性且制定过程符合循证医学程序，对今后的临床工作具有切实可行的指导意义。

2010 年中国中西医结合学会消化病专业委员会发表了《溃疡性结肠炎中西医结合诊疗共识》[23]，在 2003 年《溃疡性结肠炎中西医结合诊治方案（草案）》[24]基础上，将中医证型修订为大肠湿热证、脾气虚弱证、脾肾阳虚证、肝郁脾虚证、寒热错杂证和热毒炽盛证 6 个证型，按尼莫地平法修订了疗效评定标准，同时也引入了白细胞洗脱、益生菌、新型生物制剂等治疗方法。2011 年中华医学会消化病学分会炎症性肠病学组发表了《英夫利昔治疗克罗恩病的推荐方案（2011 年）》[25]，从适应证、禁忌证、使用方法、不良反应和注意事项几个方面介绍了英夫利昔在克罗恩病中的使用规范。2012 年中华医学会消化病学分会炎症性肠病学组发表了《炎症性肠病诊断与治疗的共识意见（2012 年·广州）》[26]，明确提出临床疑诊、临床拟诊、临床诊断、临床确诊和病理确诊的不同诊断层次；采纳了与国际接轨的蒙特利尔分型法对疾病进行分型，分别确定了 UC 和 CD 用于临床评估和科研评估的疾病活动度评分系统，对黏膜愈合、早期复发、激素依赖、激素抵抗等临床常提及但缺少明确定义的概念进行了规范化定义；从诱导黏膜愈合、防止并发症的治疗目标出发，主张早期更积极的治疗，不必经过"升阶梯"治疗阶段，强调所有患者都应维持治疗[27]。2013 年中华医学会消化病学分会炎症性肠病学组联合中华医学会肠外与肠内营养学分会制定了《炎症性肠病营养支持治疗专家共识（2013·深圳）》[28]，就炎症性肠病的营养风险筛查、营养状况评定、营养支持治疗的实施、营养支持治疗的方法、营养支持的疗效评定等问题展开了论述。2014 年中国炎性肠病临床研究协作组发表了《炎性肠病术后并发症危险因素及预防的专家意见（2014·广州）》[29]，系统介绍了 CD 和 UC 术后并发症的危险因素以及预防措施；中华医学会病理学分会消化病理学组筹备组和中华医学会消化病学分会炎症性肠病学组共同制定了《中国炎症性肠病组织病理诊断共识意见》，提出了 IBD 病理诊断的常规技术程序、外科手术切除标本的大体和组织学特点、内镜活检标本的组织学特点、病理诊断和鉴别诊断的标准、疾病活动度和异型增生程度的组织学特点[30]。2014 年由国家中医药管理局组织，江苏省中医院牵头修订了《中医内科常见病诊疗指南—溃疡性结肠炎》，已形成征求意见稿，待全国标准化临床研究基地相关专家意见征询后，将最终形成修订方案。中华中医药学会脾胃病分会《溃疡性结肠炎中医诊疗共识意见（2015）》在《溃疡性结肠炎中医诊疗共识（2009）》[31]基础上补充了热毒炽盛这一证型，进一步提出了难治性 UC 的病机关键，强调根据不同的病情分期、病变部位及严重程度采取不同的治法。

2. 循证研究

西医对 IBD 药物的循证研究多为新药临床试验研究和已有药物的临床再评价，如美沙拉嗪、布地奈德、英夫利昔、阿达木单抗、维多珠单抗等。235 例 IBD 患者首次接受糖皮质激素治疗的临床疗效分析[32]显示，大部分 IBD 患者对激素治疗有效，UC 患者激素治疗总有效率优于 CD，随访 1 年，32.9%UC 及 17.2%CD 患者呈激素依赖，15.2% 患者需手术切除病变肠段。

近年来关于中医药治疗溃疡性结肠炎的研究性文章逐年增多，文献资料的质量也有了明显提高，遵从循证医学研究方法进行临床研究设计的思路已成为共识。系统评价分析方法已逐渐受到炎症性肠病研究领域重视和应用，相关报告数量呈逐年上升的趋势，部分研究者能够运用系统评价分析的方法对不同研究结果进行定性、定量分析。中医方药口服治疗溃疡性结肠炎随机对照试验的系统评价[33]、中药保留灌肠治疗溃疡性结肠炎疗效的 Meta 分析[34-35]、艾灸治疗溃疡性结肠炎疗效的 Meta 分析[36]的结果显示单纯中药方药口服或中药灌肠疗法治疗 UC 有着较好的疗效，显著优于西药阳性对照组，艾灸治疗 UC 安全有效。

基于循证医学证据的临床研究结果显示出了中医药在 IBD 治疗中的特色和优势，为中医药治疗 UC 提供了循证医学证据。基于中医诊疗共识的四个研究中心 239 例的随机对照临床研究[37-38]结果显示，与美沙拉嗪对照组相比，中药组治疗轻、中度活动期溃疡性结肠炎的缓解率为 77.5%（vs74.2%），症状总有效率为 87.4%（vs84.9%），停药六个月复发率为 8.1%（vs23.3%）。说明共识中的治疗方案具有较好的临床疗效，能改善轻、中度活动期 UC 的缓解率，减少复发率。经多中心、随机、双盲、平行对照观察，治疗 UC 湿热内蕴证的中药新药结肠溶胶囊非劣效于西药美沙拉秦（艾迪莎），并且在降低中医证候积分、改善黏液脓血便及大便臭秽单项症状的作用方面显著优于美沙拉秦对照组[39]。在综合多家脾胃病重点专科诊疗方案、多中心临床研究和专家问卷调查基础上，国家中医药管理局发布了涵盖诊断、治疗和疗效评价的溃疡性结肠炎中医临床路径，并由江苏省中医院牵头组织全国二十一家重点专科对该临床路径进行验证，共入径 291 例 UC 患者，采用中药汤剂、中成药、针灸或中药保留灌肠其中一种治疗 45 例，联合采用两种或以上治疗 246 例，临床疗效评估结果显示，临床治愈 199 例，好转 86 例；中医特色评估结果显示，出径组中药饮片使用率为 95.11%，中成药使用率为 73.32%，特色疗法使用率为 63.58%，与非入径组相比，中医药治疗的比例提高 15.39%。中西医结合临床路径在八个中心 UC 住院患者中的应用评价[40]结果显示，路径组改善腹泻、腹痛、里急后重的疗效优于非路径组，路径组平均住院总费用比非路径组减少 238.55 元，轻中度患者实施临床路径后平均住院天数比非路径组缩短 1.73 天。

（四）治疗靶点的探索与新药研发

近年来 IBD 新药研发主要从调节免疫炎症、修复肠黏膜入手。针对分子靶点的生物制剂研究取得了重要突破，研制了众多的新药，应用于临床，如阿达木单抗、戈里木单抗、赛妥珠单抗、维多珠单抗、那他立珠单抗、托珠单抗、托法替尼等，为 CD 和重度、激素依赖和抵抗 UC 患者提供了更多的治疗手段，改变了临床结局。

核因子 –κB（nuclear factor κB，NF–κB）是肠道黏膜感染的标志，它的水平高低可反映疾病严重程度，也可作为治疗效果的评估，故无疑对溃疡性结肠炎具有十分重要的治疗价值。多项研究支持 NF–κB 在肠道炎症中起关键的枢纽作用，并是多种抗炎药物及生物制剂的作用靶标。阿达木单抗、戈里木单抗、赛妥珠单抗可通过结合白细胞表面肿瘤坏死因子（tumor necrosis factor，TNF）和游离的 TNF，抑制 NF–κB 的转录，从而发挥疗效。

Janus 激酶（Janus kinase，JAK）是多种细胞因子的下游信号通路，在免疫细胞的生长、生存、发育和分化中具有重要作用。托法替尼、GLPG0634、JNJ–54781532、GLPG0974 等治疗 IBD 的新药可通过结合不同的 JAK，抑制 JAK–STAT 通路的磷酸化，如托法替尼即为 JAK3 选择性小分子抑制剂。

IL 作为介导和调节机体免疫应答及炎症反应过程中重要的信号传递分子，在 IBD 的发病中起着十分重要的作用，如 IL-6、IL-12、IL-13、IL-17、IL-23 等。如托珠单抗即为重组人源化抗 IL-6 受体单克隆抗体，可特异性结合可溶性和膜结合的 IL-6 受体，并抑制可溶性和膜结合的 IL-6 受体介导的信号传导。

黏附分子包括胞间黏附分子（intercellular adhesion molecule，ICAM）-1、血管细胞黏附分子（vascular cell adhesion molecule，VCAM）-1 和黏膜地址素细胞黏附分子（mucosal addressin cell adhesion molecule，MAdCAM）-1，整合素 α4β1、α4β7 和 α2β2 可分别与 VCAM-1、MAdCAM-1 和 ICAM-1 相互作用以调节白细胞与内皮细胞的结合。故黏附分子也是 IBD 治疗的重要靶点。如那他立珠单抗可通过抑制炎症细胞 α4β1、α4β7 整合素对肠道黏膜 MAdCAM-1 和 VCAM-1 的结合发挥疗效，维多珠单抗则是通过抑制炎症细胞 α4β7 整合素对 MAdCAM-1 的结合而起效的。

肠道屏障在维护肠功能中扮演着重要角色。肠黏膜通透性增加，可能是 UC 反复发作迁延不愈的重要机制之一，修复肠黏膜屏障已成为治疗 IBD 的重要方法之一。肠上皮紧密连接主要由 occludin、claudin-1、ZO-1 等紧密连接蛋白构成选择性屏障功能，其表达水平的检测不仅可以反映肠道屏障的破坏情况，同时也反映了肠道屏障的恢复程度，因此可作为研究和治疗 IBD 的重要靶点。实验表明，清肠化湿方可以通过增强 UC 大鼠 occludin、claudin-1 的表达，修复肠黏膜紧密连接蛋白，进而修复肠黏膜屏障[41]。

间充质干细胞（mesenchymal stem cells，MSCs）是一种具有多向分化潜能的细胞，MSCs 具有向受损组织迁移归巢的特点，迁移后的 MSCs 可通过调节免疫细胞 DC、调节性

T 细胞（regulatory cell，Treg），抑制体内过激的免疫反应，重建正常的免疫系统；也可向肠功能细胞分化，重建肠黏膜屏障。非清髓脐带血干细胞治疗激素抵抗型 UC 的研究[42]发现，近期可使患者临床症状缓解，结肠黏膜愈合，组织学改善，疾病指数降低，可停用糖皮质激素，是一种安全有效的治疗。健脾补肾方治疗 UC 的实验研究[43]证实，健脾补肾方可促进骨髓间充质干细胞增殖，经干预后肠干细胞标记物 Lgr5 和 Ephrin-B3 升高，并能调节促炎因子 IL-6、IL-17 和抑炎因子 TGF-β 的表达，提高钙粘附蛋白 E 的表达，从而调节免疫功能，修复肠黏膜。

树突状细胞数量及功能异常造成免疫功能亢进是 UC 发病的重要机制之一，可以作为治疗 UC 的另一个作用靶点。研究发现，清肠化湿方能有效抑制 NF-κB 的活化入核，降低 DC 表面 CD40 和主要组织相容性复合体 II 分子的表达，从而抑制 DC 的成熟与分化，下调抗原提呈功能，降低炎症反应[44]。

我国 IBD 的新药研发目前仅局限于国外新药引进的临床试验和针对 UC 的中药新药研究。目前已被国家食品药品监督管理局批准的具有溃疡性结肠炎适应症的中成药包括补脾益肠丸、虎地肠溶胶囊、结肠宁（灌肠剂）、固肠止泻丸（结肠炎丸）等，其疗效已被多项临床及实验研究结果所证实。研究发现，结肠宁保留灌肠治疗 UC，早期缓解率高，短期内治疗效果优于柳氮磺吡啶。治疗两周后结肠宁试验组和柳氮磺吡啶对照组临床症状缓解率分别为 87% 和 66%，治疗 4 周后分别为 91% 和 73%，四周后内镜缓解率为 89% 和 68%，两组总有效率分别为 89% 和 68%。结肠宁能改善葡聚糖酸钠所致的实验性 UC 大鼠炎症，通过上调血清和肠黏膜组织 IL-10 水平、下调 γ-干扰素水平，可保持 Th1/Th2 细胞间平衡，从而改善免疫功能[45]。固肠止泻丸联合柳氮磺吡啶治疗可以明显改善 UC 患者的血便症状，调节炎症因子 IL-2 及 IL-8 的作用优于单用柳氮磺吡啶组[46]。复方苦参结肠溶胶囊新药研发，目前已完成临床前研究及临床研究，并已通过审评，有待批准上市，为 UC 患者提供一种新的结肠释放的有效药物。

（五）研究平台的建设与人才培养

近五年来国家中医药管理局"十一五"脾胃病重点专科、国家中医药管理局"十一五"脾胃病重点学科、国家中医临床研究基地（脾胃病）、国家中医药管理局中医药标准研究基地等为 IBD 提供了强大的临床研究平台。通过国家中医药管理局"十一五"重点专科（专病）"脾胃病重点专科协作组溃疡性结肠炎分协作组"这一平台，全国二十一家重点专科单位进行久痢（溃疡性结肠炎）诊治规范化研究，制定了诊疗方案和临床路径，开展了诊疗方案、临床路径释义和培训。2009 年江苏省中医院被国家发展改革委员会和国家中医药管理局批准成为国家中医临床研究基地之一，成为全国唯一的以消化病为主攻方向的基地建设单位，UC 成为国家层面重点研究的疑难病种，"十一五"期间，国家中医临床研究基地一期建设已经完成，二期建设已经启动，UC 人才队伍、基础平台等方面都取得长足发展，医疗技术水平等方面得到显著提升。国家中医药管理局依托 2012 年公共卫生专项资金中医临床诊疗指南应用评价项目在中医药标准研究基地建设单位内组织开展了 UC 中医内科常见病临床诊疗指南评价及修订，加强了 UC 中医药标准的推广应用。2015 年广东省成立了炎症性肠病联盟，由广东省内各地区具有一定 IBD 诊疗实力的医疗单位联合组成，通过开展 IBD 规范化诊治、IBD 患者双向转诊、临床资源和生物标本库共建共享、多中心多学科交流促进广东省 IBD 诊治水平及诊治的规范化。2015 年大连医科大学附属第一医院炎症性肠病多学科联合诊治平台正式启动，提供了一个更加专业、科学、规范的诊治平台。

国家级科研项目立项也为 IBD 的临床及基础研究提供了支撑。五年来 IBD 相关国家自然科学基金项目数逐年提高，2015 年立项 66 项；北京中医药大学东直门医院"'肺与大肠相表里'脏腑相关理论的应用基础研究"获国家重点基础研究发展计划（"973"计划）资助，其中"基于炎症性肠病肺支气管病损出发的肺与大肠表里关系研究"课题是重要组成部分；江苏省中医院"针对难治性脾胃病的中医药诊疗规范转化应用研究"获国家中医药管理局行业专项资助；国家中医药管理局基地业务建设科研专项依托江苏省中医院，在全国开展五项 UC 系列研究；依托国家中医临床研究基地（脾胃病）开放课题，江苏省内开展了十七项 UC 相关研究，取得了阶段性进展。

国内每年开展多项中西医 IBD 继续教育项目，为人才培养提供了保障，如中华医学会消化病学分会炎症性肠病学组"2013 全国炎症性肠病大会"、"2014 东方炎症性肠病论坛"，2014 年国家级继续教育重点项目"炎症性肠病中西医诊治进展培训班"等。北京协和医院、中南大学附属湘雅二医院、中山大学附属第一医院、中山大学附属第六医院等以 IBD 为重点病种的医院还举办了系列 IBD 高级人才研修班，为全国 IBD 方向的专家学者介绍先进的治疗理念和方法。为加强中医药标准化人才队伍建设，提高中医药人员的标准化能力素质，国家中医药管理局聘任全国知名 IBD 专家学者作为诊疗规范授课指导老师，开展了中溃疡性结肠炎中医药标准实施推广技术培训，推动了 IBD 标准化人才的培养。

二、国内外发展比较

（一）炎症的信号调控与肠微生态

目前大量实验和临床研究资料显示，肠道菌群参与了 IBD 的发病，可能是 IBD 的始动和持续因素。某些具有遗传易感性的人群肠道菌群失调，细菌及产物等抗原可能诱导肠黏膜免疫功能失衡，使肠黏膜免疫系统对肠腔内抗原失去耐受，引发了肠道炎症。国外研究显示[47]，分段丝状细菌是肠道 Th17 增殖的关键诱导剂。2013 年日本一项研究[48]显示，厚壁菌能合成短链脂肪酸代谢产物，如乙酸盐和丁酸盐，为胃肠道上皮提供丰富的营养物质。IBD 患者此类细菌数量明显减少，从而导致肠黏膜功能紊乱，继而破坏肠上皮屏障。该研究还发现共生菌产生的丁酸盐还可诱导 Foxp3 基因启动子 H3 组蛋白乙酰化，从而调节 Treg 细胞的分化。意大利一项研究[49]发现，瑞特乳酸菌灌肠治疗儿童远端 UC，可明显增高 IL-10 的表达，降低 IL-1β、TNFα 和 IL-8 的表达，从而明显减轻结肠黏膜炎症。国内多项基础研究[50-51]发现，中药及其单体能明显促进正常菌群生长，抑制致病菌生长，减少细菌易位，促进结肠黏膜修复。白氏[52]等人发现 UC 的发病可能与肠道菌群失调、肠道内异常免疫反应、肠黏膜屏障功能缺陷与通透性增高等有关。靳氏[53]等人发现，人体肠道内的益生菌植物乳杆菌 X3-2B 对肠道内致病菌有一定的抑制作用，对肠道微生物区系有一定的调节作用。至于亚洲人和欧美人的肠道菌群及其在 IBD 发病中的作用有无异同，尚有待证实。

（二）治疗目标的转变与生物制剂

1. 治疗目标的转变

IBD 传统治疗目标主要为控制发作、维持缓解、减少并发症。但达到临床缓解并不能完全改变 IBD 的临床结局，患者的黏膜损伤和黏膜炎症仍然存在。随着抗肿瘤坏死因子单抗为代表的生物制剂应用于 IBD 的临床治疗，黏膜愈合的概念被提出，治疗目标也逐步提高。目前尚无公认的黏膜愈合的定义，美国胃肠病学会黏膜愈合的标准为：所有观察到的部分均无脆性、出血、糜烂、溃疡，mayo 内镜亚评分为 0-1 分[54]。我国 2012 年炎症性肠病诊断和治疗共识意见指出[26]，完全缓解是指完全无症状（排便次数正常且无血便和里急后重）伴内镜复查见黏膜愈合（肠黏膜正常或无活动性炎症），未给出黏膜愈合的具体定义。

内镜下黏膜愈合的患者，其肠道黏膜组织中仍然存在不同程度的炎症，停止治疗后仍会复发，并非疾病的治愈。特别是 CD，疾病范围为肠壁全层，不局限于黏膜层。因此近两年来在黏膜愈合的基础上，国外提出了深度缓解的概念，包括临床、内镜及组织学缓解，还提出了达标治疗的新理念[55]。深度缓解主要是指 IBD 患者经过治疗后，临床无症状，没有需要干预的肠道损伤，组织学上无炎症。达标治疗主要是通过客观的临床生物学指标对 IBD 患者疾病活动度进行评价，根据评价结果及时调整治疗方案，这一点符合中医"观其脉证，知犯何逆，随证治之"的诊疗思路和方法，已被应用于国内的临床治疗策略。

2. 生物制剂促进治疗目标的不断提高

传统治疗药物虽能实现临床缓解，但很难达到黏膜愈合的标准。随着英夫利昔单抗、阿达木单抗、戈里木单抗、维多珠单抗、那他丽珠单抗、托法替尼等生物制剂的广泛应用，越来越多的 IBD 患者能够达到临床缓解和黏膜愈合。

英夫利昔单抗目前获得了世界胃肠病学组织、欧洲克罗恩病和结肠炎组织、消化系统疾病周会议、多伦多共识等的推荐使用。国内外进行的研究显示，英夫利昔等生物制剂能延缓手术期，降低结肠切除率，提高黏膜愈合，应用前景广阔。北京军区总医院研究发现英夫利昔对 CD 患者有效率为 89.5%，激素抵抗或依赖的 UC 患者有效率为 83.0%，总有效率为 84.8%，黏膜愈合率为 26.0%[56]。国内学者[57]发表在 *PlOS ONE* 杂志上的一项研究显示：英夫利昔使用 1 年后 81% 的 UC 患者达到临床缓解，69% 观察到黏膜愈合，54%

的群体中实现全面缓解，凸显了其对黏膜愈合的重要作用。

除了英夫利昔，国内对于其他生物制剂的使用和研究较少。阿达木单抗、戈里木单抗、维多珠单抗、托法替尼等药已在国外上市。兰州大学研究成果表明维多珠单抗治疗 IBD 的疗效明显优于安慰剂（RR=1.88）[58]。2015 年盛京医院的一项系统评价显示，$\alpha 4 \beta 7$ 整合素抑制剂可以显著提高 UC 和 CD 的临床应答率和缓解率，副作用也较小[59]。

（三）治疗理念的创新与诊疗模式

1. 治疗理念的创新

第一，采用精准治疗，针对不同的临床情况和不同的患病人群，采取精准的治疗方式及慢病管理。

欧洲第二版炎症性肠病患者生育和妊娠循证共识声明，IBD 女性生育力与普通人群类似，但回肠贮袋肛管吻合术可导致女性不孕症增高[60]。但研究显示普通人群关于 UC 对妊娠的影响认知度仍不高，因此部分患者主动选择节育[61]。Lu[62] 等学者比较了不同女性所生儿童主要先天异常发病率，IBD 为 2.7%，UC 为 3.7%，普通人群为 2.8%，差异无意义。但国外有研究认为，女性打算怀孕时，怀孕前病情获得缓解是十分重要的，并应继续进行合适的治疗[63]。对于有怀孕愿望的患者，应进行恰当的治疗，以减少孕期病情突然加重的风险，并且加强关于 IBD 对妊娠的影响的宣教。该共识还建议甲氨蝶呤和沙利度胺在孕期禁用，5 氨基水杨酸衍生物、硫唑嘌呤、抗 TNF 药物和糖皮质激素在哺乳时为低风险。

在营养不良人群的治疗方面，最近几年，针对营养不良人群采取肠内营养支持，取得了良好的治疗效果。肠内营养治疗包括全要素、半要素、配方营养等方式。2015 年 *Gastroenterology* 发表的论文显示，各种肠内营养方式均可缓解 IBD 症状，诱导 IBD 的缓解，促进黏膜愈合，成为多地的一线治疗方案[64]，国内的研究也支持这一观点[65]。该文还表明，尽管部分肠内营养也可以使临床获益，但完全肠内营养在诱导临床缓解方面效果更佳。我国的《炎症性肠病营养支持治疗专家共识》强烈推荐遵循"只要肠道有功能，就应该使用肠道，即使部分肠道有功能，也应该使用这部分肠道"的原则，推荐首选肠内营养。

第二，根据患者的具体情况和病情变化，及时转换治疗方式，选择最有利于患者的治疗方案。

我国指南[26]建议，在静脉用足量激素治疗约 5 天仍然无效，应转换治疗方案。转换治疗方案的选择：两大选择，一是转换药物的所谓"拯救"治疗，依然无效才手术治疗；二是立即手术治疗。转换的治疗方案包括：①环孢素 A：该药起效快，短期有效率可达 60%~80%，可有效减少急诊手术率；4 ~ 7 天治疗无效者，应及时转手术治疗。②英夫利昔：近年国外一项安慰剂对照研究提示，英夫利昔作为"拯救"治疗有效。③立即手术治疗：在转换治疗前应与外科医师和患者密切沟通，以权衡先予"拯救"治疗或立即手术治疗的利弊，视具体情况决定。对中毒性巨结肠患者一般宜早期实施手术。

目前 UC 有四种手术可供选用：全结直肠切除加永久性回肠造口术、全结直肠切除加回肠贮袋肛管吻合术、全结直肠切除加节制性回肠造口术、全结肠切除加回直肠吻合术。在现有的四类手术中，结直肠全切除、回肠袋肛管吻合术不失为较为合理、可供选用的方式，是 UC 外科治疗的首选式，既可以达到全结直肠切除治愈疾病的目的，又能重建肛门排粪功能。2014 年，美国结直肠外科医师协会制定了《溃疡性结肠炎手术治疗指南》，对手术指征、UC 癌变监测、手术方式的选择均进行了指导。CD 手术方式主要有肠部分切除术、单纯短路手术等[66]。

指南[26]建议，对病变局限在直肠或直肠乙状结肠者，强调局部用药（病变局限在直肠用栓剂、局限在直肠乙状结肠用灌肠剂），口服与局部用药联合应用疗效更佳。轻度远段结肠炎可视情况单独局部用药或口服与局部联合用药；中度远段结肠炎应口服与局部联合用药；对病变广泛者口服与局部用药联合应用亦可提高疗效。局部用药有美沙拉秦栓剂 0.5~1 次、1~2 次 /d；美沙拉秦灌肠剂 1~2g/ 次、1~2 次 /d。激素如氢化可的松琥珀酸钠盐（禁用酒石酸制剂）100~200mg/ 晚；布地奈德泡沫剂 2mg/ 次、1 ～ 2 次 /d，适用于病变局限在直肠者，该药激素的全身不良反应少。欧洲第二次溃疡性结肠炎诊断和治疗的循证共识认为，口服联合局部使用 5 氨基水杨酸效果优于局部单用激素或氨基水杨酸灌肠，或单用氨基水杨酸口服。

第三，不断开拓新的治疗方法。除传统的药物治疗和生物制剂治疗外，新的治疗方法不断开发，逐步得到临床应用，为 IBD 的综合治疗提供了更多的治疗手段，如白细胞过滤分离法、造血干细胞移植、心理治疗、粪菌移植等。

对于白细胞过滤分离法，日本有成功治疗经验，国内尚缺乏广泛开展的报道。2014 年日本一项包含 847 名中重度或激素抵抗的 UC 患者的前瞻性观察性研究显示，白细胞过滤分离法治疗的患者临床缓解率达 68.9%，黏膜愈合率达 62.5%[67]。这说明白细胞过滤分离法治疗 UC 有良好的应用前景。

国外对伴白血病的 IBD 患者行异体造血干细胞移植治疗后发现了其对 IBD 治疗有效[68]。干细胞的来源包括胚胎干细胞、成体干细胞、诱导多能干细胞等。目前国内相关基础及临床研究开展较少，江氏等[69]采用非清髓脐带血干细胞治疗 1 例激素抵抗型 UC，取得了良好的效果。

近年大量研究表明 UC 的发病可能还与精神因素有关。国外研究发现 UC 患者存在多种心理健康问题，以不同程度焦虑、抑郁最为常见。对于 CD 患者，沮丧是影响生活质量的独立危险因素，还可导致不良的预后[70]。与国外研究类似，李氏等[71]研究发现 IBD 病人焦虑发生率为 47.06%；抑郁发生率为 65.69%。研究结论提示，我们不仅要重视患者的躯体症状，更应关注其情感和社会功能，进行适当的心理干预、社会支持，必要时请心理学科医生协同诊治[72]。

粪菌移植最早记载于东晋葛洪著的《肘后方》，为当前研究的热点，但目前发表的数据还比较少，结论尚较局限。国内一项纳入了 118 例 UC 患者的 Meta 分析显示，因 UC 行粪菌移植治疗的患者中，79.1% 的患者临床症状改善，18.8% 的患者在随访期间停用 UC 治疗药物[73]。目前世界上进行的第一例粪菌移植的 RCT 研究中期数据分析显示，7 周时行粪菌移植的活动期 UC 患者无明显获益。因此，2015 年 *Gastroenterology* 发表的关于非住院患者临床治疗的多伦多共识意见指出，目前尚不推荐在临床试验之外将粪菌移植用于 UC 患者诱导和维持完全缓解[74]。

2. 诊疗模式的创新

尽管新型药物不断研发，更高的治疗目标不断提出，更多的临床指南得到推广，医生的诊疗水平不断进步，但由于诊疗模式的单一性和局限性，仍有大量患者得不到及时的、全面的、最优的治疗。许多患者病情迁延反复，患有各种复杂病症或并发症，无法实现最优的治疗目标，给患者和社会造成了极大负担。因此必须创新诊疗模式，由单打独斗的诊疗模式向多学科综合诊疗（multi-disciplinary treatment，MDT）的模式进行转换。MDT 理念主要是改善多科交流协作，提高诊治水平，降低费效比率和改善长期持续的医疗服务，从而增加患者的满意度和心理安抚，最终改善疾病预后[75]。欧洲克罗恩病和结肠炎组织建议 MDT 组成包括与补充成员由胃肠内外科专家、专业护士、放射与病理专家、专业药师等构成的核心成员和营养与膳食技师、心理学家、风湿、皮肤、感染、儿科、眼科专家以及社会工作者等构成的补充成员组成。欧洲、美国等国家积极响应 MDT 的理念，并付诸实施，取得了良好的效果[76]。国内协和医院、中山大学附属六院、邵逸夫医院等医疗单位也形成了自己的 MDT 团队，并向全国推广。四川大学华西医院与胃肠内外科、营养科等学科合作，联合会诊、查房，开展专科门诊和急诊绿色通道等形式多样的 MDT 方式，取得了良好的治疗效果[77]。目前我国开展 MDT 的时间仍比较短，经验较少，开展的医院也不多，仍需按照建设 MDT 的标准进一步努力。

3. 中医药研究成为热点，得到广泛重视和临床应用

传统中药制剂是我国的瑰宝，应用广泛。中成药如锡类散、青黛粉、云南白药；口服方剂如白头翁汤；单一的中药成分如白头翁根、黄连根、黄柏、黄芩、姜黄素等也得到了世界胃肠病组织推荐的 IBD 全球指南推荐使用[78]。相关的研究也进展迅速，成为国内外学者的研究热点。锡类散源于清代《金匮翼》，由牛黄、青黛、珍珠、冰片、人指甲、象牙屑、壁钱炭组成，有清热解毒、化腐生肌等功效。国内系统评价显示锡类散对 UC 疗效与美沙拉嗪相当，锡类散不良反应发生率与美沙拉嗪相似[79]。国外研究显示：芦荟、小麦草汁、穿心莲提取物、锡类散在诱导缓解和应答方面优于安慰剂，乳香和车前子疗效类似美沙拉嗪，月见草在治疗 UC 方面类似 ω-3[80]。国内有专家将姜黄素与胡椒碱制成自乳微粒系统给小鼠灌肠，结果显示模型鼠黏膜炎症更轻，腺体损伤也更小[81]。国外学者发现姜黄素可清除氧化自由基，抑制转录因子 NK-κB、DNA 结合信号转导和转录激活因子 3、抑制环氧合酶、诱导型一氧化氮合酶的 mRNA 水平等，从而发挥抗炎作用。

（四）评价指标的建立与临床应用

第一，常用疗效评价指标包括症状学评价、内镜学评价、病理学评价、实验室检查评价、生存质量评价、临床疗效评价指数、影像学评价等多个方面。最近几年在实验室检查评价、影像学评价等方面取得了较多进展。

第二，实验室检查评价主要包括 C 反应蛋白、血沉、血红蛋白、粪便常规、粪钙卫蛋白、粪乳铁蛋白等。粪钙卫蛋白是中性粒细胞来源的钙结合蛋白。国外研究发现，UC 患者粪钙卫蛋白可以反映病理学炎症活动性高低，粪钙卫蛋白正常的患者，其病变黏膜趋于愈合状态[82]。国内研究发现钙卫蛋白检测在 IBD 与 IBS 的鉴别诊断中具有显著意义，且钙卫蛋白以 68.76 μg/g 作为诊断临界值时，鉴别诊断 IBD 和肠易激综合征（irritable bowel syndrome，IBS）的敏感性为 84.0%，特异性为 88.89%[83]。粪乳铁蛋白是中性粒细胞内的铁结合糖蛋白，多项研究发现粪乳铁蛋白在评估 IBD 疾病活动性中具有重要价值，与疾病活动指数、内镜和组织下疾病活动性相关[84]。

第三，生存质量评价。随着医学模式和医学理念的转变，对疾病的疗效评价已从片面单纯地追求实验室指标的好转，转变到重视对患者整体生活质量提高的综合评价。欧洲第二次溃疡性结肠炎诊断和治疗的循证共识推荐采用 Gordon 编制的炎症性肠病的评价量表（inflammatory bowel disease questionnaire，IBDQ）进行生存质量分析。该量表包括 32 个定性和半定量的问题，测量 IBD 患者生活的四个方面：肠道症状、全身症状、情感能力和社会能力。每个问题均设有从一到七不同程度的答案（即七个级别）。分值越高，代表生存质量越好。IBDQ 的准确性、可信度和反应度良好。国内郑氏等[85]运用中国版 IBDQ 对 UC 患者的健康相关生存质量（health-related quality of life，HRQOL）进行评估。结果显示，中度 UC 患者比轻度 UC 患者的 IBDQ 评分更高，IBDQ 评分与 Mayo 评分呈负相关，研究还发现女性患者比男性患者的评分更低。可见对于中国 UC 患者来说，疾病活动度和性别是影响 UC 患者 HRQOL 的重要因素。

第四，影像学评价。影像学检查在 IBD 的诊断及评估中，占据着举足轻重的地位。目前 IBD 常用的影像学检查方法有腹部超声、小肠造影、CT/MRI、小肠造影/灌肠等。欧洲第二次溃疡性结肠炎诊断和治疗的循证共识推荐了一系列的影像学评价方法：包括腹部超声、虚拟结肠成像等。近年来分子影像学发展迅速。PET-CT 作为其中一种检查方法，得到了国内外多位学者的重视。Wang 等[86]构建了以 P- 选择素和 E- 选择素为靶向的超声微泡，并用 FDG-PET/CT 在结肠炎症小鼠中做了比较。结果表明炎性病灶超声信号的强度与病灶组织对 FDG 摄取量高度相关，提示超声微泡技术能够与 FDG-PET/CT 成像相匹配。国内严氏[87]等将 PET-CT 用于 CD 的诊断和鉴别，取得了良好的效果，特别是与淋巴瘤鉴别方面发挥了重要作用。但该检查费用高昂，国内还缺乏相关大规模研究，还需进一步评价其作用。

三、我国发展趋势与对策

（一）中医治疗方法溶入综合诊疗模式

随着对 IBD 的认识越来越深入、诊断方法的日新月异，以及治疗方案的不断更新，炎症性肠病的诊断、治疗和随访需要多个学科联合会诊，动态评估，个体化制定诊疗方案，MDT 逐渐成为 IBD 主流的诊疗模式，我国以 IBD 为重点病种的医院多采用 MDT 模式进行 IBD 诊疗，但涉及学科都为西医学科，均缺少中医学科及中医治疗方法的参与。另一方面，我国的西医 IBD 诊疗共识意见均未将中医药治疗列为治疗方法之一，说明中医药治疗获得医学界的广泛认同仍将有很长的路要走。实际上，中医药的治疗有较高的临床缓解率、毒副作用小的特色和优势，已广泛应用于临床，受到患者的欢迎。根据临床报道，锡类散和美沙拉嗪或糖皮质激素灌肠的中西医结合联合用药模式在国内广为采用。但因为口服中医方药复杂多变，方法可操作性有待提高；物质基础研究不够深入，缺乏疗效确切的中药新药；RCT 研究数量较少，缺少易被接受的循证医学证据等原因，采用口服中药或中西医结合治疗的诊疗模式大多局限于中医医院，缺乏和其他学科的交流和融合。

目前现代医学对炎症性肠病的病因尚未完全明确，亦无远期疗效肯定的治疗方案，且本病病程缠绵，复发率高，与结肠癌关系明确。中医学从整体出发，强调因人、因时、因地进行个体化辨证，精准治疗，对轻中度患者具有比较满意的疗效和卫生经济学优势。随着中西医结合对本病研究的逐渐深入，进一步明确中西医结合治疗的适宜病症和能够提高疗效的治疗方案，选择中西医结合治疗切入的时机，在多学科诊疗模式的基础上，加强中医学科的融入，如把中医辨证与现代医学微观病理变化规律有机结合起来，统一证型和疗效标准；筛选重复性强的方药，研制出高效、安全、使用方便的中药新药；通过大样本、多中心的循证医学研究，收集高质量的临床证据，提出具体有效的治疗措施，制定可被广泛推广应用的中西医结合临床实践指南，充分发挥中西医结合治疗优势，以提高临床疗效，改变患者的临床结局。

（二）分子靶向调控助力中药新药研发

IBD 的发病本质上是多因素叠加导致机制免疫调控网络失衡，炎症的持续存在损伤消化道的黏膜屏障。随着对 IBD 发病机制、治疗靶点的不断深入，中药发挥疗效的物质基础和作用机制正在逐步地被揭示，如黄连、黄柏、白头翁等清热化湿解毒药，有较广的抗菌谱，对多种病菌有较显著的抑制作用，有解热、镇静、镇痛、抗炎、抗溃疡等作用，还可抑制肠管蠕动，显著改善炎症早期的毛细血管通透性和渗出水肿；活血化瘀药具有改善血液循环、改善血液高凝状态，抑制黏膜异型增生与组织纤维化及镇静、止痛、改善肠道运动等作用，有利于溃疡的修复与消除，改变机体免疫反应等多种效应。苦参的主要成分氧化苦参碱有细胞毒性作用和抗炎免疫调节功能，可以抑制 NF-κB 的活性和下调 NF-κB 的表达。姜黄素可以通过调节细胞因子释放，抑制 NF-κB 信号通路，激活过氧化物酶增殖剂激活受体表达及下调环氧化酶 -2、诱导型一氧化氮合成酶活性等途径阻断多种炎症因子的转录，发挥抗炎作用。治疗靶点和作用机制研究的发展将为中医药多组分、多层次、多靶点的网络调控机制提供清晰的研究思路和方法。

运用高新技术手段探讨方剂作用的物质基础和作用机制是中药新药研究的发展趋势。对于以中医药理论指导组成的复方制剂，单独从某一方面的药效学指标研究，难以从整体上反映处方的疗效和机制。应当充分利用分子靶向网络调控和中药药理药效的研究成果，进行多方面的药理活性及作用靶点的观察，结合传统中医药理论进行分析、整合、比较，确立功能主治，优化处方组成，明确中药发挥调控作用的物质结构，以及有效成分的作用靶点和协同发挥网络调控的内在机制，从而研发出组方合理、成分和机制明确、疗效突出、体现中医药特色的中药新药。

（三）临床医疗需求推动中医创新发展

近年来随着生活方式和饮食结构的改变以及对本病认识水平的提高，我国报道的 IBD 病例明显增多。虽然新的治疗方法和药物层出不穷，但目前 IBD 仍属于难治性疾病，只能控制疾病的进展，缓解患者的症状，提高生活质量。为了解决发病率高、缓解困难、反复发作等临床实际问题，中医药必须以临床疗效为出发点不断发展创新。

第一，中医理论的创新。目前中医治疗本病的理论和方药多源于传统"痢疾"的治疗经验，有一定的局限性，应该认识到 IBD 和感染导致的肠病在发病机制和治疗上的差异，进行总结和创新，借助中西医结合的思路和方法，深入探讨中医病机认识和现代发病分子机制的内在联系，如湿热与炎症的关系和相关指标，脾虚、肾虚与免疫稳态的关系和调控机制，瘀热与凝血异常、微血管和肠黏膜屏障损伤，肝脾失调与炎症—胃肠神经系统—脑肠肽等调控通路的联系，在丰富和发展中医药理论的同时，应争取在中医药科学内涵相关问题上取得突破，从而指导临床，提高疗效。

第二，治疗模式的创新。中西医各自拥有独特理论体系，观察角度、思维方式和对疾病诊治模式有所不同。中医以整体观念为中心，注重个体差异，强调辨证论治，治疗手段和处方随着证候的不同处于不断调整之中，从而达到最佳疗效。西医倾向寻找病因，以病论治，注重患病群体的共性，治疗手段和处方变化相对较小，治疗强调规范化。临床上，应取两者所长，如运用西药时，参照中药的用药模式，合理调整治疗方案，运用中药时，参照西医对疾病的认识，如分级、分期及客观化评价指标，指导中医药辨证施治，形成具有我国特色的中西医结合诊疗模式，为 IBD 患者提供更好的治疗方法。

第三，疗效评价方法创新。明确中西医结合治疗的目标人群，引入规范的疗效评价指标，如深度缓解、内镜应答、内镜缓解、临床有效、临床缓解等。在突出中医证候疗效评价的基础上，注意应用理化检查等客观指标，如结肠镜检查 Baron 评分、病理 Geboes 指数、Mayo 评分、粪钙卫蛋白、C 反应蛋白、血沉等，同时采用 IBDQ 炎症性肠病的评价量表评估患者治疗前后的生存质量变化，客观、全面的评价中西医结合治疗疗效。此外，还应根据不同的试验目的和治疗目标，重点评价某些指标。如活动期应主要观察缓解率，缓解期应主要观察复发率。如观察复发情况，可分别观察内科治疗和手术治疗患者的复发率等。建立客观性和可操作性强的疗效评价方法，有助于体现中西医结合疗效优势，更好地为临床服务。

—— 参考文献 ——

［1］ 朱水津，江石湖，马天乐，等. 766 例 IBD 住院患者的人口资料分析［J］. 胃肠病学，2013，18（7）：425–427.

［2］ 卢加杰，高峰，刘兴，等. 998 例维吾尔族及汉族溃疡性结肠炎的人口特征分析［J］. 国际消化病杂志，2014，34（5）：341–350.

［3］ 杨荣萍，高翔，何瑶，等. 中国南方地区克罗恩病蒙特利尔分型特征分析［J］. 胃肠病学和肝病学杂志，2014，23（1）：70–74.

［4］ 吕永慧，丛龙玲. 溃疡性结肠炎中医证型分布研究［J］. 中国中西医结合杂志，2012，32（4）：450–454.

［5］ 刘大铭，王新月，孙慧怡. 60 例活动期溃疡性结肠炎血清 IL–8 水平及与大肠湿热证相关性分析［J］. 北京中医药大学学报，2012，35（4）：278–280.

［6］ 贾育新，刘喜平，吴建军. 溃疡性结肠炎大鼠模型 TLR2 表达与中医证候相关性研究［J］. 北京中医药大学学报，2009，32（7）：432–464.

［7］ 王臻楠，沈谦，史秀峰. 溃疡性结肠炎中医证型与凝血指标关系的临床研究［J］. 上海中医药杂志，2010，44（5）：33–34.

［8］ 吴健，王新月，孙慧怡. 137 例活动期溃疡性结肠炎患者中医证型与肠黏膜象关系的研究［J］. 中国中西医结合杂志，2012，32（4）：445–449.

［9］ 张雯. 溃疡性结肠炎肺功能损伤特点与中医证候相关性研究. 北京：北京中医药大学，2011–05–01.

［10］ 许振. 溃疡性结肠炎的中医体质类型与中医证型关系的初步研究. 南京：南京中医药大学，2012–04–10.

［11］ 王子恺，杨云生，孙刚，等. 肠道微生物群落与炎症性肠病关系研究进展［J］. 中国微生态学杂志，2013，25（11）：1360–1363.

［12］ Qin J，Li R，Raes J，et al. A human gut microbial gene catalogue established by metagenomic sequencing［J］. Nature，2010，464（7285）：59–65.

［13］ 崔伯塔，王敏，季国忠，等. 粪菌移植：公元 4 世纪至 2013 年［J］. 世界华人消化杂志，2013，21（30）：3222–3229.

［14］ 刘占举. 炎症性肠病发病机制新进展［J］. 内科理论与实践，2013，8（1）：5–8.

［15］ 刘占举，吴维，邱骅婧，等. 肠黏膜组织内免疫系统调节异常参与炎症性肠病的发生［J］. 世界华人消化杂志，2013，21（7）：567–602.

［16］ 沈洪. 溃疡性结肠炎—中西医的过去、现在与未来［M］. 南京：东南大学出版社，2012.

［17］ 朱磊，沈洪，顾培青，郑凯. 沈洪教授治疗溃疡性结肠炎的经验探析［J］. 中华中医药杂志，2015，30（7）：2381–2383.

［18］ 沈洪，张声生，王垂杰，等. 中药分期序贯治疗轻中度溃疡性结肠炎临床观察［J］. 中华中医药杂志，2012，27（7）：1788–1791.

［19］王新月，孙慧怡. 基于肺与大肠相表里理论探讨从肺论治溃疡性结肠炎［J］. 北京中医药大学学报，2011，34（3）：153-155.

［20］孙慧怡，王新月，吴健. 溃疡性结肠炎肺功能损害和肺与大肠的表里关联性［J］. 中国中西医结合杂志，2011，31（5）：591-594.

［21］王新月，闫昕. 溃疡性结肠炎的发病特点与"毒损肠络"病机学说［J］. 中国中西医结合杂志，2013，33（3）：410-414.

［22］戴彦成，张亚利，张仁岭，等. 基于传统文化"和"的思想防治溃疡性结肠炎理论与实践的探讨［J］. 中华中医药学刊，2015，33（11）：2611-2613.

［23］中国中西医结合学会消化系统疾病专业委员会. 溃疡性结肠炎中西医结合诊疗共识［J］. 中国中西医结合杂志，2010，18（6）：416-419.

［24］中国中西医结合学会消化系统疾病专业委员会. 溃疡性结肠炎中西医结合诊治方案（草案）［J］. 中国中西医结合杂志，2004，24（11）：1052-1055.

［25］中华医学会消化病学分会炎症性肠病学组. 英夫利昔治疗克罗恩病的推荐方案（2011年）［J］. 中华消化杂志，2011，31（12）：822-824.

［26］中华医学会消化病学分会炎症性肠病学组. 炎症性肠病诊断与治疗的共识意见（2012年·广州）［J］. 中华内科杂志，2012，51（10）：818-831.

［27］李玥，钱家鸣. 炎症性肠病的"2012年共识意见"解读以及其他问题［J］. 中国医院用药评价与分析，2014，14（1）：2-3.

［28］中华医学会消化病学分会炎症性肠病学组. 炎症性肠病营养支持治疗专家共识（2013·深圳）［J］. 胃肠病学，2015，20（2）：97-105.

［29］中国炎性肠病临床研究协作组. 炎性肠病术后并发症危险因素及预防的专家意见（2014·广州）［J］. 中华胃肠外科杂志，2015，18（4）：388-394.

［30］中华医学会病理学分会消化病理学组筹备组，中华医学会消化病学分会炎症性肠病学组. 中国炎症性肠病组织病理诊断共识意见［J］. 中华病理学杂志，2014，43（4）：268-274.

［31］张声生，李乾构，沈洪，等. 溃疡性结肠炎中医诊疗共识（2009）［J］. 中国中西医结合杂志.2010，05：527-532.

［32］陈白莉，陈瑜君，高翔，等. 235例炎症性肠病患者首次接受糖皮质激素治疗的临床疗效分析［J］. 胃肠病学和肝病学杂志，2013，22（1）：66-70.

［33］裴强伟，韩涛，宋小莉. 中医方药口服治疗溃疡性结肠炎随机对照试验的系统评价［J］. 中药药理与临床，2013，29（4）：157-160.

［34］朱向刚，周滔，陈誩. 中药保留灌肠治疗溃疡性结肠炎疗效的系统评价［J］. 中国中西医结合消化杂志，2012，20（1）：35-37.

［35］黄绍刚，张海燕，黄穗平. 中药保留灌肠治疗溃疡性结肠炎的Meta分析［J］. 辽宁中医杂志，2010，37（8）：1433-1435.

［36］王德华，罗永岚，李畅. 艾灸治疗溃疡性结肠炎疗效的Meta分析［J］. 辽宁中医杂志，2011，38（11）：2247-2248.

［37］沈洪，张声生，王垂杰，等. 中药分期序贯治疗轻中度溃疡性结肠炎临床观察［J］. 中华中医药杂志，2012，27（7）：1788-1791.

［38］沈洪，张声生，王垂杰，等. 中药分期序贯治疗轻中度溃疡性结肠炎111例疗效观察［J］. 中医杂志，2011，52（13）：1108-1111.

［39］全战旗，杨波，童新元，等. 复方苦参结肠溶胶囊治疗湿热内蕴型溃疡性结肠炎多中心、随机、双盲、对照研究［J］. 中国中西医结合杂志，2011，31（2）：172-176.

［40］张海燕，黄穗平，黄绍刚，等. 中西医结合临床路径在溃疡性结肠炎住院患者中的应用与评价［J］. 时珍国医国药，2013，24（12）：3004-3006.

［41］刘智群，沈洪，朱萱萱，等. 清肠化湿方对 TNBS 诱导大鼠 UC 模型紧密连接蛋白的影响［J］. 辽宁中医杂志，2012，39（8）：1617–1619.

［42］江学良. 非清髓脐带血干细胞治疗激素抵抗型溃疡性结肠炎［J］. 中华消化内镜杂志，2010，27（8）：423–425.

［43］朱磊，沈洪，顾培青，等. 健脾补肾方促进 BMSCs 增殖治疗溃疡性结肠炎的实验研究［J］. 南京中医药大学学报，2015，31（6）：560–563.

［44］谷静，沈洪，刘军楼，等. 清肠化湿方对小鼠骨髓来源树突状细胞生物学特性的影响［J］. 中国实验方剂学杂志，2013，19（13）：200–204.

［45］王翠云，陈继红，夏斌，等. 结肠宁保留灌肠治疗溃疡性结肠炎的疗效评价［J］. 现代中西医结合杂志，2011，20（16）：1962–1963.

［46］吴华君，陈哉考. 固肠止泻丸联合维柳芬对溃疡性结肠炎患者血清 IL–2、IL–8 的影响及疗效观察［J］. 辽宁中医杂志，2014，41（3）：462–464.

［47］P.J. Basso1，M.T.C. Fonseca，G. Bonfa，et al. Association among genetic predisposition，gut microbiota，and host immune response in the etiopathogenesis of inflammatory bowel disease［J］. Brazilian Journal of Medical and Biological Research，2014，47（9）：727–737.

［48］Furusawa Y，Obata Y，Fukuda S，et al. Commensal microbe–derived butyrate induces the differentiation of colonic regulatory T cells［J］. Nature，2013，504（7480）：446–450.

［49］S.Oliva，G. Di Nardo，F. Ferrari，et al.Randomised clinical trial：the effectiveness of Lactobacillus reuteri ATCC 55730 rectal enema in children with active distal ulcerative colitis［J］. Aliment Pharmacol Ther，2012，35（3）：327–334.

［50］梁金花，郑科文，金大伟. 黄芪多糖对溃疡性结肠炎大鼠肠道菌群调节作用的研究［J］. 中国中医药科技，2012，19（4）：331–332.

［51］罗振立，白引苗，王茉琳，等. 中药 0708 对溃疡性结肠炎大鼠肠道菌群失调及免疫功能低下的调整作用［J］. 山西医药杂志，2014，43（14）：1627–1629.

［52］白爱平，欧阳钦. 益生菌治疗炎症性肠病的机制［J］. 胃肠病学，2005，10（3）：240–242.

［53］靳志敏，张宏博，刘夏炜，等. 不同剂量植物乳杆菌对小鼠肠道菌群的影响［J］. 食品工业科技，2014，24（3）：342.

［54］D'Haens G，Sandborn WJ，Feagan BG，et al.A review of activity indices and efficacy end points for clinical trials of medical therapy in adults with ulcerative colitis［J］. Gastroenterology，2007，132（2）：763–786.

［55］Bouguen G，Levesque BG，Feagan BG，et al.Treat to target：a proposed new paradigm for the management of Crohn's disease［J］. Clin Gastroenterol Hepatol，2015，13（6）：1042–50.

［56］范如英，盛剑秋，陆晓娟，等. 英夫利西单抗对炎症性肠病的疗效及安全性分析［J］. 胃肠病学和肝病学杂志，2013，22（9）：898–900.

［57］Dai C，Liu WX，Jiang M，et al.Mucosal healing did not predict sustained clinical remission in patients with IBD after discontinuation of one–year infliximab therapy［J］. PLoS One，2014，9（10）：e110797.

［58］Wang MC，Zhang LY，Han W，et al. PRISMA—efficacy and safety of vedolizumab for inflammatory bowel diseases［J］. Medicine（Baltimore），2014，93（28）：e326.

［59］Lin L，Liu X，Wang D，et al.Efficacy and safety of antiintegrin antibody for inflammatory bowel disease：a systematic review and meta–analysis［J］. Medicine（Baltimore），2015，94（10）：e556.

［60］European Crohn's and Colitis Organization.J Crohns Colitis.The second European evidenced–based consensus on reproduction and pregnancy in inflammatory bowel disease［J］. 2015，9（2）：107–24.

［61］Selinger CP，Eaden J，Selby W，et al. Patients' knowledge of pregnancy–related issues in inflammatory bowel disease and validation of a novel assessment tool［J］. Aliment Pharmacol Ther.2012，36（1）：57–63.

［62］Lu Ban，Laila Jal Tata，Linda Fiaschi，et al.Limited risks of major congenital anomalies in children of mothers with

IBD and effects of medications［J］. Gastroenterology，2014，146（1）：76–84.

［63］Ujihara M，Ando T，Ishiguro K，et al.Importance of appropriate pharmaceutical management in pregnant women with ulcerative colitis［J］. BMC Res Notes，2013，25（6）：210.

［64］Dale Lee，Lindsey Albenberg，Charlene Comphe，et al. Diet in the pathogenesis and treatment of inflammatory bowel diseases［J］. Gastroenterology，2015，148（6）：1087–1106.

［65］许平平，任黎，许剑民.炎症性肠病外科治疗理念的变化［J］.中华普通外科学文献［J］.2015，9（5）：340–343.

［66］李楠，苏丽，张萌.肠外肠内高营养治疗溃疡性结肠炎112例的疗效［J］.胃肠病学和肝病学杂志，2014，12（5）：80–85.

［67］Lazebnik.Transplantation of allogenic mesenchymal stem cell is a new way of biological therapy of Crohn's disease［J］. Journal of Crohn's and Colitis，2010（4）：s99.

［68］Yokoyama Y，Matsuoka K，Kobayashi T，et al.A large–scale，prospective，observational study of leukocytapheresis for ulcerative colitis：treatment outcomes of 847 patients in clinical practice［J］. J Crohns Colitis，2014，8（9）：981–91.

［69］江学良，孙自勤，权启镇，等.非清髓脐带血干细胞治疗激素抵抗型溃疡性结肠炎［J］.中华消化杂志，2009，29（12）：820.

［70］Rahul Kalla，Nicholas T Ventham，Jack Satsangi，et al. Crohn's disease［J］. BMJ，2014，349（g6670）：27–31.

［71］李雪娇，彭南海，黄迎春，等.炎症性肠病病人焦虑抑郁状况及与生活质量的相关性研究［J］.护理研究，2015，9（29）：3364–3367.

［72］陈凌华，黄雪竹，赵慧，等.炎症性肠病患者生活质量与焦虑抑郁的相关性［J］.世界华人消化杂志，2015，23（24）：3945–3949.

［73］许梦雀，曹海龙，曹晓，等.粪菌移植治疗溃疡性结肠炎汇总分析［J］.中国实用内科杂志，2015，35（9）：790–791.

［74］Brian Bressler，John K. Marshall，Charles N. Bernstein，et al. Clinical practice guidelines for the medical management of nonhospitalized ulcerative colitis：The Toronto consensus［J］. Gastroenterology，2015，148（5）：1035–1058.

［75］Calvet X，Pan é s J，Alfaro N，et al.Delphi consensus statement：quality.indicators for inflammatory bowel disease comprehensive care units［J］. JCC，2014，8（3）：240–251.

［76］Ghosh S，D'Haens G，Feagan BG，et al. What do changes in inflammatory bowel disease management mean for our patients［J］. JCC，2012，6（2）：243–249.

［77］欧阳钦，彭清海，张萍.炎症性肠病多学科协作诊治团队的建设与发展［J］.内科急危重症杂志，2015，21（1）：1–3.

［78］Bernstein CN，Fried M，Krabshuis JH，et al.World Gastroenteroloy Organization Practice Guidelines for the diagnosi and management of IBD in 2010［J］. In flamm Bowel Dis，2010，16（1）：112–124.

［79］崔德军，黄国美，刘哲，等.锡类散治疗溃疡性结肠炎的系统评价［J］.中国全科医学，2012，15（11A）：3631–3633.

［80］Ng SC，Lam YT，Tsoi KK，et al.Aliment Pharmacol Ther.Systematic review：the efficacy of herbal therapy in inflammatory bowel disease.2013，38（8）：854–63.

［81］Qiuping Li，Wenwen Zhai，Qiaoli Jiang，et al.Curcumin–piperine mixtures in self–microemulsifying drug delivery system for ulcerative colitis therapy［J］. International Journal of Pharmaceutics，2015，490（1–2）：22–31.

［82］James D. Lewis.The Utility of Biomarkers in the Diagnosis and Therapy of Inflammatory Bowel Disease. Gastroenterology［J］. 2011，140（6）：1817–1826.

［83］杨晓鸥，钱家鸣，杨红.粪便钙卫蛋白对炎症性肠病和肠易激综合征的鉴别诊断价值研究［J］.临床消

化病杂志，2011，23（5）：259-262.

［84］ Stragier E，Van Assche G.The use of fecal calprotectin and lactoferrin in patients with IBD［J］. Acta Gastroenterol Belg，2013，76（3）：322-8.

［85］ Kai Zheng，Shengsheng Zhang，Chuijie Wang，et al.Health-related quality of life in Chinese patients with mild and moderately active ulcerative colitis［J］. PLoS One，2015，10（4）：e0124211.

［86］ Wang H，Machtaler S，Bettinger T，et al. Molecular imaging of inflammation in inflammatory bowel disease with a clinically translatable dual-selectin-targeted US contrast agent：comparison with FDG PET/CT in a mouse model［J］. Radiology，2013，267（3）：818-829.

［87］ 严雪敏，朱朝晖，孙钢，等. PET/CT 在诊断克罗恩病中的应用［J］. 基础医学与临床.2014，34（6）：840-843.

撰稿人：沈　洪　张　露　邢　敬

慢性非特异性炎症与胃癌前病变

胃癌前病变（Precancerous lesions of gastric cancer，PLGC）是从正常胃黏膜向胃癌转化过程中的一个重要阶段，包括肠上皮化生（Intestinal metaplasia，IM）和异型增生（Dysplasia，Dys），多伴存于慢性萎缩性胃炎，是当前中西医防治胃癌尤其肠型胃腺癌的热点和难点。目前普通认可以幽门螺杆菌感染（Helicobacter pylori，Hp）为主的多种致病因素引起的胃黏膜慢性炎症与 PLGC 发生、发展及向胃癌恶性转化密切相关，国内外学者围绕胃黏膜"炎－癌"转化及 PLGC 中西医干预开展了大量研究。本报告就胃黏膜非特异性炎症的概念，PLGC 概念和认识，炎症与 PLGC 相关性，炎癌转化分子生物学机制，现代医学治疗方法包括 Hp 根除、COX-2 抑制剂、免疫治疗的疗效，中医药治疗的现状和存在问题，国内外研究进展比较等方面进行总结和述评，同时提出发展趋势和展望，希望对 PLGC 临床治疗及科学研究提供有益的参考。

一、研究进展

（一）慢性非特异性炎症与胃癌前病变认识的演变

1. 慢性非特异性炎症概念和范畴

慢性非特异性炎症（Chronic nonspecific inflammation，CNI）是指持续时间长且反复发作、找不到明确感染源的炎症。早在 1863 年，德国病理学家 Rudolf Virchow 就提出肿瘤起源于慢性炎症这一假说，21 世纪初，炎症与肿瘤的关系又重新引起研究者们的关注。研究发现由细菌、病毒等引起感染和炎症反应导致的肿瘤约占人类肿瘤的 25%，如乙型病毒性肝炎与肝癌、Hp 感染与胃癌等，一些非感染性慢性炎症同样可增加肿瘤发生风险，如反流性食管炎与食管癌、慢性胃炎与胃癌等。炎症是胃癌发生的启动因素，同时也参与癌变进程中的每个环节。

2.胃癌前病变概念和范畴

世界卫生组织（WHO）将癌前期病变称为癌的前兆变化，其又分为癌前病变和癌前疾病。癌前疾病是一个临床概念，指一些发生癌变危险性增加的临床疾病，胃癌前疾病包括慢性萎缩性胃炎、胃溃疡、胃息肉、残胃炎等。癌前病变是一个病理组织学概念，是指具有恶性转化可能性的病理改变。胃黏膜癌前病变主要包括二类病变，即肠化和异型增生，多伴存于慢性萎缩性胃炎，是从正常胃黏膜向胃癌转化过程中的一个重要阶段。胃黏膜肠化是否属于癌前病变目前尚有争论，而胃黏膜异型增生是国内外公认的癌前病变。

胃黏膜肠化系指胃黏膜内出现肠腺上皮，其形态、黏液特性、酶组织化学及超微结构等均与小肠或大肠类似。肠化是机体对内外环境各种有害因子刺激的适应性应答反应。不能视全部肠化为癌前病变，肠化既有癌变的倾向，又有向正常黏膜转化的趋势。小肠型肠化的胃黏膜是对早期炎症刺激的一种反应性改变，不完全结肠型主要与中、重度腺体萎缩有关，具有较高的癌变危险性，可能是一种癌前病变，在相当长一段时间受到重点关注。2006年及2012年中国慢性胃炎共识意见指出肠化亚型对预测胃癌发生危险性的价值仍有争议，更应重视肠化的范围，范围越广，程度越重，胃癌发生的危险性越高。近期研究提示胃体肠化者胃癌风险明显升高，可见肠化发生的部位也与胃癌发生风险相关。

国际上1975年首次使用异型增生表示与胃癌前状态相关的组织学改变，胃黏膜异型增生被认为是一种良性、具有恶性潜能的肿瘤性上皮内病变，主要表现为细胞异型、结构紊乱和分化异常。国际上有几个关于胃（肠道）上皮内瘤变（或异型增生）诊断和分类的共识会议，包括1998年的Padova分类、Vienna分类和2000年WHO分类。异型增生可看作上皮内瘤变的同义词，但前者侧重于形态学改变，后者更强调肿瘤演进的过程。异型增生通常分为轻、中、重三级。WHO工作小组将上皮内瘤变分为低级别和高级别二级。2002年修订的Vienna分类中将过去在诊断中最易出现分歧的重度异型增生、原位癌甚至可疑浸润性癌、黏膜内癌均明确地归于高级别（或高度）上皮内瘤变。高级别上皮内瘤变包括重度异型增生和原位癌，短期癌变风险高，镜下治疗或手术切除是推荐的首选方法，而低级别上皮内瘤变（即轻、中度异型增生）则是内科干预治疗的重点。萎缩胃炎是胃癌独立危险因素，更是上皮内瘤变发生的主要背景病变，肠化是萎缩性胃炎的晚期病变。对萎缩胃炎为背景的PLGC进行监测和化学干预治疗，阻止其发生癌变或使其逆转为正常，不失为胃癌二级预防的有效手段。

（二）胃黏膜非特异性炎症与 PLGC 的相关性

PLGC的发生因素和发病机制复杂，目前普遍认可其与胃癌一样是遗传因素和环境因素共同作用的结果。环境因素包括Hp感染、非甾体类抗炎药（Non-Steroid Anti-Inflammatory Drugs，NSAIDs）及胆汁损伤、高盐等饮食因素，以上因素长期作用或者相互作用均可造成胃黏膜炎症，包括活动性炎症和慢性炎症，并在PLGC发生发展中起到促发和推动作用。

1. 幽门螺旋杆菌感染

Hp 是全球范围内高感染率的致病菌。自 1983 年澳大利亚学者 Barry Marshall 和 Robin Warren 首次从人胃黏膜活检组织中分离出后，关于 Hp 感染与消化疾病的研究成为热点。普通人群 Hp 阳性率达 50%~80%，随着年龄的增长感染率增高，不同地区和人群有显著差异。1994 年国际癌症研究机构（IRAC）根据组织学方面的充分证据和流行病学调查将其列为胃癌的 I 类致癌原。Hp 在胃黏膜癌变过程中是一发病因素或触发因素，Hp 感染与胃黏膜萎缩、肠化及异型增生发生相关，Hp 感染率随黏膜病变的发展呈现上升趋势。Hp 阳性患者无论 PLGC 的发生率还是其严重程度，均显著高于 Hp 阴性患者。五年的随访研究发现 Hp 阳性者肠化发生率为 32.6%，Hp 阴性者为 12.0%，异型增生发生率为 19.6%，显著高于 Hp 阴性者（4.0%）。但也有学者认为 Hp 检出率随着黏膜萎缩和肠化的加重而降低，可能是因为 Hp 生存的局部微环境发生了变化，不利于细菌生长，从而使 Hp 难以定植或导致 Hp 死亡。这提示 Hp 在 PLGC 的进程中起先导作用，但随病变的进展致病作用逐渐弱化，对胃黏膜的损害发生在早期。

Hp 感染如何在 PLGC 发生发展中起作用尚未明了。可能与 Hp 致胃黏膜炎症，肠化代替了功能性壁细胞，Hp 含有较多的尿素酶，感染后胃内酸度下降，细菌生长，促使硝酸盐降价到亚硝酸盐乃至亚硝胺而致癌，胃内微生态发生变化而引起慢性胃炎、PLGC 等。Hp 主要是通过其毒力因子如空泡毒素相关蛋白 A（VacA）、细胞毒素相关蛋白（CagA）、脂多糖及感染后引起炎症和免疫反应等参与发病。Hp 本身及其代谢产物可做为生物刺激物引起基因活化及表达异常。Hp 感染可引起胃黏膜上皮细胞增殖与凋亡失衡，调控基因异常，上调诱导型一氧化氮合酶、环氧合酶、端粒酶相关基因等的表达，最终导致 PLGC 和胃癌。

2. 胃内其他细菌感染

未感染 Hp 的人群和小鼠也可以发生胃炎，提示 Hp 只是引起胃炎的微生物之一。近年来，随着高通量测序技术和宏基因组学方法的兴起，胃肠道微生态领域逐渐被关注，胃内其他菌群在胃癌中的作用逐渐被重视。人类胃内除 Hp 外还有很多其他细菌，目前已确认有一百多个亚类的细菌。一些非 Hp 菌群，包括产生亚硝基的菌群，能够将胃液中的亚硝基和含氮化合物转化成有潜在致癌作用的亚硝基化合物。胃内菌群可能产生的具有 DNA 损伤作用的活性氧和活性氮，从而促进了胃癌的发病。研究显示非 Hp 菌群及其产物可以作为持续的抗原刺激加剧 Hp 感染引起的炎症反应，Hp 和非 Hp 的混合感染协同促进萎缩性胃炎的发生。动物实验显示与始终无菌的小鼠相比，小鼠单独感染 Hp 加速了胃黏膜萎缩和癌变的进程，但与混合感染 Hp 和其他细菌的小鼠相比，单独感染 Hp 的小鼠胃炎程度较轻、肿瘤发生的时间较迟。胃内微生态的研究还处于起步阶段，上消化道菌群特征尤其是构成胃内微生态菌群的研究进展不明显，胃内其他菌群在 Hp 感染相关胃疾病中的作用尚不明确。阐明这一作用将为胃癌的诊断和治疗提供新的思路和希望。

3. 胆汁反流

胆汁反流是胃黏膜损伤的主要原因之一，含有胆汁酸的胃十二指肠反流引起的胃黏膜慢性炎症和继而发生的胃黏膜肠化是胃癌的高危因素之一。胆汁反流与肠化及异型增生的发生均呈正相关，且随时间的延长胃窦肠化及异型增生率逐渐增加。萎缩性胃炎患者空腹胃液胆汁酸浓度和亚硝酸盐含量明显高于非萎缩性胃炎者，肠化者胆汁反流程度显著重于无肠化者，有异型增生者的反流程度亦显著重于无异型增生者。幽门近端广泛肠化患者的空腹胃液 pH 值和总胆汁酸浓度明显比无肠化组高，胆汁反流指数 > 14 与贲门肠化独立相关。胆汁中含有大量胆酸、肠液、胰液，胆汁酸渗透、氢离子弥散、胰酶消化等影响破坏胃黏膜表面的黏液结构，抑制碳酸氢盐分泌，溶解上皮细胞，使胃黏膜通透性增加。胆汁反流可以促使胃酸分泌增加及胃蛋白酶活性增加，造成胃黏膜损伤。同时胆汁酸引起的胃内 pH 值升高，可造成细菌繁殖，使硝酸盐还原成亚硝酸盐，同时还使具有致癌、促癌作用的游离胆酸和次级胆酸生成增多。长期胆汁反流改变了胃黏膜的局部微环境，可能通过启动无颗粒细胞中 Cdx2 基因的表达，诱导胃黏膜肠化。

4. 非甾体类抗炎药

非甾体类抗炎药（Non-Steroid Anti-Inflammtory Drugs，NSAID）对胃肠黏膜损伤主要是破坏黏膜的防御因子，包括抑制环氧化酶活性，减少内源性前列腺素合成，从而导致黏膜 - 碳酸氢盐屏障功能减低。穿透胃黏膜上皮细胞膜，破坏黏膜屏障，产生直接损伤。抗血小板聚集，干扰凝血，干扰生长因子，减少内皮细胞增生、血管形成、肉芽组织生长，从而延缓黏膜修复。

5. 高盐等饮食因素

高盐饮食是 PLGC 发病的危险因素。长期高盐饮食和食用腌制食品可导致重度萎缩性胃炎发生，腌渍肉类与高盐饮食可增加肠化的发生风险。进食过快、过烫、过于粗糙及辛辣、吸烟、饮酒均可对胃黏膜造成直接的刺激和损伤，暴饮暴食、不规律进餐、夜间进餐等均可扰乱胃的正常节律、影响黏膜上皮的更新和修复，削弱黏膜屏障的保护功能，长期引起胃黏膜慢性炎症，并不断加重发展为 PLGC。

综上，PLGC 是复杂的多因素疾病，PLGC 发病因素研究由于人群不同往往存在较大差异，但既有宿主遗传因素，又有感染及环境因素的作用，环境因素与宿主因素有何关系，多种因素均作用于疾病发生的早期，单一因素不能解释全部过程，各种因素引起黏膜炎症的特点和机制，各种致炎因素的交互作用，非 Hp 因素的相关性及作用机制均需深入研究。

（三）"炎—癌"转化相关分子生物学机制研究

PLGC 发生发展有其复杂的分子生物学背景，胃黏膜炎症—PLGC—胃癌的演变是多因素、多阶段的过程。随着分子生物学技术的发展和应用，人们对 PLGC 发病机制的探讨已深入到分子基因水平。在胃黏膜慢性炎症（慢性胃炎）向 PLGC、胃癌进展和演变过程中有大量的炎性细胞因子参与。炎症细胞因子在 PLGC 中发挥重要而复杂的作用，了解细胞因子在 PLGC 组织中的表达及相关性，寻找炎症和 PLGC 的生物学联系、分析 PLGC 分子功能变化、筛选可能起关键作用的指标、并在组织蛋白水平探索其诊断标志物价值，为分子诊断和免疫治疗提供线索，为临床处理提供生物学依据。当前国内外研究关注的分子生物学指标如下：

1. COX-2

环氧化酶（Cyclooxygenase，COX）是前列腺素生物合成的限速酶，有 COX-1 和 COX-2 两种同工酶。研究表明 COX-2 不仅是启动炎症反应的关键酶，还与萎缩性胃炎、胃癌的发生、发展及预后相关。COX-2 在 PLGC 中呈高表达，且表达上调程度与胃黏膜病变程度有关。Hp 是诱导 COX-2 表达的重要因素，HP 感染胃黏膜中 COX-2mRNA 和蛋白表达明显增加，且与慢性炎症的程度相关。COX-2 对 Hp 相关性胃炎有免疫保护作用，使黏膜免于严重损伤，但可能也参与持续的炎症过程。Hp 感染可上调 PLGC 组织中 COX-2 的表达。

2. PGE2 和 EGF

内源性前列腺素 E2（Prostaglandin E2，PGE2）和表皮生长因子（Epidermal growth factor，EGF）是重要的胃黏膜保护因子。Hp 阳性患者 PGE2 水平低于阴性患者，随着内镜下炎症程度加重 PGE2 水平逐渐下降。Hp 阳性上皮内瘤变患者 EGF 水平高于阴性患者，且随着炎症程度的加重 EGF 水平逐渐上升。血清 EGF 和 PGE2 在合并 Hp 感染上皮内瘤变患者胃黏膜损伤中起一定作用。给予合成的 PGE2 能阻止 PLGC 的发生，并通过抑制 γ-干扰素产生完全逆转先前存在的胃黏膜损伤。

3. iNOS

诱导型一氧化氮合酶（Iducible NOS，iNOS）在 Hp 致病中起着重要作用，是胃癌发生的早期事件。Hp 直接或间接引起 iNOS 的表达与上调，通过多种途径参与慢性胃炎和胃癌的病变演进。

4. 白介素

炎性环境中炎性因子白细胞介素（Interleukins，ILs）日益引起人们的关注。ILs 通过免疫细胞传递信息，参与机体免疫应答和病理过程。

IL-1β 主要由巨噬细胞合成，可参与免疫应答、炎症反应等。目前国内外关于 IL-1β 基因多态性与 PLGC 关系研究较少，且结果不一致。Hp 感染的中国人中 IL-1β 与肠化风险增加相关，在轻度异型增生 IL-1β 的 mRNA 水平显著增高。而在爱尔兰人群中却未发现 IL-1β 基因多态性与萎缩性胃炎或肠化的风险增加有关。研究表明 IL-1β 通过 NF-κB 通路促进胃黏膜细胞 CDX2 mRNA 及蛋白表达增加，在肠化中有重要的作用。动物实验表明即使无 Hp 感染，胃黏膜特异性表达人类 IL-1β 的转基因鼠会出现明显的胃异型增生及胃炎伴炎性细胞浸润。而在高表达的转基因小鼠中，70% 以上小鼠会出现严重的胃黏膜增生、慢性炎症、萎缩、化生及异型增生。应用 IL-1 受体拮抗剂可显著阻止胃部炎症的发展及其他组织学改变。

IL-8 趋化并激活中性粒细胞，促进中性粒细胞的溶酶体活性和吞噬作用。IL-8 基因多态性与 PLGC 有关。中国山东胃癌高发区 IL-8-251AT 基因型患者或 IL-8-251A 等位基因携带者肠化风险增加。Hp 阳性的 IL-8-251A 等位基因携带者严重萎缩性胃炎及肠化风险明显增加。IL-8 可通过活化的信号转导及转录因子三（STAT3）途径，使 Hp 相关慢性胃炎向肠化转变。

IL-11 可调节炎症反应、血管生成及在肿瘤进展情况下的细胞程序性死亡。虽然 IL-11 在 PLGC 中的变化是有一些争议，但关于 IL-11 的对胃黏膜的增殖作用已得到广泛认可。在野生型鼠应用外源性 IL-11 会导致胃底黏膜壁细胞及主细胞丢失、增生、黏液细胞化生及炎症。IL-11 干预大鼠会引起胃窦及胃底的癌前病变性改变。Hp 感染突变型鼠发生胃腺癌可遵循以下顺序：增生—异型增生—胃癌。出现轻度异型增生的突变型鼠胃组织 IL-11mRNA 水平显著增高。IL-11 可能通过 STAT3 途径促进 PLGC。

5. IFN-γ

干扰素 -γ（Interferon-γ，IFN-γ）由活化 T 细胞和 NK 细胞产生，主要生物学活性为免疫调节作用。目前关于 IFN-γ 在 PLGC 中作用的研究不断增多，但未见关于其基因多态性在 PLGC 中的报道。研究表明 IFN-γ 及 Hp 感染可下调性别决定区 Y 框蛋白 2（Sex-determiningregion Y-box 2，Sox2），从而增加 Cdx2 表达，最终可能导致肠化。IFN-γ 水平是与胃慢性炎症、萎缩及上皮增生显著相关，而与化生的表现关联不大。Hp 诱导的 PLGC 是依赖 IFN-γ 产生的，PLGC 的组织学改善是与 IFN-γ 降低有关。IFN-γ 在 PLGC 中的具体作用途径尚不明确。

6. TNF-α

肿瘤坏死因子（Tumor Necrosis Factor α，TNF-α）可参与炎症反应及免疫应答等。TNF-α 在正常胃组织中无表达，而在慢性胃炎、肠化及异型增生中表达率达 81%、100% 及 100%，表明从正常组织至异型增生中 TNF-α 表达水平是稳步增加的。也有研究发现在肠化中表达水平最高，在胃癌中又下降。TNF-α 可能通过 NF-kB 途径促进 PLGC 的发生。

7. MG7-Ag

MG7 抗原（MG7-Ag）是一种胃癌相关抗原。MG7-Ag 在正常胃黏膜中不表达，在浅表性胃炎中 MG7-Ag 表达阳性细胞数较少，着色较浅，综合评分多在 3 分以下；在萎缩性胃炎、异型增生织中 MG7-Ag 着色面积大，着色强，综合评分多在 4 分以上。由浅表性胃炎进展至萎缩性胃炎或异型增生再进展至胃癌，MG7-Ag 表达率依次上升，血清与组织学一致。临床有望将 MG7-Ag 作为 PLGC 随访、癌变风险预测以及早期诊断胃癌的预警标志物。

8. TFF3

肠三叶因子 3（Trefoil factor 3，TFF3）是近年来发现的对胃肠道黏膜具有重要保护和修复作用的新型生长因子类多肽物质。在浅表胃炎、肠化、异型增生、胃癌中表达阳性率分别为 50.0%，53.3%，60.0%，65.0%，随着病变程度的加重呈逐渐增加趋势。PLGC 中 TFF3 表达与 Hp 感染有关，Hp（+）胃黏膜组织表达高于 Hp（–）者。

9. CDX2

目前国内外研究普遍关注尾侧型同源转录因子 –2（Caudal type homeobox transcription factor–2，CDX2），CDX2 为肠特异性转录因子，对调节肠道上皮细胞的增殖、分化及肠表型的维持起关键作用。CDX2 基因在正常胃黏膜及浅表性胃炎中不表达，而在萎缩性胃炎中随着肠道特异性细胞的出现表达增强，在肠化的初始阶段表达量异常增高，随着继续向癌变发展 CDX2 表达降低或消失，在最终形成的肠型胃癌中表达再次出现异常。有关 CDX2 在不同肠化亚型中的表达差异的研究较少，结果也有争议。CdX2 基因的表达是肠化的原因还是结果尚不能明确，多数研究支持 CdX2 基因表达是肠化的原因。CDX2 蛋白在胃黏膜中的异位表达是发生胃肠化的重要起始事件，是胃癌进展过程中的一个特异标志物，在胃癌中可能扮演抑癌基因的角色。

综上，目前有关 PLGC 分子免疫机制的研究受到国内外学者的广泛关注，研究数量日趋增多，但相关研究结果不一致，这与研究人群、标本来源、检测方法以及各分子指标阳性表达的标准等方面的差异有关，研究样本量普遍偏小，研究结论还不具有普遍性，各分子指标具体机制及相互作用有待进一步研究。今后研究寻找 PLGC 关系密切的多种炎细胞因子、指标联合监测、细胞因子在 PLGC 中的具体作用机制方面进行深入工作，为临床诊断和疗效评价提供特异指标，为 PLGC 的治疗靶点的选择提供参考。

（四）PLGC 内科干预研究进展

1. 现代医学干预研究

现代医学处理 PLGC 的主要策略是定期胃镜病理随访监测和根除 Hp，其他包括选择性 COX–2 抑制剂、补充抗氧化维生素等，也有部分学者在分子靶向治疗、免疫调节等方面做了探索性研究。

（1）根除幽门螺旋杆菌

现代医学干预 PLGC 研究以 Hp 根除治疗最多，但结论不一致。Meta 分析表明在癌变序列的早期阶段，如浅表胃炎及萎缩胃炎，即肠化形成之前，Hp 根除可使胃黏膜活动性炎症消失，慢性炎症程度减轻。第四届全国幽门螺杆菌共识会议指出：根除可使萎缩发展减慢或停止，并能使部分萎缩逆转。Hp 根除对肠化作用尚不一致，荟萃分析发现根除 Hp 不能逆转肠化，也不能阻止其进展。有研究发现根除 Hp 后胃窦部肠化进展，胃体部肠化无进展，但均未发生逆转。日本学者综合了众多黏膜标本的观察结果提出，幽门腺上皮与肠化上皮共享腺体增殖区域，一旦肠化累及整个腺体就不能逆转；而保留部分幽门腺上皮的则可能逆转。根治 Hp 能否阻止 IM 的进展还可能与病变部位有关。有研究分析可能是肠化黏膜 Hp 定植率降低，因此从治疗中获益有限。有关 Hp 根除对异型增生作用研究较少，目前为止多数证据支持 Hp 根除对异型增生影响不大。有些研究认为 Hp 根除是胃炎早期的主要化学预防手段，而对于已经有其异型增生时并不能阻止其向胃癌进展。

当前有关 Hp 根除逆转癌前病变研究均是在胃癌高发地区进行的，研究结果是否适用于其他地区还有待进一步研究。根除 Hp 是否能逆转 PLGC、阻断其恶性转化、真正有效降低癌变率，根除结论差异性是否与 Hp 的菌株、致病能力及其被感染人群特征，寻找逆转的"不可逆点"还有待进一步研究。

（2）抗氧化维生素

研究显示根除 Hp、补充 β－胡萝卜素、维生素 C 均可促进萎缩、肠化逆转，而 3 种措施的联合应用并不能进一步提高效果。饮食添加维生素 C、E、硒、大蒜制剂可延缓 PLGC 进程。但也有研究发现维生素 C、β 胡萝卜素、Hp 根除治疗 PLGC6 年显示组织学改善率是安慰剂的 3 倍以上，然而停药后 6 年这种效果却消失了。山东林县的一项研究，发现补充维生素 C、维生素 E、硒 7.2 年对降低 PLGC 发生率并无积极作用。这些研究在干预人群、疗程、药物剂量方面的差异可能对结果的差异性有一定影响。

当前抗氧化维生素相关研究中，以叶酸关注最多，研究也较为深入，上海消化疾病研究所房静远教授在此方面做了大量工作，并因此获得国家科技进步二等奖。胃癌及癌前病变往往存在胃黏膜细胞内叶酸水平低下，叶酸缺乏会引起 DNA 甲基化减低、修复障碍、染色体断裂、基因突变，与萎缩性胃炎、IM 及 DYS 等关系密切。多项研究证实叶酸可逆转胃黏膜萎缩、肠化及异型增生，总有效率分别为 62%、58%、60%，其作用机制可能是叶酸参与维护 DNA 甲基化状态，抑制肿瘤细胞癌基因的表达有关。因此，2012 年中国慢性胃炎共识意见中明确指出，对于部分低叶酸水平者，适量补充叶酸可改善萎缩性胃炎病理组织状态而减少胃癌的发生。

（3）COX–2 抑制剂

NSAID 抗肿瘤作用的机制主要是抑制 COX 及其相关信号通路。传统非甾体抗炎药如吲哚美辛、阿司匹林等在抑制 COX–2 的同时也抑制了 COX–1，有消化道和肾脏等方面的副作用。选择性 COX–2 抑制剂克服了上述不足，且可以通过抑制胃癌细胞增殖、诱导胃癌细胞凋亡而发挥抗胃癌作用。研究显示 COX–2 特异性抑制剂赛来昔布可显著降低 MNNG 诱导的大鼠胃癌发生率。在 COX–2 抑制剂和天然 β－胡萝卜素的共同作用下，可使胃黏膜异型增生向正常方向发展。

（4）靶向治疗

靶向干扰炎症相关信号转道通路等抗炎治疗可抑制胃癌的发生和发展。NF–κB 信号转导通路是抗胃癌炎症治疗研究的重要靶点之一，靶向阻断 NF–κB 通路的药物有望为抗胃癌治疗提供新的方向。靶向 STAT3 的药物可阻断 STAT3 与细胞因子受体或生长因子受体结合，进而阻止 STAT3 磷酸化、二聚体化及核易位，并能抑制 STAT3 二聚体与 DNA 结合，防止凋亡抑制基因和细胞分裂基因的过表达，起到抗胃癌的作用。例如葫芦素；许多天然的植物提取物如姜黄素、萜类和黄酮类化合物等也可抑制 STAT3 活化而具有抗胃癌的特性。细胞因子和趋化因子的拮抗剂可以抑制细胞产生促炎症因子，抑制炎性细胞募集和血管生成，有效控制炎症，将在一定程度上抑制胃癌的生长。靶向治疗药物抗胃癌作用的研究正从实验阶段走向临床应用，部分研究都取得了可喜成果，相信会为胃癌、PLGC的抗炎治疗带来希望。

（5）其他

吴开春教授等人应用羔羊胃提取物维 B12 胶囊治疗 PLGC，研究发现羔羊胃提取物维 B12 胶囊对萎缩性胃炎和 PLGC 总体有效，组织学改善效果较好，可有效逆转肠化，但对临床症状改善不明显。

（6）存在的问题和不足

当前 PLGC 逆转研究结果不一致，有些甚至是矛盾的，这与地域因素、种族特征、研究设计、干预时间、样本量等差异有关，应用这些结果时需考虑当地的实际情况；多数研究来自胃癌高发地区，研究结论是否适用于其他地区还有待进一步研究；疗效评价方法也不尽相同。少数研究采用胃癌作为终点评价指标，所需样本量大、观察期长。各研究在指标选择、取分方法、疗效等级划分等方面存在差异，缺乏统一标准，这些均影响研究结果的比性；部分研究的干预效果不同程度地受 Hp 根除效应及反应性增生干扰，结果解释需谨慎。

房殿春教授认为有关 PLGC 的研究尚不够深入，今后应进一步拓宽思路。应用分子生物学、分子病理学、免疫学和定量分析等新技术，结合随访研究去探索新的尚未认识的癌前病变，此外应继续开展对 PLGC 的化学干预治疗研究，在此方面中医药的开发可能具有广阔的前景。

2. 中医药干预研究

现代医学重视 PLGC 发生、发展及恶性转化的机理研究，重视高级别上皮内瘤变及早癌的内镜治疗和随访监测，相关的内镜设备不断更新，技术应用也日趋普遍。但在低级别上皮内瘤变及其背景病变的内科干预方面重视不足。当前尚缺乏公认有效治疗方法。中医药治疗 PLGC 有大量的临床实践，具有较好的发展前景。

PLGC 病程长，病情缠绵。脾胃气虚证在慢性胃炎、慢性萎缩性胃炎、肠化、上皮内瘤变、胃癌演变过程中始终是主要证型，而肝胃气滞证减少，胃络瘀血证亦增加，提示本病多在脾胃气虚的基础上而发，并且贯穿疾病整个过程，肝胃气滞病变早期证型，由气滞到血瘀是慢性胃炎至胃癌的病理发展的一个特点，血瘀是疾病发生、发展甚至恶变的主要病理因素。治疗方药选择包括辨证论治、基本方结合辨证加减、固定专方、上市中成药等。

（1）中医药治疗 PLGC 作用机制研究

第一，根除 Hp。单纯依赖中药根除 Hp 还存在较大困难，中西医有各自优势，中西医结合势必成为一种新趋势。中药在辅助西药三联、四联等疗法提高根除率、降低复发率、减轻不良反应方面具有良好的前景。研究显示 Hp 感染患者多以脾胃湿热为主，清热利湿中药及复方有利于调理体质，改善 Hp 适合的微环境，进而发挥治疗作用。研究显示连翘、大蒜浸液、黄连、乌梅、三七、丹参、三棱、莪术、仙鹤草、蒲公英、半枝莲、白花蛇舌草等中药具有较好的抑菌和杀菌作用。荆花胃康胶丸联合三联、四联疗法可提高 Hp 根除率，单独应用根除率可达 40% 左右。

第二，抗胆汁返流。中药在抑酸、中和胆酸方面效果相对较差，但可通过改善胃黏膜血流，强化黏液屏障作用，进而诱导胃黏膜内源性保护因子合成、释放，起到胃黏膜保护作用。研究显示小柴胡汤联合铝碳酸镁片治疗胆汁反流有较好疗效。

第三，黏膜保护。中医观点认为血瘀是 PLGC 发生、发展、恶变的重要病理因素，现代医学认为胃黏膜血流减少是 PLGC 的重要原因。动物试验表明活血化瘀中药如当归、丹参、丹皮、川芎以及三七等均可以改善胃黏膜血流、抑制胃酸分泌、增强胃黏液分泌，加强胃黏液屏障，修复胃黏膜损伤，有利于炎症吸收和腺体修复。

第四，病变的去除与逆转。郁金提取物可下调大鼠胃黏膜癌变过程中 COX-2 的表达，黄芪和莪术均能抑制 COX-2 的表达，且黄芪与莪术配伍的抑制作用更加明显。茵陈、三七、丹参、三棱、莪术、黄连、仙鹤草、蒲公英、半枝莲、白花蛇舌草等中药可阻断或逆转部分肠化和异型增生。胃炎系列方治疗 PLGC 有较好的临床疗效，并能显著改善萎缩、肠化及异型增生，促进病变胃黏膜的逆转。

（2）中医药治疗 PLGC 疗效评价研究

临床上有大量萎缩性胃炎及 PLGC 患者长期服用中药汤剂及中成药治疗，他们期望得到症状上的改善，更期望能获得病理组织学上的逆转。中药能否从组织学方面逆转 PLGC 有待进一步科学验证。国内中医药医疗与科研机构开展 PLGC 防治研究已 30 余年。"八五"期间设立 PLGC 研究专题，发挥中医药特长进行重点协作攻关，就病因、病机及防治等方面进行深入研究，并结合动物实验进行作用机制的探讨，取得了许多可喜的成绩，研制出了多个固定方，如胃安素胶囊、消痞灵冲剂、胃舒胶囊、阻癌胃泰冲剂、胃祺饮、乐胃煎、胃炎消制剂等，这些固定方已成为目前 PLGC 中医药研究中的主流，并在各地临床治疗中发挥重要作用。

（3）中西医结合治疗

PLGC 是一个长期、多因素作用的过程，临床治疗应注意遵循综合治疗、个体化治疗相结合的原则。西医治疗具有操作简单、单靶点作用明确等优势；中医治疗可以采取整体调理、个体化用药的手段，实现双向调节与多靶点治疗，在促进萎缩、肠化及异型增生逆转上也有积极作用。中西医结合手段的实施能够使治疗效果得到明显改善，实现标本兼治的目的，改善临床疗效和患者预后，中西医结合在 PLGC 防治上有广阔前景，值得进一步深入研究。

临床常用的治疗 PLGC 的中成药摩罗丹和胃复春联合应用叶酸、硒酵母等对萎缩性胃炎伴肠化及异型增生有良好的逆转作用，同时改善临床症状，较单用有明显的临床优势。

（4）中医药及中西医结合研究存在的问题

当前中医药治疗 PLGC 研究仍然存在许多不足，未能取得中西医广泛认同的研究结果。

近年来，中医药治疗 PLGC 的研究报道逐年增多，阳性结果占绝大部分，有效结论仍然来源于低质量研究，尚缺乏有说服力研究的支持。虽然有 Meta 分析显示中医中药对改善症状、提高生活质量及病理组织学改善上有疗效，但纳入文献总体质量偏低，在研究设计、诊断标准、对照选择、疗程、研究过程质量控制等方面还存在明显的缺陷，影响了研究证据的强度以及研究成果的认可度。疗效仍需多中心、大样本、高质量的 RCT 来进一步证实。

当前研究在治疗前后黏膜活检部位的一致性、低级别上皮内瘤变和反应性增生鉴别、组织标本处理的规范性和病理诊断的质量等关键技术环节重视不够。

3. PLGC 中医及中西医结合研究团队

谢晶日教授团队开展系列基础及临床研究探讨欣胃颗粒治疗萎缩性胃炎及 PLGC 的疗效及其作用机制。

刘启泉教授团队提出萎缩性胃炎和 PLGC 相关的浊毒理论，开展化浊解毒系列方治疗 PLGC 的临床疗效和分子生物学机理研究。

吕宾教授团队重点研究了云母对 NSAIDs 相关性胃肠病的预防和治疗作用及其起效机制。同时开展了温郁金抑制胃癌以及作用机制的系列研究。近些年研究温郁金中提取分离的新的二萜类化合物 C 对胃癌细胞的作用和影响，以及其对胃上皮细胞炎症因子释放的影响及作用机制。与此同时，开始关注 PLGC 的风险监测。

唐旭东教授团队从事慢性胃炎、PLGC 科研工作已有二十余年。早期重点进行了应用基础研究和基础研究，采用了幽门弹簧置入法、牛黄胆酸钠口服法等多种动物模型并加以改良，并研究了中药调胃煎防治的作用机理。

"十一五"期间 PLGC 重新被列入重大疑难疾病中医药防治研究的重点内容之一，组织国内中西医优势力量联合开展中医干预及疗效评价研究。唐旭东教授牵头的"胃癌前病变早期诊断早期治疗的关键技术研究"课题首次将"体腔定标活检技术钳"技术应用到 PLGC 干预研究中，并国内权威消化病理、临床专家就标本处理流程、病理诊断评价规范、质量控制等进行反复讨论并达成共识，解决了制约 PLGC 临床研究的两个关键技术问题，即胃黏膜活检取材准确性和前后一致性差、病理诊断和评价的质量问题。在此基础上，通过多中心随机对照研究，从症状、胃镜、病理组织学及 pro 量表四个方面，对中药辨证方及摩罗丹治疗萎缩性胃炎伴轻、中度异型增生疗效进行科学评价。结果肯定了中药辨证方及摩罗丹在改善患者症状、提高生活质量方面的优势，在胃镜和病理组织学病变改善方面也显示出了较好疗效。为中医药干预 PLGC 疗效提供了可靠的循证医学证据，形成可以辨证+活血为主要治则的有效的中药干预方案，搭建了中西医协作、临床、胃镜、病理、数据管理人才齐备的研究团队和科研协作平台，为今后深入开展相关研究奠定了基础。

"十二五"期间，针对 PLGC 长期干预疗效和安全性问题，在辨证使用上市中成药对 PLGC 进行干预，多方面评价其有效性和安全性，探索建立中医药干预 PLGC 的中长期随访研究的新模式。建立 PLGC 监测数据库，采集疾病相关发病因素、症状、胃镜、病理信息，总结 PLGC 中医证候动态变化规律，寻找发病、转归规律，探索建立癌变风险预测模型，为分层监测管理、制定有效防治策略提供参考。

同时也开始关注"炎－癌"转化，将 PLGC 研究的重心向前移。中医药行业科研专项项目"慢性胃炎中医药防治技术及规范的转化应用研究"观察辨证应用中药汤剂、中药散剂联合"标准三联疗法"提高 Hp 根除率、降低 Hp 复发率方面的作用和疗效，取得了不错的研究成果，辨证方联合三联疗法 HP 根除率达 80%，提高约 10%，随访复发率降低。

正在进行中药复方颗粒治疗慢性胃炎伴糜烂的疗效评价研究，以期评价中药在减轻黏膜活动性炎症作用和疗效，阻断其向 PLGC 及胃癌进展。

二、国内外研究进展比较

当前国内外研究在 PLGC 概念和诊断标准上基本统一，PLGC 包括肠化和异型增生，以异型增生最为关键。异型增生即上皮内瘤变诊断和分类标准在维也纳共识后也基本统一，国外已普遍采用，国内部分学者采用，认识有待进一步提高，且临床操作时具体把握尺度不一，主观因素影响较大，技术培训工作和质量控制工作仍有待加强。

早期普遍集中在分析 PLGC 发病危险因素，以 Hp 感染关注最多，国外研究除 Hp 外还关注宿主免疫因素。

研究集中在采用流行病学研究及队列研究等方法总结炎症细胞因子、基因及其相关信号通路与 PLGC 相关性，分析沿胃癌发生序列变化的规律，以寻找与 PLGC 发病相关的特异分子生物学指标，探讨 PLGC 发生发展的分子生物学机制，分析 Hp 根除等治疗的疗效和作用机制，但结果存在不一致性，单一指标的特异性均不理想。近些年在多项指标联合监测及基因多态性研究方面进行了大量工作。研究样本量普遍较小，结论有待大样本研究证实。

国内外研究在探索其他类型胃癌前病变、Hp 以外感染因素及其他因素对 PLGC 影响和作用机制方面有待深入研究。

PLGC 治疗方面国内外关注点仍在根除 Hp，此外包括 COX–2 抑制剂、抗氧化维生素及三者联合应用方面，由于研究人群、研究方法、评价指标、样本量方面的差异，研究结果还不一致。

国内开展 PLGC 干预研究较多，尤其中医药临床疗效评价研究，但总体质量偏低，诊断和评价上的一些关键技术重视不足。有必要搭建中西医协作平台，联合开展多中心、大样本研究为中医药治疗 PLGC 提供科学的循证医学证据，中医药对于炎－癌转化干预效果和作用机制有待深入研究。

三、发展趋势和对策

（一）加强 PLGC 内科干预研究的意义

高风险人群的预防和治疗是经济可行的肿瘤预防途径。胃癌前疾病或癌前病变是胃癌主要的高风险人群。异型增生即上皮内瘤变是当前最为公认最直接的 PLGC。低级别上皮内瘤变则是内科干预治疗的重点，萎缩胃炎是胃癌独立危险因素，更是上皮内瘤变发生的基础和背景，对萎缩胃炎为背景的上皮内瘤变进行监测和内科干预，阻断进展，是降低胃癌发病率的有效方法。PLGC 内科干预疗效评价的焦点在于上皮内瘤变能否被逆转，其背景病变包括萎缩、肠化、炎症的变化也应予以重视。

（二）加强针对性研究的策略

当前研究已经超出了炎症与 PLGC 简单关联的范畴，而已着重于 PLGC 发生和恶性转化的机理研究，对于 Hp 引发的炎症机制及其在机体中的持续相关作用机理尚有着不同的认识。开展多中心协作的大样本研究，从炎症细胞因子基因及其相关信号通路等方面继续深入研究，筛选 PLGC 特异的分子生物学指标，在单项检测特异性差的情况下，通过应用分子信标指示筛选出特异性更强、效果更加显著的单独或联合作用靶点，为临床诊断和治疗服务。

关注除 Hp 以外的致炎因素，如其他细菌、胆汁反流等引起的慢性非特异性炎症与 PLGC 发生发展的相关性。

中医药在根除 Hp 感染、治疗胃黏膜慢性炎症和 PLGC 方面具有明显的临床优势和潜力。当前，胃黏膜"炎－癌"转化机制研究需要继续深入，演化过程中的证候特点及演变规律需进行系统研究，诊断、评价中技术问题有待规范，有必要通过基于真实世界研究，评价中医药防治方案干预胃黏膜炎症及 PLGC 临床疗效，构建疗效评价方法体系，促其转化应用。

（三）发展趋势和展望

1. PLGC 动物模型的制备与评价

PLGC 发病机理研究及药物作用机制研究有赖于实验研究，动物模型又是实验研究成败的基础和关键环节。PLGC 动物模型制备时间长，影响因素众多，且模型成功与否评价标准不一。有待探索研究，形成行业标准和共识。

2. 关注和解决 PLGC 临床和研究相关的关键技术问题

PLGC 相关研究成果长期得不到认可，究其原因，固然有研究设计因素，但更重要的是在疾病诊断和评价、疗效评价等方面的关键技术重视不够。今后研究需在疾病的准确诊断和分类、黏膜活检的准确性和一致性、病理诊断的准确性、疗效评价方法的科学筛选方面继续进行深入而规范的工作。

3. 建立 PLGC 专病研究中心

PLGC 研究多为长期、复杂、大样本研究，所需人力、物力、财力巨大，对团队总体研究能力要求高。因此，筛选和整合优势力量，成立专病研究中心，搭建中西医合作平台，中西医在发掘各自优势的同时，开展多中心长期协作，有利于保证研究的高质量和权威性，避免低水平重复，减少资源浪费。从而促进 PLGC 逆转，筛选有效的干预方法，真正实现胃癌的二级预防。

4. 构建 PLGC 监测标本数据库

PLGC 患者定期进行胃镜及病理监测，大量的临床标本得不到科学管理。患者的信息更不能得到及时的总结分析，无法动态的调整监测和治疗方案。患者得不到科学指导，部分患者盲目的检查和滥用药物，安全性无法保证。有必要建立 PLGC 长期监测数据库，包括标本数据库，为开展临床监测和开展研究储备第一手数据，分析胃癌前病变发生、发展、癌变规律及其影响因素，筛选危险因素，确定高危人群，为制定更加科学、按危险分层、有针对性的监测模式提供参考。分析 PLGC 中医证候特征及演变规律。监测 PLGC 患者长期用药安全性。

—— 参考文献 ——

［1］ Morrison WB.Inflammation and cancer：a comparative view.J Vet Intern Med，2012，26（1）：18–31.

［2］ Lauwers GY. Defining the pathologic diagnosis of metaplasia，atrophy，dysplasia，and gastric adenocarcinoma. J Clin Gastroenterol，2003，36（5 Suppl）：S37–43.

［3］ Sakitani K，Hirata Y，Watabe H，Yamada A，Sugimoto T，Yamaji Y，Yoshida H，Maeda S，Omata M，Koike K. Gastric cancer risk according to the distribution of intestinal metaplasia and neutrophil infiltration. J Gastroenterol Hepatol. 2011；26（10）：1570–1575.

［4］ 岳淑芬，杜颋. 肠上皮化生的研究进展．包头医学院学报．2010，27（2）：134–136.

［5］ Gonzalez CA，Pardo ML，Liso JM，et al. Gastric cancer occurrence in preneoplastic lesions：a long–term follow–up in a high–risk area in Spain. Int J Cancer，2010，127：2654–2660.

［6］ Correa P，Piazuelo MB. The gastric precancerous cascade. J Dig Dis，2012，13：2–9.

［7］ 房殿春. 胃黏膜癌前病变的研究进展. 现代消化及介入诊疗. 2013，18（2）：87–90.

［8］ 柳艳博，武京学. 幽门螺杆菌感染与胃癌前病变的关系. 中国医药指南. 2013，11（11）：549–550.

［9］ 刘海锋，刘为纹，房殿春，等. 幽门螺杆菌感染与胃癌前病变演化的关系. 世界华人消化杂志，2002，10（8）：912–915.

［10］ 周丽雅，林三仁，丁士刚，等. 根除幽门螺杆菌对胃痛患病率及胃黏膜组织学变化的八年随访研究. 中华消化杂志，2005，25（6）：324–327.

［11］ Sheh A，Fox JG. The role of the gastrointestinal microbiome in Helicobacter pylori pathogenesis. Gut Microbes，2013，4（6）：505–531.

［12］ 刘晨晨，张振玉. 胃内微生态与胃癌关系的研究进展. 胃肠病学和肝病学杂志，2015，24（10）：1175–1178.

［13］ 黎永军，胡咏泉，陈卫刚，李睿，陈云昭，田德安. 胆囊切除后胆汁反流对胃窦黏膜上皮细胞病理学影响. 世界华人消化杂志，2013，21（26）：2702–2707.

［14］ 庞世礼，刘忠强. 非甾体抗炎药致胃肠黏膜损伤的临床分析. 医学信息，2011，（8）：3629.

［15］ Dias–Neto M，Pintalhao M，Ferreira M，Lunet N.Salt intake and risk of gastric intestinal metaplasia：systematic review and meta–analysis. Nutr Cancer. 2010，62（2）：133–47.

［16］ 徐丹，孙圣斌，黄曼玲，张姮，吴杰. 表皮生长因子和前列腺素 E2 在合并幽门螺杆菌感染的胃上皮内瘤

变中的作用研究. Chinese General Practice, 2014, 17（30）: 2562–2565.

[17] Hau TT, Rogler A, Frischauf M, Jung A, Konturek PC, Dimmler A, Faller G, Sehnert B, El–Rifai W, Hartmann A, Voll RE, Schneider–Stock R. Methylation–dependent activation of CDX1 through NF–κB: a link from inflammation to intestinal metaplasia in the human stomach. Am J Pathol 2012, 181: 487–498.

[18] 王冬青, 丁西平, 殷实. 促炎细胞因子在胃癌前病变中的作用. 世界华人消化杂志.2014: 22（1）: 39–45.

[19] 路敏敏, 金世禄, 刘宝珍, 张建. IL–9 在胃癌前病变中的表达及意义. 实用临床医药杂, 2015, 19（1）: 52–55.

[20] 王娜娜, 秦蓉, 储婧, 王弦. CDX2 在胃癌及癌前病变组织中的表达及其临床意义.中国组织化学与细胞化学杂志. 2010, 19（6）: 597–603.

[21] Senthilkumar C, Niranjali S, Jayanthi V, Ramesh T, Devaraj H. Molecular and histological evaluation of tumor necrosis factor–alpha expression in Helicobacter pylori–mediated gastric carcinogenesis. J Cancer Res Clin Oncol 2011: 137: 577–583.

[22] Rau TT, Rogler A, Frischauf M, Jung A, Konturek PC, Dimmler A, Faller G, Sehnert B, El–Rifai W, Hartmann A, Voll RE, Schneider–Stock R. Methylation–dependent activation of CDX1 through NF–κB: a link from inflammation to intestinal metaplasia in the human stomach. Am J Pathol 2012; 181: 487–498.

[23] 吴瑾, 吴华星, 刘丹, 李北莉, 赵宁, 李迎军, 王国汗. 血清与组织中 MG7 抗原表达对胃癌前病变风险预测的临床意义. 中国癌症杂志, 2008, 18（6）: 431–435.

[24] You WC, Brown LM, Zhang L, Li JY, Jin ML, Chang YS, Ma JL, Pan KF, Liu WD, Hu Y, Crystal–Mansour S, Pee D, Blot WJ, Fraumeni JF Jr, Xu GW, Gail MH. Randomized double–blind factorial trial of three treatments to reduce the prevalence of precancerous gastric lesions. J Natl Cancer Inst 2006: 98: 974–983.

[25] 周丽雅, 林三仁, 丁士刚, 黄雪彪, 郭长吉, 张莉, 崔荣丽, 金珠, 孟灵梅, 张静. 根除幽门螺杆菌对胃癌患病率及胃黏膜组织学变化的八年随访研究. 中华消化杂志 2005: 25: 324– 327.

[26] 刘文忠, 谢勇, 成虹, 等. 第四次全国幽门螺杆菌感染处理共识报告. 中华消化杂志, 2012, 32（10）: 655–661.

[27] 游伟程. 胃癌及癌前病变的研究与干预—23 年胃癌高发现场的实践.北京大学学报（医学版）,2006,38(6): 565–570.

[28] Asaka M, Kato M, Graham DY. Prevention of gastric cancer by Helicobacter pylori eradication. Intern Med, 2010, 49: 633–636.

[29] 冯瑞兵. 叶酸对慢性萎缩性胃炎癌前病变的疗效观察. 新医学, 2011, 42（5）: 312–314.

[30] 吴开春. 胃癌癌前病变的基础研究和干预实验. 中华消化病学术大会, 2013: 46–47.

[31] 刘兰, 王倩等. 羔羊胃提取物维 B12 胶囊联合叶酸治疗中老年慢性萎缩性胃炎. 西南国防医药, 2013, 23（1）: 40–42.

[32] 李岩, 徐进康, 陆喜荣. 胃炎系列方治疗胃癌前病变的临床与病理研究. 中国中西医结合杂志. 2011, 31（12）: 1635–1638）.

[33] 李海龙, 师金凤, 蔺兴遥, 陈兆峰, 吴红彦. 中药及有效成分调控环氧化酶 –2 抗肿瘤研究进展. 中国中医药信息杂志, 2014, 21（10）: 134–136.

[34] 曹艳菊, 屈昌民, 吴继华, 梁淑文, 罗治文, 王晓英, 钟长青, 李连勇. 叶酸联合胃复春治疗萎缩性胃炎癌前病变的疗效. 世界华人消化杂志. 2013; 21（30）: 3261–3264.

[35] 黄晨, 张烁, 吕宾. 云母对 NSAIDs 相关性胃肠病的防治作用. 胃肠病学. 2013, 18（9）: 559–561.

[36] 黄宣, 吕宾. 中医药治疗慢性萎缩性胃炎的系统评价. 世界华人消化杂志. 2010.18（10）: 1056–1062.

撰稿人: 唐旭东　王　萍

功能性消化不良
中西医结合治疗及疗效评价进展

功能性消化不良（Functional Dyspepsia，FD）是指经血液生化、腹部B超和内镜等检查无异常发现，临床表现为餐后饱胀不适、早饱感、上腹痛或上腹烧灼感，可伴食欲不振、嗳气、恶心或呕吐等难以用器质性疾病解释的一组症候群。FD是临床最常见的消化系统疾病，且发病率呈逐年上升的趋势，本病虽不危及病人生命，但病情反复迁延，耗费大量的医疗资源[1, 2]。由于FD发病机制尚不明确，目前仍没有特效的治疗方法[3-6]。FD是中西医结合治疗的优势病种，中西医结合防治FD为提高患者生活质量，降低患者及社会医疗成本做出了重要贡献。

近些年来，在广大科研及医务人员的不懈努力下，我国FD中西医结合防治工作取得丰硕成果。中华中医药学会脾胃病分会及中西医结合学会消化专业委员会分别在2009年和2010年相继形成了《消化不良中医诊疗共识意见》和《功能性消化不良的中西医结合诊疗共识意见》，供国内外同行参考，推进了FD中医及中西医结合诊疗标准化、规范化的进程[7, 8]。"十一五"期间，国家科技支撑计划"基于寒热虚实辨证功能性消化不良中医药干预方案临床疗效评价"课题顺利完成，并获得多项国家专利，且顺利进行了成果向企业转让；"升清降浊法治疗功能性消化不良肝郁脾虚证的临床研究及机制探讨"课题获得2010年度中国中西医结合学会科学技术奖二等奖。此外，全国脾胃病学术交流会及世中联消化病国际学术大会的召开，呈现了FD最新研究进展的精彩报告，为广大脾胃病工作者提供重要的交流平台。且根据多种检索系统的初步检索，近五年国内外公开发表的有关临床中西医结合防治FD的论文有近二百篇，在一定程度上证实了中西医结合防治FD的疗效，凸显了中西医结合治疗的优势。

本文将从基础研究及临床研究进展两方面对中西结合诊治FD进行概述，并对比国内外研究现状，提出展望并探讨相应对策，以期为今后中西医结合防治FD提供客观而准确的研究思路。

一、基础研究进展

（一）动物模型研究

动物模型是模拟人类疾病的致病条件，从而复制与之相似的病证模型，是研究疾病发生机制及药物作用机理、研发新药的有力保障。目前根据 FD 病因，FD 动物模型的制备方法多样，可分为单一病因复制方法和复合病因复制方法两类。单一病因复制方法包括夹尾刺激、醋酸灌胃、束缚、不规则喂养等。常用的复合病因复制方法包括夹尾刺激加不规则喂养复合法，稀盐酸饮水加不规则喂养复合法，不规律喂养加噪音刺激、明暗颠倒、束缚等多种复合刺激法等。在实验研究中，两类方法均有广泛应用，且在近些年取得一定发展。

夹尾刺激是复制 FD 模型的常用方法之一。有报道提出在应用夹尾刺激制备 FD 模型时，应重视应激强度对模型的重要影响，短期、高强度夹尾刺激的大鼠部分胃黏膜存在针尖样糜烂或溃疡等肉眼改变，与 FD 非器质性改变不符。后经改良，用纱布包裹止血钳轻度钳夹鼠尾来降低刺激强度，并降低每日刺激频率，较好地模拟了 FD 发病过程[9]。在改良夹尾刺激的基础上，该研究小组[10]考虑到 FD 病因的复杂性，又联合不规则喂养法制备 FD 复合病因模型发现，无论在抑郁状态还是胃肠动力降低方面均较单纯夹尾刺激法更加理想，真实反映了 FD 的发病过程，为 FD 实验研究提供了可靠的动物模型。

中医治疗讲求辨证论治，即依据其病因病机分型论治，所以制备不同证型的动物模型是研究中医及中西医结合治疗的关键。目前 FD 中医证型动物模型的研究工作也取得了一定成绩。从中医病因病机出发，肝郁气滞、肝郁脾虚证主要因情志因素，导致肝气郁滞，克犯脾土。以此为依据，目前多采用夹尾刺激、噪音刺激、束缚应激等应激刺激法制备模型。另有报道应用碘乙酰胺灌胃刺激联合夹尾应激法也成功建立肝郁脾虚的 FD 动物模型，模型大鼠内脏敏感性明显增加，胃动力下降，该模型既符合西医 FD 的诊断标准，又符合中医肝郁脾虚辨证的原则[11]。另有研究组[12]运用 2% 蔗糖溶液灌胃并复合小平台站立法制作内脏敏感增高型 FD 脾虚证动物模型，通过观察大鼠的一般情况，运用 ELISA 试剂盒检测血清乳酸脱氢酶、血清 D- 木糖排泄率、血清胃动素的含量，对此模型进行评价。结果与正常组相比，模型组大鼠的食少、纳呆、腹胀、毛发疏松不泽、神疲乏力等脾虚症状都较其他组重，且持久。在行为学上，碘乙酰胺复合小平台组大鼠的糖水消耗均低于对照组。在指标检测上，模型组大鼠血清 D- 木糖排泄率、胃动素含量均低于对照组，而乳酸值明显高于对照组。通过对模型组大鼠的一般情况和生物学指标的辨证分析，内脏敏感增高型 FD 脾虚证动物模型制作成功，此模型达到了"病证结合"的要求。近些年，冰醋酸灌胃制备脾胃虚寒证模型，盐酸灌胃制备胃虚饮停型证模型也有一定应用。有研究给予大鼠温度为 0℃、浓度为 0.5mol/L 盐酸灌胃，每日 1 次，共造模 2 周，结果模型组大鼠出现饮水量减少，同时胃液体排空减缓，胃窦 NO 含量明显增加[13]。该造模方法制造的 FD

模型，符合 FD 动物模型的生物学特征，符合中医胃虚饮停辨证。

FD 具有与肠易激综合征（Irritable Bowel Syndrome，IBS）相重叠的症状，FD 与 IBS 患者重叠率超过 50%，但当前对其发病机理尚不清楚，治疗也无良策。FD 重叠 IBS 动物模型的建立，是深入研究其发病机制，寻找治疗靶点的关键。有报道应用大黄泻下法结合夹尾应激法建立 FD-IBS 重叠征模型，证实两种方法按不同顺序实施均能成功建立，但先夹尾刺激后灌胃建立的重叠征模型优于先灌胃后夹尾刺激的模型[14]。这一模型的建立对研究 FD-IBS 重叠征的病理机制有着重要意义，但此动物模型制备尚需进一步的验证与完善，以期在实验研究中进一步推广。

（二）动物实验研究

近年来，国内学者通过应用中药作用 FD 实验动物，为揭示中医药治疗 FD 的机制，探索治疗 FD 有效的方药及验证方药的疗效等方面做了大量工作。目前单味中药枳实对 FD 作用的研究较为深入，枳实为芸香科植物酸橙及其栽培变种或甜橙的干燥幼果，具有破气消积、化痰散痞之功效，是治疗 FD 常用药材。现代药理研究显示，枳实有良好的促胃肠动力作用，且酸橙枳实效果明显优于甜橙枳实。酸橙枳实中黄酮类成分的含量丰富，其中橙皮苷、新橙皮苷和柚皮苷，对功能性消化胃排空有明显改善作用[15]。有研究应用枳实黄酮类成分（橙皮苷、新橙皮苷和柚皮苷）作用 FD 大鼠发现，大鼠胃排空率与小肠推进率较模型组增加，且胃动素也明显升高，其中橙皮苷组改善更为明显[16]。后有报道进一步应用橙皮苷作用于 FD 大鼠，并检测血清、大脑、海马、胃、肠组织中胃饥饿素的表达，发现脑、胃、小肠组织中胃饥饿素的表达明显降低[17]。可见枳实可改善 FD 大鼠的胃肠功能，具有多系统、多靶点的特点，体现中医药治疗的整体观。除枳实外，莪术、白术等单味药对 FD 的作用也有报道，如莪术对 FD 大鼠胃动力障碍有改善作用，与降低胃窦部一氧化氮水平，提高乙酰胆碱酯酶含量有关[18]；应用单味白术对 FD 大鼠胃排空也有一定促进作用[19]。但就目前研究来看，虽单味中药及单体治疗 FD 的相关研究取得了一定成绩，但其研究尚处于初级阶段，不够深入，且集中于实验研究，与发现中药有效单体，提取中药有效成分应用于临床还有很大距离，尚需今后进一步的研究探讨。

中医药在治疗 FD 方面秉承中医辨证施治原则，依据中医病机，选方用药，疗效显著。一般多认为 FD 发生多以脾胃虚弱为基础，致脾胃升降失常，脾不升清，胃失和降，气机不畅，导致脾虚气滞基本病机，以健脾理气，和胃止痛为基本治法。有研究发现仁术健脾理气方对碘乙酰胺诱导的 FD 大鼠具有加快胃排空、降低胃高敏感的作用，其机制可能与升高外周血胃饥饿素、5- 羟色胺含量、降低降钙素基因相关肽含量有关[20]。此外，有报道提出健脾理气方可以改善胃肠动力障碍，并可有效改善 FD 大鼠胃肠感觉过敏，提高疼痛阈值，且与多种因子有关，如血浆或胃窦黏膜胃动素、胃泌素水平，降钙素基因相关肽和 P 物质含量等[21, 22]。另有研究组[23]通过夹尾刺激方法制造 FD 模型，观察舒胃汤对 FD 大鼠血清干细胞因子（SCF）、一氧化氮（NO）的影响，结果发现舒胃汤能够调节 FD

大鼠血浆 NO、SCF 水平的变化，恢复胃肠道运动功能，从而起到对 FD 的治疗作用。该课题组[24]还采用复合病因造模（慢性束缚应激加过度疲劳加饮食失节），造成 FD 肝郁脾虚证大鼠模型。观察舒胃汤对 FD 肝郁脾虚型大鼠 Cx43 蛋白的分布及 Cajal 间质细胞的修复与再生的影响，与对照组比较，模型组胃窦组织和小肠组织中 Cx43 蛋白阳性表达明显下降；与模型组比较，舒高组、舒中组和西药组胃窦组织和小肠组织中 Cx43 蛋白阳性表达明显升高；与对照组比较，模型组 ICC 超微结构损伤明显，胆碱能神经 –ICC–SMC 网络结构紊乱，ICC 和神经纤维数目减少，荧光强度明显减弱；与模型组比较，舒高组、舒中组和西药组 ICC 超微结构较为正常完整，胆碱能神经 –ICC–SMC 网络基本完整，ICC 和神经纤维数目明显增多，荧光强度明显加强。舒胃汤能够上调 Cx43 蛋白的表达，修复 ICC 和促进 ICC 的再生，增加神经纤维的数目，从而保持胆碱能神经 –ICC–SMC 网络结构的完整，恢复胃肠动力而有效治疗 FD。另有研究通过饮食不规律加饮用酸化水法复制 FD 大鼠模型，观察白枳养胃汤对 FD 大鼠的胃肠动力及血清和胃窦组织中胃动素（MTL）、胃泌素（GAS）和血管活性肠肽（VIP）含量的影响，结果发现白枳养胃汤对 FD 的机制可能与改善血清和组织中 MTL、GAS 和 VIP 含量有关[25]。

除上述立方原则外，各医家在认识上也略有不同。中医认为，FD 属于"胃脘痛"、"嘈杂"、"痞满"等范畴。痞者，但满而不痛者，日久多见虚实夹杂，寒热并见。痞虽虚邪，然表气入里，热郁于心胸之分，必用苦寒之泻，辛甘为散，治疗上应采用辛开苦降、补泻并用之大法。半夏泻心汤是辛开苦降法的代表方，有研究采用不规则进食加稀盐酸喂养制作大鼠 FD 模型，观察半夏泻心汤对 FD 大鼠胃排空率和胃窦组织 Ghrelin 的影响，结果发现半夏泻心汤具有促进胃排空作用和提高 Ghrelin 水平的作用，这可能是辛开苦降法治疗 FD 的机制之一[26]。

此外，有研究基于蛋白组学技术，蛋白质谱分析仪深入探讨了中药治疗 FD 的分子基础，发现复方中成药胃康宁可影响 FD 大鼠胃肠道蛋白的表达，共发现 228 个独立蛋白的改变，其中可明确 28 个蛋白身份，且发现这些蛋白具有抗氧化酶、超氧化物歧化酶 –2 等相似的生理作用，提示这些蛋白可能是胃康宁治疗 FD 的重要靶点，但尚需进一步探讨[27]。

二、临床研究进展

（一）发病机制研究

FD 的发生是多种因素综合作用的结果，目前其发病机制并不明确。以前认为消化不良症状多由胃产生。近年来，十二指肠在 FD 发病中的作用受到越来越多的重视，十二指肠感觉和功能异常在 FD 的发病中起重要作用，十二指肠对酸、脂类高敏，十二指肠黏膜屏障受损以及免疫激活等发病机制被不断提出[28]。研究报道，与健康对照组相比，对 FD 患者进行十二指肠酸输注可诱发恶心，表明 FD 患者二指肠对酸存在高敏感性。通过

24h 便携式 pH 监测仪分析，FD 患者十二指肠存在自发性酸暴露增强[29]。FD 患者存在十二指肠酸暴露增强的可能机制包括十二指肠中和胃酸的功能受损，以及十二指肠清除胃酸的作用减弱。H^+ 可激活酸感受器如十二指肠传入神经的香草素 1 受体，继之释放降钙素基因相关肽（CGRP）及一氧化氮（NO）[30]。因此，酸可直接刺激十二指肠对化学敏感的传入通路，从而诱发脊髓的敏感性导致胃的机械敏感性。这种由十二指肠酸高敏引起的化学通路传感作用，可以导致肠胃反馈，抑制餐后胃窦的蠕动，刺激幽门压力增高从而导致胃排空延迟[31]。十二指肠内的酸性越强，胃排空的抑制就越明显。因此，十二指肠的酸高敏病理过程，通过诱发胃的动力和感觉异常，在 FD 的发病中具有重要作用。研究表明，与健康对照者比较，FD 患者对十二指肠内的脂类存在高敏感性。大部分 FD 患者在十二指肠灌注脂类时会出现恶心和腹胀，但灌注生理盐水则无症状发生，健康对照者灌注脂类也无症状发生[32]。因此，十二指肠内的脂类可能参与了 FD 患者消化不良症状的发生，这一作用通过十二指肠对脂类的高敏感性及增强胃的敏感性来实现。来自比利时的一项研究评价了患者的十二指肠黏膜完整性和轻度炎症，结果与健康对照相比，FD 患者跨上皮电阻抗较低，细胞旁通透性增加，提示黏膜完整性受损；另外发现了紧密连接、黏着连接及桥粒水平异常表达的细胞间黏附蛋白[33]。该研究结果对 FD 患者胃肠道不存在结构改变的经典认识提出了挑战，研究者认为十二指肠屏障功能受损是 FD 的一种病生理机制，因此恢复十二指肠屏障完整性可能是 FD 患者治疗的一项可能靶标。

FD 发生与精神心理因素的相关性的研究更加深入。FD 通常与焦虑、抑郁等不良精神状态相伴发生，与脑肠轴的调节有关[34]。脑肠轴为双向信息传递通路，受胃肠神经、自主神经、中枢神经等多系统的调节[35]。一项研究应用 $H_2^{15}O$-PET 发现，在低胃内压时，FD 患者脑岛和躯体感觉皮质层的脑信号更易被激活[36]。此外，自主神经系统作为连接肠与脑的重要纽带，其在 FD 发病中的作用也日渐受到重视，一项研究发现在 FD 患者中迷走神经的兴奋性降低，交感神经的兴奋性增强，说明 FD 患者中存在自主神经调节的紊乱[37]。近些年越来越多的证据表明 FD 发病具有明显的家族遗传倾向，FD 的发生与基因多态性关系的研究也日益增多，与动力、感觉、炎症及免疫相关的基因多态性研究不断深入，其中 G- 蛋白 3 亚族基因 825（C825T）位置的单核苷酸多态性最具代表性，C825T 可影响 G 蛋白活性及信号转导，与 FD 的发生密切相关[38]。有报道还探讨 FD 及其伴随精神症状与五羟色胺转运体（SERT）基因多态性的关系发现，SERT 基因的启动子区（5-HTTLPR）的 S 等位基因可能与餐后不适综合征（Post-prandial Distress Syndrome，PDS）亚型的发病以及 FD 患者伴随精神症状的发生有关[39]。但目前针对基因多态性研究尚缺乏循证医学证据，推进大样本、随机对照的试验研究，对 FD 的基因诊断及治疗将有重大意义。目前随着生活水平的提高，饮食习惯的改变，大量高能量、高脂肪食物的摄入，肥胖人群不断增加，随之而来的消化不良症状也日渐增多。一项研究指出在女性中，高体重指数与 FD 的发生密切相关，肥胖明显增加了 FD 发生的风险[40]。目前在功能性胃肠病中，特别强调低发酵性寡糖、双糖、单糖及多元醇（FODMAP）饮食，如 IBS 患者中低 FODMAP 饮食可明显改善 IBS 症状[41]，但目前低 FODMAP 饮食与 FD 的相关性未见报道，有待研究探讨。

（二）中医证型研究

检索近年来的中医药文献，FD 的临床分型有十余种，且证候分型主观随意性大，可重复性差，缺乏客观化和规范化，一定程度上制约了中医药治疗 FD 的发展。辨证论治是中医治疗的基本原则，对 FD 证型的规范化、标准化研究是研究 FD 的重要内容。有报道分别提出应用"寒、热、虚、实"二次辨证及证候要素辨证方法分析 FD 患者辨证分型发现，FD 证型主要集中在脾虚气滞证、脾胃湿热证、脾胃虚弱证、寒热错杂证、脾胃虚寒证等证型，辨证思路清晰，应用方便，值得进一步推广[42]。

证候是中医诊断疾病、辨证施治的主要依据，但中医证候的辨识具有主观性和不确定性，随着现代医学的发展，从病理生理着手，寻找高敏感、高特异性的现代实验室证据成为了研究证候客观化的重点。近些年来随着 FD 研究的深入，FD 中医不同证型与胃的感觉、动力及 Hp 感染的关系不断被揭示，这为 FD 证型的客观化提供依据。有研究发现在不同西医亚型里，FD 中医证候分布存在区别，脾虚气滞证在 PDS 中最常见，达到一半以上，其次是上腹痛综合征（Epigastric Pain Syndrome，EPS）、PDS + EPS，而脾胃虚寒证、脾胃湿热证与寒热错杂证在西医亚型中的分布差别无统计学意义。此外，通过胃敏感性试验发现，脾胃虚寒证患者阈值饮水量、饱足饮水量均小于其他证型组，说明脾胃虚寒证胃容受性舒张功能降低、内脏敏感性增加明显[43]。提示通过分析 FD 西医亚型及内脏的敏感性，对中医证候辨识具有一定意义，为 FD 不同证型的辨识提供了客观化的证据。

近些年，核素胃排空检查及 B 超显影技术的应用揭示了胃动力与中医不同证型间的关系。有研究应用核素胃排空检查分析四组证型（湿热壅滞证、脾虚气滞证、肝胃气滞证和肝胃郁热证）的 FD 患者的胃排空情况，发现肝胃气滞证胃半排空时间最长，其次为脾虚气滞证、肝胃郁热证，湿热壅滞证排空时间最短，胃排空速率最高，提示湿热壅滞证呈胃排空加速表现，肝胃气滞证、脾虚气滞证、肝胃郁热证呈胃排空延迟表现[44]。

此外，Hp 感染一直被认为是 FD 发病的重要因素，且与中医证型相关，应用 Hp 检测可为中医辨证 FD 证型提供客观依据。有研究发现 Hp 阳性患者在湿热壅滞及肝胃郁热证型中分布比例较大，而脾虚气滞、肝胃气滞证型较少[45]。

上述研究提示亚型分型，内脏感觉、动力的改变，Hp 感染等客观指标与中医证型有密切关系，对 FD 中医证型的辨识客观化具有重要意义。

（三）评价指标研究

FD 由于无明显器质性病变，因此对其疗效改善情况的评价无法采用明确的理化指标，目前通常是以症状改善量表和生存质量评定量表为评价依据。鉴于对其症状的确定尚未有统一的标准，因而导致目前使用的量表中症状相差很大，能够体现通用的、疾病特异性的生存质量评定量表不多，能够体现中医学特点的通用生存质量量表更不多。近年来，国内多位学者对国际通用量表在中医及中西医结合治疗 FD 评价中的作用进行科学性考评，并自行设计具有中医特色的评价量表。有研究小组[46]设计了基于患者报告临床结局评价量表，经调查测试具有良好的信度和效度，适合功能性胃肠病临床疗效评价。另有研究小组[47]对功能性消化不良医生报告结局量表进行计量心理学考核，以考评量表的可行性、区分效度、信度、反应度，结果显示该量表是一个具有良好的区分效度、信度和反应度的疾病专用量表，可操作性强，可用于中医、中西医临床疗效评价。此外，该小组[48]还对中文版功能性消化不良生存质量量表进行调查，认为该量表能够较好的反应 FD 患者的生存质量变化，适用于 FD 生存质量和临床疗效的评定。

（四）临床疗效研究

目前西医治疗 FD 主要以改善不适症状为目的，用药以促胃肠动力剂、抑酸剂、胃黏膜保护剂、助消化药、抗抑郁焦虑药为主。近年来对于抗焦虑抑郁在 FD 中的治疗作用受到重视。有研究结果表明，米氮平和坦度罗酮可改善 FD 合并心理障碍的患者的消化不良症状及焦虑抑郁症状，且安全性良好[49, 50]。Hp 被认为是 FD 的致病因素之一，但是根除 Hp 治疗能否使 FD 患者受益，尚无定论。国内一课题组[51]，采用多中心、随机、前瞻性队列研究的方法，将 644 例 FD 患者分为上腹痛和餐后不适两种亚型，患者随机分为 Hp 根除治疗和非 Hp 根除治疗两组，结果提示根除 Hp 治疗可使 FD 患者受益，并且对于上腹痛亚型疗效更加显著。中药在中国和世界一些其他地区也被广泛用于治疗 FD，显示了良好疗效。近年来，国内医者深入挖掘中医辨证治疗优势，对中药治疗 FD 开展了多项规范的临床研究，为中药的临床疗效提供了高级别证据。有报道通过多中心、随机、双盲、安慰剂对照的临床研究发现，与安慰剂比较，应用治疗 FD 脾胃虚寒证的胃病 1 号复方、脾虚气滞证胃病 2 号复方、脾胃湿热证的胃病 3 号复方、寒热错杂证的胃病 4 号复方颗粒治疗 4 周后及随访试验组患者消化道总体症状积分、单项症状积分、中医证候积分和生活质量量表积分改善均优于对照组[52-60]。另有研究小组[59]采用随机、双盲、多中心、安慰剂方法，根据中医辨证将 FD 患者分为湿热壅滞证、脾虚气滞证、肝胃气滞证和肝胃郁热证四组，随机分为治疗组与对照组，分别给予相应中药配方颗粒及中药模拟剂治疗，对症状积分和核素胃排空进行疗效评价，结果显示中医辨证论治治疗 FD 近期、远期疗效安全、确切，且可改善 FD 患者胃排空功能。

此外，大量的报道证实中医外治法包括针刺、灸法、穴位埋线、穴位注射、芒针疗法、指针疗法、耳穴贴压疗法、整脊疗法、针药结合疗法等，均对 FD 有良好的治疗效果，但是相关的作用机制并不明确，影响了外治法的推广。有研究小组[62]引进现代先进检测技术，探讨针刺治疗 FD 的相关调节机制。应用 fMRI 扫描技术观察针刺足三里后 FD 患者脑的响应发现，较健康受试者，FD 患者针刺治疗后，患者右侧缘上回、双侧中央后回、左侧中央前回、双侧枕上回、双侧枕中回、双侧楔叶、左侧额上回、左侧顶上回、双侧颞中回、右侧舌回、右侧梭状回和右侧距状回的 fMRI 信号为负激活，而左侧丘脑呈现出 fMRI 信号正激活。说明针刺治疗改善 FD 患者症状和情绪状态，与调节相应靶向脑区有关。此外，该小组[63]还进一步发现分别取胃经及胆经上四个不同的特定穴，均可改善 FD 症状，降低焦虑、抑郁量表评分，且应用 PET-CT 扫描记录针灸治疗前后脑不同区域的反应，发现胃经取穴治疗可激活中央扣带皮层、楔前叶、舌回等区域，胆经取穴治疗则可激活眶额前脑皮层及海马等区域，揭示了两种不同取穴治疗疗效机制的差异，这对今后结合临床患者疾病特点，选取更具针对性的治疗措施具有重要意义。有研究小组[64, 65]多年来一直研究心理语言、穴位刺激、胃电起搏同步协同治疗方法（CTPAG）治疗难治性 FD 的临床疗效。CTPAG 方法主要将精神心理因素作为治疗 FD 患者的靶点，在治疗过程中，通过心理语言的诱导，使患者进入一个非常放松的状态，抑郁和焦虑情绪得到缓解，增加了穴位刺激、胃电起搏的疗效，同时穴位刺激、胃电起搏治疗时患者躯体紧张得到缓解，也增加了其对心理语言的顺从性。在应用 CTPAG 对难治性 FD 患者治疗中发现，CTPAG 组较口服药物组临床症状评分明显下降，疗效显著率明显升高，正常胃电节律明显增加，胃电紊乱百分比明显下降，且血浆胃动素浓度升高，血浆瘦素、降钙素基因相关肽浓度下降。心理语言、穴位刺激和胃电起搏协同治疗难治性 FD 疗效优于常规口服药物，是 FD 非药物治疗的一种新选择。

三、国内外比较分析

在基础研究方面，当前国际上随着分子生物学、蛋白组学、基因组学、免疫学的发展，FD 的基础研究日新月异。在病机研究上，传统观点认为，FD 为功能性胃肠疾病，其病位主要在胃。但近来国外的众多研究表明 FD 患者存在十二指肠感觉和结构的异常，故十二指肠可能参与了 FD 发生的生理过程。十二指肠对酸、脂类的异常反应，黏膜屏障完整性破坏和渗透性增高及十二指肠免疫激活都是 FD 发生的关键因素。国内对 FD 发病机制方面没有创新性报道。中西医结合防治 FD 的治疗机制研究在胃肠激素、免疫功能、脑区信号反应、自主神经兴奋性等热点领域广泛开展，但总体而言其对现代科学方法应用不够，研究的深度不够，对于作用靶点及信号介导途径的阐述不够明晰，再加之众多中药经典方剂构成复杂，成分多样，其作用机制阐明尚有一定难度，所以在探知中医药治疗 FD 治疗机制的道路上任重而道远，尚有大量研究空白。

在临床研究方面，国外开展了大量设计严格的多中心的随机对照临床试验为 FD 的防治开辟了新的途径，如抗抑郁治疗（米氮平、阿米替林等）、HP 根除治疗、促动力治疗等，其对药物疗效验证及质量控制严格，且更加重视药物安全性及不良反应的报道，结论更具说服力。近些年来，随着临床流行病学和循证医学的发展，我国中西医的临床研究也不断增加，中药复方治疗 FD 进行了双盲、随机对照研究，显示了良好的临床效果及安全性，部分研究已经获得国际认可，在 SCI 收录杂志公开发表。但是大部分的临床研究仍具有样本量小，设计不够严谨，评价体系不完善等问题，制约着中西医结合防治 FD 的发展与推广。除开展临床试验外，在国际范围内，近期出台的罗马Ⅳ为 FD 的诊疗提供更新更具权威的参考，但与国际诊疗标准相比，国内临床指南存在更新周期较长，循证医学证据较少等弊端，有待进一步完善。

四、展望与对策

（一）展望

FD 因其高患病率、高就诊率、高复发率，严重影响人们的生活质量，加大了社会医疗资源及家庭经济的负担。多年来，国内外学者对其流行病学、发病机制、诊断和治疗进行了广泛的研究，但发病机制尚未完全明确，西医治疗至今无重大突破，临床实践证实中西医结合治疗 FD 疗效肯定，但是中医疗效在国际的认可度还有待提高，中医药的作用机制研究还不够深入，将中医药作为 FD 治疗的重大突破口深入研究，具有良好的前景。

（二）对策

第一，建立中医特色的病证结合 FD 临床数据库，奠定创新基础。大数据是未来发展的方面，我们应该充分利用中国人口众多的优势，在西医罗马诊断标准的基础上，根据 FD 中医辨证论治的标准，构建具有中医特色的临床数据库。为今后证候、病因病机理论等方面创新，评价中医药疗效和筛选新药奠定基础。

第二，更新 FD 中西医结合诊疗共识，规范临床诊疗过程。诊疗共识是经系统研究后制定发布，用于帮助各级临床医师做出恰当决定的指导性意见，规范临床诊疗过程，提高临床疗效，避免医疗资源浪费。今后要加快诊疗共识的更新速度，评价指南与临床实践的符合程度，从而评价指南的临床应用情况，并从符合程度的高低筛选指南可能存在不足，吸纳临床实践具有潜力和实际疗效的诊疗手段，作为指南进一步修订的依据，纳入更多高级别循证医学证据，更好的规范临床诊疗过程。

第三，开展中成药治疗 FD 的上市后再评价，提供循证证据。目前市面上治疗消化不良症状的中成药种类繁多，但并没有药物适应症是针对 FD 这个独立疾病。今后可以开展设计规范大规模的临床试验，对目前常用中成药治疗 FD 不同证型的疗效和安全性进行上市后再评价，并深入研究其药效机制。为临床医生选药，提供有力依据。

第四，强化中医药治疗 FD 机制的研究，阐明作用靶点。近年来，越来越多的研究表明，十二指肠的感觉和结构异常在 FD 发生的病理生理过程中起着非常重要的作用。十二指肠对酸、脂类高敏，十二指肠黏膜屏障受损以及免疫激活等机制被不断提出。十二指肠是否是中医药作用的靶点，中药复方是否通过多途径修复十二指肠功能，目前仍是研究空白。深入研究中医药在十二指肠的作用机制，阐明其精确地作用靶点和分子机制是未来研究的方向之一。

第五，探讨 FODMAP 食物在 FD 发病和治疗中的作用，丰富治疗手段。目前随着饮食结构及生活方式的改变，暴饮暴食及高能量、高蛋白、高营养的摄入使胃肠道负担加重。FODMAP 食物在 IBS 中的治疗作用已经得到证实，FD 和 IBS 同属胃肠道的功能性疾病，且两病可重叠发病。那么 FODMAP 食物是否可以使 FD 患者受益，需要未来开展的大规模的临床试验验证。

—— 参考文献 ——

［1］ Brook RA，Kleinman NL，Choung RS. Excess comorbidity prevalence and cost associated with functional dyspepsia in an employed population［J］. Dig Dis Sci，2012，13（1）：109–118.

［2］ Brook RA，Kleinman NL，Choung RS，et al. Functional dyspepsia impacts absenteeism and direct and indirect costs［J］. Clin Gastroenterol Hepatol，2010，8（6）：498–503.

［3］ Tack J，Lee KJ. Pathophysiology and treatment of functional dyspepsia［J］. J Clin Gastroenterol，2005，39（5 Suppl 3）：S211–S216.

［4］ Lee KJ，Tack J. Duodenal implications in the pathophysiology of functional dyspepsia［J］. J Neurogastroenterol Motil，2010，16（3）：251–257.

［5］ Zeng F，Qin W，Liang F. Abnormal resting brain activity in patients with functional dyspepsia is related to symptom severity［J］. Gastroenterology，2011，141（2）：499–506

［6］ Savarino E，Zentilin P，Dulbecco P. The role of Acid in functional dyspepsia［J］. Am J Gastroenterol，2011，106（6）：1168.

［7］ 中华中医药学会脾胃病分会. 消化不良中医诊疗共识意见（2009）［J］. 中国中西医结合杂志，2010，30（5）：533–537.

［8］ 中国中西医结合学会消化系统疾病专业委员会. 功能性消化不良的中西医结合诊疗共识意见（2010）［J］. 中国中西医结合杂志，2011，31（11）：1545–1549.

［9］ 凌江红，张钮琴，梁纲，等. 疏肝理气法对夹尾应激大鼠行为学及胃组织学的影响［J］. 世界华人消化杂志，2009，17（3）：299–302.

［10］ 王煜姣，凌江红，张钮琴，等. 复合病因造模法制备功能性消化不良大鼠模型［J］. 世界华人消化杂志，2014，22（2）：210–214.

［11］ 吴震宇，张声生，李培彩，等. 碘乙酰胺灌胃联合夹尾应激诱导大鼠 FD 模型的建立及评价［J］. 中国中西医结合消化杂志，2015，23（7）：462–466.

［12］ 刘艳阳，李峰，刘晶，等. 内脏敏感增高型功能性消化不良脾虚证动物模型的建立［J］. 辽宁中医杂志，2015，42（11）：2218–2220.

［13］ 曹峰，刘小河，傅延龄. 功能性消化不良胃虚饮停证大鼠模型的建立与评价［J］. 吉林中医药，2008，28（12）：929–931.

［14］ 陈晨，全俊，李曼蓉，等. 功能性消化不良重叠肠易激综合征动物模型的建立［J］. 实验动物科学，2013，30（4）：18–21.

［15］ 张霄潇，李正勇，马玉玲，等. 中药枳实的研究进展［J］. 中国中药杂志，2015，40（2）：185–190.

［16］ 黄爱华，迟玉广，曾元儿，等. 枳实黄酮对功能性消化不良大鼠胃肠动力的影响［J］. 中药新药与临床药

理，2012，23（6）：612-615.

［17］张明智，隋海娟，张玲玲，金英. 橙皮苷对功能性消化不良大鼠胃肠运动及 Ghrelin 表达的影响［J］. 中药药理与临床，2014，30（2）：30-34.

［18］刘英超，钟继红，孙静. 莪术对功能性消化不良大鼠胃窦神经介质 NO 及 AchE 的影响［J］. 中国中医药科技，2014，21（1）：37-47.

［19］刘蔚雯，黄群，张苏娜. 术连饮调节胃动力的配伍研究［J］. 中国医药科学，2012，2（16）：24-25.

［20］李晓玲，张声生，杨成，等. 仁术健脾理气方对功能性消化不良大鼠胃排空功能及 Ghrelin、5-HT、CGRP 的影响［J］. 中国中西医结合消化杂志，2014，22（7）：355-359.

［21］胡学军，黄穗平，邓时贵. 健脾理气方对功能性消化不良大鼠胃肠运动功能及胃动素、胃泌素的影响［J］. 中国实验方剂学杂志，2011，17（8）：214-217.

［22］胡学军，邓时贵，黄穗平. 健脾理气方对功能性消化不良模型大鼠 CGRP 和 SP 表达的影响［J］. 中华中医药杂志，2011，26（7）：1612-1614.

［23］郭璇，眭艳红，王小娟，等. 舒胃汤对功能性消化不良大鼠血清干细胞因子、一氧化氮的影响［J］. 湖南中医药大学学报，2011，31（9）：27-30.

［24］郭璇，谭华梁，王小娟，等. 舒胃汤对功能性消化不良大鼠 Cx43 蛋白的分布及 Cajal 间质细胞的修复与再生的影响［J］. 中国中西医结合消化杂志，2014，22（11）：652-658.

［25］余朝辉，郑珊娇. 白枳养胃汤对功能性消化不良大鼠血清和组织中 MTL、GAS 和 VIP 含量的影响［J］. 中药药理与临床，2015，31（4）：199-201.

［26］吴坚，张星星，沈洪. 半夏泻心汤对功能性消化不良大鼠胃排空率和胃窦组织 Gherlin 的影响［J］. 四川中医，2014，32（1）：70-72.

［27］Wei W, Li X, Hao J, et al. Proteomic analysis of functional dyspepsia in stressed rats treated with traditional Chinese medicine "Wei Kangning"［J］. J Gastroenterol Hepatol, 2011, 26（9）：1425-1433.

［28］袁海鹏，李延青. 十二指肠与功能性消化不良［J］. 国际消化病杂志，2013，33（3）：167-169.

［29］Bratten J, Jones MP. Prolonged recording of duodenal acid exposure in patients with functional dyspepsia and controls using a radiotelemetry pH monitoring system［J］. J Clin Gastroenterol, 2009, 43（6）：527-533.

［30］Akiba Y, Kaunitz JD. Luminal chemosensing and upper gastrointestinal mucosal defenses［J］. Am J Clin Nutr, 2009, 90（3）：826S-831S.

［31］Schwartz MP, Samsom M, Smout AJ. Am J Gastroenterol. Chemospecific alterations in duodenal perception and motor response in functional dyspepsia［J］. 2001, 96（9）：2596-602.

［32］Björnsson E, Sjöberg J, Ringström G, et al. Effects of duodenal lipids on gastric sensitivity and relaxation in patients with ulcer-like and dysmotility-like dyspepsia［J］. Digestion, 2003, 67（4）：209-217.

［33］Vanheel H1, Vicario M, Vanuytsel T, et al. Impaired duodenal mucosal integrity and low-grade inflammation in functional dyspepsia［J］. Gut, 2014, 63（2）：262-271.

［34］Ly HG, Weltens N, Tack J, et al. Acute Anxiety and Anxiety Disorders Are Associated With Impaired Gastric Accommodation in Patients With Functional Dyspepsia［J］. Clin Gastroenterol Hepatol, 2015, 13（9）：1584-1591.

［35］Van Oudenhove L, Aziz Q. The role of psychosocial factors and psychiatric disorders in functional dyspepsia［J］. Nat Rev Gastroenterol Hepatol, 2013, 10（3）：158-167.

［36］Van Oudenhove L, Vandenberghe J, Dupont P, et al. Abnormal regional brain activity during rest and（anticipated）gastric distension in functional dyspepsia and the role of anxiety：a $H_2^{15}O$-PET study［J］. Am. J. Gastroenterol, 2010, 105（4）：913-924.

［37］Hveem K, Svebak S, Hausken, et al. Effect of mental stress and cisapride on autonomic nerve functions in functional dyspepsia［J］. Scand. J. Gastroenterol, 1998, 33（2）：123-127.

［38］Van Lelyveld N, Linde JT, Schipper M, et al. Candidate genotypes associated with functional dyspepsia［J］.

Neurogastroenterol Motil, 2008, 20（7）：767-773.

［39］韩仙芝，高峰，赵立群. 功能性消化不良及其伴随精神症状与五羟色胺转运体基因多态性的关系［J］. 世界华人消化杂志，2010, 18（33）：3599-3603.

［40］Le Pluart D, Sabate JM, Bouchoucha M, et al. Functional gastrointestinal disorders in 35, 447 adults and their association with body mass index［J］. Alimentary pharmacology & therapeutics, 2015, 41（8）：758-767.

［41］Pedersen N, Andersen NN, Végh Z, et al. Ehealth：low FODMAP diet vs Lactobacillus rhamnosus GG in irritable b owel syndrome［J］. World J Gastroenterol, 2014, 20（43）：16215-1626.

［42］张声生，陈贞，许文君，等. 基于"寒、热、虚、实"二次辨证的565例功能性消化不良证候分布特点研究［J］. 中华中医药杂志，2008, 23（9）：833-835.

［43］陶琳，李哲，肖旸，等. 功能性消化不良中医证候分布特点及与胃感觉的关系［J］. 中国中西医结合消化杂志，2014, 22（9）：529-531.

［44］许卫华，李妮矫，张艳丽，等. 不同中医证型功能性消化不良患者核素胃排空特点的研究［J］. 环球中医药，2013, 6（5）：321-324.

［45］谢迪，刘敏. 幽门螺杆菌与功能性消化不良中医证型及主要症状关系的研究［J］. 中国中医药信息杂志，2012, 19（3）：20-22.

［46］吕林，唐旭东，王静，等. 中医药治疗功能性消化不良疗效评价指标分析［J］. 世界中医药,2015,10(7)：986-988.

［47］罗迪，刘凤斌. 功能性消化不良医生报告结局量表的科学性考评［J］. 世界中西医结合杂志,2015,10(1)：103-106.

［48］吴宇航，刘凤斌. 功能性消化不良生存质量量表（FDDQL）中文版再考核及其临床应用［D］. 广州：广州中医药大学，2011.

［49］庞敏，朱丽明，方秀才，等. 坦度螺酮治疗功能性消化不良合并焦虑的临床观察［J］. 协和医学杂志，2016, 6（2）：115-118.

［50］朱丽明，常敏，黄丹，等. 米氮平治疗功能性消化不良疗效评价［J］. 临床消化病杂志，2011, 23（2）：71-72.

［51］Xu S, Wan X, Zheng X, et al. Symptom improvement after helicobacter pylori eradication in patients with functional dyspepsia-A multicenter, randomized, prospective cohort study.Int J Clin Exp Med, 2013, 6（9）：747-56.

［52］Zhang SS, Zhao LQ, Wang HB, et al. Efficacy of Gastrosis No.1 compound on functional dyspepsia of spleen and stomach deficiency-cold syndrome：a multi-center, double-blind, placebo-controlled clinical trial［J］. Chinese Journal of Integrative Medicine, 2013, 19（7），498-504.

［53］Zhang SS, ZhaoLQ, Wang HB, et al. Efficacy of modified LiuJunZi decoction on functional dyspepsia of spleen-deficiency and qi-stagnation syndrome：a randomized controlled trial［J］. BMC Complement Altern Med, 2013, 13：54.

［54］汪红兵，张声生，沈洪，等. 胃病3号复方治疗功能性消化不良脾胃湿热证多中心、随机、双盲、安慰剂对照试验研究［J］. 中国中西医结合消化杂志，2011, 19（5）：284-289.

［55］Zhao LQ, Zhang SS, Wang ZF, et al. Efficacy of modified ban xia xie xin decoction on functional dyspepsia of cold and heat in complexity syndrome：a randomized controlled trial［J］. Evid Based Complement Alternat Med, 2013, p 812143.

［56］赵鲁卿，张声生，汪红兵，等. 胃病2号对功能性消化不良脾虚气滞证患者中医证候疗效研究［J］. 北京中医药，2013, 32（6）：410-412.

［57］吴兵，赵鲁卿，张声生，等. 胃病Ⅰ号复方对功能性消化不良脾胃虚寒证患者生活质量影响的研究［J］. 北京中医药，2011, 30（10）：723-725.

［58］赵鲁卿，汪红兵，张声生，等. 胃病Ⅲ号复方对功能性消化不良脾胃湿热证患者近期生活质量影响的研究

［J］．天津中医药，2011，28（6）：450-453.

［59］赵鲁卿，张声生，汪红兵，等．胃病4号对功能性消化不良寒热错杂证患者生活质量的影响［J］．中华中医药杂志，2012，27（10）：2551-2554.

［60］赵鲁卿，张声生，沈洪，等．健脾疏肝法治疗功能性消化不良脾虚气滞证：基于患者评价的随机、对照试验［J］．世界中医药，2015，10（5）：690-694.

［61］许卫华．中医辨证治疗功能性消化不良的疗效评价以及对核素胃排空影响的多中心、随机、双盲、安慰剂对照研究［D］．北京：北京中医药大学，2013.

［62］李政杰，曾芳，杨玥，等．功能性消化不良患者针刺治疗后对针刺足三里脑的响应［J］．世界华人消化杂志，2013，21（19）：1882-1887.

［63］Zeng F, Lan L, Tang Y, et al. Cerebral responses to puncturing at different acupoints for treating meal-related functional dyspepsia［J］．Neurogastroenterol Motil，2015，27（4）：559-568.

［64］陈英，杨春敏，范勤，等．心理语言及穴位刺激和胃电起搏协同改善难治性功能性消化不良的胃电紊乱［J］．中华保健医学杂志，2012，14（2）：85-87.

［65］杨春敏，陈英，范勤，等．心理语言、胃电起搏和穴位刺激协同对功能性消化不良患者血浆脑肠肽的影响［J］．胃肠病学和肝病学杂志，2012，21（8）：754-757.

撰稿人：张声生　赵鲁卿　卢小芳

病证结合动物模型研究进展及相关问题

　　证候是连接临床和基础理论研究的桥梁，牵动着中医药基础理论与临床实践现代化发展的全局，其研究离不开动物模型，故而动物模型的探讨成为了中医证候研究能否顺利开展的关键环节之一。动物模型作为科研的重要支撑有其独特优点，能一定程度弥补临床尤其是涉及伦理问题和易于出现偏倚临床研究的不足。20世纪60年代以来，国内对中医证候模型的研究进行了广泛探索，涉及的复制方法有病因造模、药物造模、病理造模、病因病理结合造模以及病证结合造模多种；但由于传统病因的选择和实施强度不宜控制，单纯运用西医病因、药物及病理的建模方法来反映中医的证候特点又值得商榷。因此，许多专家寄希望于病证结合动物模型的复制，乃是因为其具有许多之前所建模型所不具备的优势，如可在疾病模型基础上系统动态观察模型动物的宏观表征和微观指标，并综合结果以进行相关证候的判定，从而能一定程度体现中医对疾病发生、发展规律的认识以及中医"证候"动态性、阶段性的特证；同时也具有客观性相对较强、可信度相对较高以及更加贴近临床等特点；因此，对病证结合动物模型的探讨已成为中医证候动物模型研究的必然趋势，它对完善中医基础理论以及发展中医临床具有深远意义，在中药复方配伍规律的研究中意义则更为重大。

　　自1991年国内初次报道病证结合动物模型开始，探讨病证结合动物模型的文献逐年在增加，尤其近五年来在有关消化系统学科病证结合动物模型的研究方面更是取得了不少的进步。总体来说，其基本思路是在中医药基础理论指导下，借助现代科学技术、现代医学理论及实验动物科学知识，构建出重复性良好的消化系统疾病病证结合动物模型，以促进中西医结合学科发展中"证候"本质的研究，提高临床诊疗水平，进一步推动中西医结合消化学科的现代化发展。

一、病证结合动物模型发展现状

随着生活环境改变、精神因素和心理压力增大、不健康饮食习惯和缺少运动的生活方式以及人口老龄化与城市化进程的不断加快等因素，我国人群的消化系统疾病谱也在不断发生着改变。慢性胃炎尤其是慢性萎缩性胃炎和胃癌癌前病变及其所伴随的幽门螺旋杆菌感染、功能性消化不良、肠易激综合征、溃疡性结肠炎以及非酒精性脂肪肝病、肝纤维化等临床常见和难治性消化系统疾病的发生率呈逐年上升趋势，针对于此，国内外学者从不同角度分别开展了相关疾病和病证结合动物模型复制的研究。

（一）慢性胃炎及其病证结合动物模型

慢性胃炎尤其慢性萎缩性胃炎（chronic atrophic gastritis，CAG）作为常见胃癌癌前疾病与幽门螺杆菌（Helicobacter pylori，Hp）感染的研究一直都备受关注，有关其疾病和病证结合动物模型的探讨更是成为了目前研究的热点。

1. 慢性胃炎动物模型

针对 CAG 疾病动物模型，近年来北京中医药大学东方医院脾胃研究团队[1]采用弹簧幽门植入术配合高盐、热淀粉糊灌胃法综合因素复制的模型，是一种较为符合我国人群临床易出现胆汁反流和长期饮食过热、过咸等生活习惯所造成的 CAG 发病特点且稳定而便捷的大鼠 CAG 模型。而通过自由饮用 0.1% 氨水，前 10 周以 2% 水杨酸钠和 30% 酒精混合溶液灌胃，后 12 周以 20mmol/L 去氧胆酸钠溶液灌胃多因素复制的大鼠模型也出现了胃窦腺体萎缩、黏膜肌层相对增厚、炎性细胞浸润的 CAG 典型病理改变，且此方法所复制模型的优点在于不伴随肠化生、异型增生之胃癌前病变的病理改变且其肝脏组织学也未受到明显影响[2]。在 Hp 相关胃炎方面，Gaddy 等[3]以 cagA[+]野生型菌株、同基因 cagA 变异型菌株感染蒙古沙鼠后分别予高盐饮食及正常饮食四个月，结果 cagA[+]野生型菌株感染高盐饮食组较之正常饮食大鼠胃黏膜炎症更为严重、胃壁细胞缺失、IL-1β 表达明显升高，且存 cagA 转录水平上调；但同基因 cagA 变异型菌株感染蒙古沙鼠胃黏膜炎症不明显，也未产生胃酸的缺乏，一定程度提示高盐饮食能促进 cagA[+]Hp 诱发实验性胃黏膜萎缩、癌前甚至癌变的病理改变。在此基础上，同课题组 Loh et al[4]根据 Hp 很强种内基因变异能力的特点，进一步探讨了 Hp 感染多样性是否受饮食成分尤其高盐饮食的影响，结果也证实了四个月后 Hp 感染蒙古沙鼠高盐饮食模型大鼠胃黏膜的炎症程度以及 Hp 的氧化应激能力明显增加。国内学者[5]以 Hp 感染、水杨酸钠与乙醇混合溶液灌胃 14 周多因素所复制的 Hp 感染 CAG 大鼠模型，其病因、病理变化与人类 CAG 病变也较为相似，可作为研究 Hp 感染 CAG 发病机制及药物干预治疗较合适的动物模型。Werawatganon[6]通过预先给予链霉素三天再灌胃 Hp 菌株混悬液，间隔四小时每日两次连续三天以复制胃黏膜 Hp 感染大鼠模型，两周后 80% 左右模型大鼠出现了胃黏膜 Hp 感染且伴轻、中度的炎症。而 Walencka 等[7]将可产生细胞毒素 A 和原内毒素相关蛋白 A 的 Hp 菌株混悬于胎牛血清和抗菌素选择培养基布鲁氏肉汤中灌胃豚鼠建模，并通过微生物、病理、免疫及分子生物学多种方法检测，发现模型豚鼠呈现了 Hp 的持续感染状态，提示此模型可用于 Hp 发病机制及宿主相关免疫反应的研究。

2. 慢性胃炎病证结合动物模型

南京中医药大学江苏省中医院脾胃研究团队[8]采用 N- 甲基 -N' 硝基 -N- 亚硝基肌胍（N-methyl-N'-nitro-N-nitrosoguanidin，MNNG）溶液予大鼠自由饮用，并以雷尼替丁灌胃加饥饱失常综合法共 20 周复制 CAG 胃癌前病变气虚血瘀证大鼠模型，结果模型大鼠除全身状况差，肝、脾、胸腺重量减轻外，也在细胞和亚细胞水平一定程度呈现了胃黏膜萎缩和肠化生、异型增生之癌前病变的病理改变。中国中医科学院基础理论研究所研究团队[9]在以脱氧胆酸钠、阿司匹林水溶液交替饮用和免疫损伤法复制 CAG 模型基础上，加耗气破气和饥饱失常、夹尾和肾上腺素注射以及饮甲基硫氧嘧啶溶液 35 周分别复制了脾虚证、肝郁证和肾虚证的病证结合 CAG 大鼠模型，结果各组大鼠均出现了胃黏膜萎缩性改变，以脾虚证尤其肾虚证 CAG 模型组萎缩最为明显，可能由于造模时间偏长，实证的肝郁 CAG 模型大鼠也一定程度出现了胃黏膜萎缩，从而呈现了不同证候病证结合 CAG 模型的不同病理特点。广州中医药大学脾胃研究所研究团队[10]以 2% 水杨酸钠、100% 番泻叶水煎液灌胃以及 2% 水杨酸钠灌胃加高脂、高糖饮食连续 20 天再加人工气候箱（后 15 天放入）分别复制慢性胃炎脾虚证和慢性胃炎脾胃湿热证病证结合大鼠模型，结果模型大鼠除均呈现一定程度胃黏膜炎症病理改变外，脾虚证组还表现为形体消瘦、踡缩懒动、眯眼弓背、食量少，拉尾便次增多稀溏；脾胃湿热证组则前期大鼠体重无明显增加、精神倦怠、饮食量逐渐减少，待放入人工气候箱后上述症状更明显、体重减轻并出现烦躁不安、毛发疏松粗糙、阴囊松弛下垂、大便溏滞、纳呆少饮、小便黄量少等脾虚证和脾胃湿热证相关的症状、体征改变。该脾胃研究团队[11]还针对寒热病因病机和临床表现设计建立带有左金丸与反左金"证"性质的慢性胃炎病证结合大鼠模型，并基于模型大鼠胃黏膜的病理改变、炎症和保护因子探讨比较了两模型因方药配伍比例不同所引起的作用差异，将辨证论治的中医药理论与药效学研究有机结合，避免了只根据药物的物质成分、理化性质、药理作用论定方药的功效，从而使病证和方药研究更具中医特色。

（二）功能性消化不良及其病证结合动物模型

随着功能性消化不良（Functional dyspepsia，FD）发病率的日趋增高，有关 FD 动物模型和病证结合动物模型的研究也逐渐成为了研究热点。

1. 功能性消化不良动物模型

针对 FD 造模方法而言，国际上较公认的是碘乙酰胺灌胃法[12]。鉴于早期炎症刺激是导致 FD 内脏高敏感形成的重要原因之一，应用碘乙酰胺灌胃引起早期炎症反应建立模型的方法能较好地模拟 FD 胃敏感性升高、顺应性降低等病理表现，首都医科大学附属北京中医医院脾胃研究团队采用该造模方法建立 FD 模型并将其归类于中医的脾虚证[13]。国内应用最多的 FD 造模方法为"夹尾刺激法"[14]；由于该方法在模拟 FD 主要病因、症状的同时也模拟了 FD 患者紧张、焦虑等临床病理状态，并且是为数不多地模拟了 FD 患者肝郁气滞中医证候的造模方法，故相关研究也逐渐为国外所接受[15]。鉴于临床 FD 往往易与肠易激综合征（Irritable Bowel Syndrome，IBS）重叠出现，国内学者[16]以先夹尾刺激后灌胃大黄和先灌胃大黄后夹尾刺激不同时间顺序方法复制 FD 重叠 IBS 的大鼠复合模型，并以行为分析仪对大鼠旷场实验进行分析以了解其焦虑、抑郁程度，同时取大鼠胃窦组织进行病理学观察，结果先夹尾刺激后灌胃模型大鼠的病理变化较之先灌胃后夹尾刺激大鼠更加接近于人类功能性胃肠病的发病情况；提示大黄泻下结合夹尾应激能成功建立 FD-IBS 重叠征模型，相较之下以先夹尾刺激后灌胃建立的重叠征模型为优；至于不同造模顺序对造模结果具体有何影响，按照不同顺序建立的 FD 重叠 IBS 模型之间具体有何区别，尚待进一步的探讨。

2. 功能性消化不良病证结合动物模型

中国中医科学院西苑医院和北京中医药大学研究团队[17]运用碘乙酰胺复合小平台劳倦因素法复制 FD 脾虚证病证结合大鼠模型，提示碘乙酰胺复合小平台大鼠饮食减少、糖水偏好降低、胃敏感性增高，且体重下降和倦怠乏力等脾虚症状更为明显，较为符合 FD 脾虚证的特点。在此基础上改良运用 2% 蔗糖溶液灌胃复合小平台站立制作内脏敏感增高型 FD 脾虚证病结大鼠模型，结果模型大鼠食少、腹胀、毛发疏松不泽、倦怠乏力等脾虚症状更为严重而且持久[18]。通过该团队再次改良运用高乳糖饲料加水环境小平台站立法制作功能性腹泻脾虚证病证结合大鼠模型，提示单纯高乳糖饲料喂养和单纯水环境小平台站立法的乏力和腹泻症状并不明显，而病证结合模型大鼠则出现诸如便溏、倦怠乏力、毛发疏松不泽、耳色淡、体重增加缓慢、血清淀粉酶活性和尿 D- 木糖排泄率降低、血清乳酸含量增加的改变，经健脾方药干预能使相关症状和病理改变得到恢复，从而一定程度证明了该功能性腹泻脾虚证病证结合动物模型复制的成功性[19-20]。

（三）肠易激综合征及其病证结合动物模型

作为临床常见的功能性肠病，全球 IBS 的发病率也日趋增加，有关 IBS 动物模型和病证结合动物模型的研究也同样逐渐成为了国内外争相研究的焦点。

1. 肠易激综合征动物模型

北京协和医院消化研究团队[21]以樟脑丸特殊气味为条件刺激，联合肢体束缚加结直肠伤害性扩张刺激（气囊内压力 > 60 mm Hg）为非条件刺激共三次的脑 - 肠互动指向性条件应激，可稳定地诱发符合 IBS 发病特征的内脏功能紊乱并可用于 IBS 发病机制的研究。中国中医科学院西苑医院和首都医科大学附属北京中医医院脾胃研究团队[22-23]均采用母婴分离联合束缚应激法建立腹泻型肠易激综合征（Irritable Bowel Syndrome-diarrhea，IBS-D）大鼠模型，提示母婴分离和束缚应激法均能一定程度模拟 IBS-D 的临床症状和

（或）内脏高敏感性，二者相结合建立的大鼠模型与任何单一方法比较更加符合 IBS-D 症状及内脏高敏感性的特征；之后两个团队分别采用乙酸灌肠加束缚应激复制 IBS-D 模型，通过对大鼠结肠黏膜短路电流值及相关跨上皮电活动的影响探讨了疏肝健脾方对该实验性 IBS-D 模型的影响，提示该方能一定程度改善模型大鼠对多巴胺的反应性和调节 Cl^- 和 $HCO3^-$ 的分泌从而发挥其改善、调节肠道吸收和离子转运的功能[24-25]；且肠安合剂对母子分离加慢性束缚刺激 IBS-D 模型治疗获效的机制可能是通过影响血清中 5-HT 表达而实现[26]。另有研究者[27]对母婴分离、肠道化学刺激、束缚刺激单因素及综合因素复制 IBS 大鼠模型进行比较，观察大鼠体重、大便情况、直肠敏感性、肠道推进并进行病理和 5-HT 检测，提示与各单因素模型相比，综合因素复制的大鼠模型无明显差异，更加贴近 IBS 临床上多病因、发病机制复杂的病理情况，优于单因素复制的动物模型。

2. 肠易激综合征病证结合动物模型

中国中医科学院西苑医院脾胃研究团队[28]采用母子分离加慢性束缚应激和苦寒泻下番泻叶灌胃法多因素综合建立 IBS-D 肝郁脾虚病证结合大鼠模型，并初步筛选发病相关的蛋白质分子；结果模型大鼠具有内脏高敏感性、肠通透性增加的疾病特征以及旷场穿格数、站立数减少、糖水偏好率降低、悬尾不动时间延长和体重增长缓慢等肝郁脾虚证的特点，且其结肠和脑组织中存在大量差异表达的蛋白分子，相关功能涉及疼痛调节、离子转运、免疫调节、中枢调节、脑肠相互作用等多个方面。国内有学者[29]依据先肝郁至肝旺，肝旺可乘脾以及苦寒伤脾更符合 IBS 自然发病过程的理论依据，对夹尾激怒结合大黄灌胃以及束缚应激结合番泻叶灌胃法复制 IBS-D 肝郁脾虚病证结合模型过程中肝郁、脾虚两个施加因素的先后顺序进行了探讨，结果提示先肝郁后脾虚建模效果更好。另有研究者[30]在慢性轻度不可预见性应激抑郁模型基础上结合脾胃湿热证模型复制方法，建立多因素相互作用慢性 IBS 急性发作病证结合应激动物模型，结果提示该病证结合模型在粪便性状评分、痛阈评分、敞箱实验积分及糖水摄取偏嗜度方面均优于单纯慢性轻度不可预见性应激动物模型。

（四）溃疡性结肠炎动物模型

溃疡性结肠炎（Ulcerative colitis，UC）是涉及免疫功能紊乱的难治性肠道疾病，发病率尤其重症患者在我国呈逐年上升趋势，故而对其动物模型的探讨也显得十分必要。葡聚糖硫酸钠（Dextran Sulfate Sodium，DSS）导致急性大鼠结肠炎模型因制作方法简单，与临床 UC 表现相近等特点而成为广泛应用复制 UC 大鼠模型的方法[31-32]。国内江苏省中医院脾胃研究团队[33]则采用 2，4，6- 三硝基苯磺酸（TNBS）/乙醇法灌肠法建立大鼠和小鼠 UC 模型，结果模型动物出现精神萎靡少动、毛发杂乱无泽、饮食量减少及不同程度腹泻和便血，肉眼可见肠道粘连、肠管积气积粪、肠壁增厚皱褶消失、肠黏膜广泛充血水肿及明显可见的溃疡灶，病理见黏膜和黏膜下层溃疡形成、大量中性粒细胞、淋巴细胞浸润、腺体破坏、结构紊乱、杯状细胞减少、隐窝结构扭曲且炎症、脓肿形成，提示 TNBS/ 乙醇法建立的 UC 大鼠、小鼠模型是较为理想的研究模型。

（五）非酒精性脂肪肝病动物模型

采用高脂、高糖饮食建立非酒精性脂肪肝病（non-alcoholic fatty liver disease，NAFLD）动物模型是经典的复制方法[34]。国内学者[35]以高脂饲料喂养 2 型糖尿病 MKR 鼠以建立 2 型糖尿病并发 NAFLD 的动物模型，结果 NAFLD 模型 MKR 鼠肝细胞呈现小泡性脂变、糖耐量异常，其异常程度明显高于单纯 2 型糖尿病的 MKR 鼠，提示以高脂饲料喂养 MKR 鼠可建立稳定的且与临床 2 型糖尿病并发 NAFLD 较相一致的动物模型。而通过观察大鼠 NAFLD 动物模型构建中肝脏脂变程度与高脂饲料内胆固醇含量和造模时间的动态关系以寻找合适的 NAFLD 造模方法，发现造模 2、3、4 周高脂饲料中胆固醇质量分数 1% 与 1.5% 组大鼠肝脏脂肪变性程度无显著区别，其中 21 天后所有大鼠均发生了肝脏脂肪变性，28 天后大部分大鼠发生了肝脏重度脂肪变性，质量分数 1.5% 胆固醇组大鼠的肝脏还发生了炎症浸润和点状坏死；该实验较好再现了高脂饮食引起 NAFLD 发展的全过程，其中高胆固醇质量分数为 1% 和 1.5% 的高脂饲料对大鼠肝脏脂变程度的影响并无明显差别[36]。尚有学者[37]通过实验提示采用高脂饲料剂量控制联合 CT 动态观察可以成功建立不同程度的兔 NAFLD 模型。

（六）肝纤维化及其病证结合动物模型

迄今为止，肝纤维化（Hepatic fibrosis，HF）作为全球重大的卫生问题目前尚没有令人满意的治疗方式，能及早阻断肝纤维化形成是防治慢性肝病的关键环节；因而肝纤维化动物模型复制的研究也显得十分的重要。

1. 肝纤维化动物模型

二甲基亚硝胺（Dimethylnitrosamine，DMN）是常用以复制肝纤维化动物模型的经典方法[38]。上海中医药大学肝病研究团队[39]通过改良后采用隔日一次腹腔注射 DMN，发现所复制的肝纤维化大鼠模型较之连续三天注射的模型更为稳定，且该模型同时兼具了肝窦毛细血管化与小叶内纤维化的肝纤维化病理改变特征；之后该团队还通过构建绿色荧光蛋白标记骨髓细胞的小鼠以复制小鼠 DMN 肝纤维化模型，经腹腔注射 DMN 隔日一次，10mg/kg/ 次共四周可使造血重建小鼠形成显著肝纤维化，该模型的建立为研究骨髓源性细胞在肝纤维化过程中的肝内归巢和分化，以及药物干预对其归巢和分化的影响提供了一个良好的技术平台[40]。该校脾胃研究团队[41]则采用喂食酒精、玉米油、吡唑，结合微量四氯化碳（Carbon tetrachloride，CCl₄）腹腔注射复合因素 12 周成功制备了大鼠酒精性肝纤维化模型；造模期间肝脏组织病理学依次表现为酒精性脂肪肝、肝炎、肝纤维化；提示采用酒精灌胃结合微量 CCl₄ 腹腔注射制备的酒精性肝纤维化动物模型不仅具有模型稳定、成功率高的特点，且同时提供了可用于不同阶段酒精性肝病的实验动物模型。而另有研究[42]采用每周两次乙醇灌胃、猪血清腹腔注射、CCl₄ 葵花籽油溶液皮下注射，同时每日喂饲高脂饲料进行复合因素建立大鼠肝纤维化模型，并对其病变进行动态观察；发现第6周时模型组大鼠出现肝细胞广泛性空泡变性、汇管区成纤维细胞增生、肝小叶间隔胶原纤维沉积的典型肝纤维化病理改变，至第8周时开始形成肝硬化典型的假小叶病理改变。有研究者[43]探讨了5%葡聚糖硫酸钠（Dextran sulphate sodium salt，DSS）对BALB/C小鼠肝损伤及其纤维化的影响，发现模型小鼠6、12周时间段肝脏病理损伤均较明显、胶原纤维表达量增多，提示DSS也能有效诱导BALB/C小鼠肝纤维化，其诱导机制值得深入研究。尚有学者[44]提出优化CCl_4肝纤维化动物模型复制方案，指出尽管灌胃和腹腔注射均能导致明显的肝纤维化病理改变，但灌胃方式死亡率在10%以下，腹腔注射死亡率可高达80%以上，表明灌胃造模动物的耐受性相对较好；应用CCl_4后大鼠、小鼠模型肝纤维化各指标变化趋势一致，以大鼠模型病理变化更为明显；提示以CCl_4致肝纤维化模型的建立以1ml/kg CCl_4灌胃方法为宜，具体可根据实验的目的不同而选用不同种属的动物进行造模。

2. 肝纤维化病证结合动物模型

国内学者[45]通过慢性夹尾激怒加高浓度大黄灌胃加CCl_4注射多因素综合法建立肝郁脾虚肝纤维化病证结合大鼠模型，以逍遥丸进行药物反证；结果模型大鼠在呈现典型肝纤维化病理改变的同时，还表现为造模初期精神亢奋易激惹甚至相互撕咬，大黄灌胃后第2天起争斗有所减弱且纳差扎堆、活动减少，之后随着造模的进行大鼠间争斗明显减弱且同时呈现困倦嗜睡、刺激兴奋性减弱、扎堆拱背、肛门污秽、大便稀溏、毛发疏松枯黄无泽易脱落、体重显著减轻等肝郁脾虚的症候群，经逍遥丸治疗后大鼠肝纤维化病理改变及肝郁脾虚的证候表现均能得到一定程度的改善。该团队还同时在CCl_4注射单纯造模基础上应用强迫游泳高度应激方式建立肝纤维化气虚血瘀病证结合大鼠模型，以扶正化淤胶囊进行反证，显示模型大鼠在肝纤维化病理改变的同时呈现造模初期极度恐惧、竭力游泳，随着造模的进行逐渐出现精神不振、摄食减少、生长迟缓、消瘦蜷缩、行走不稳、体毛无泽、大便稀溏、游泳时间明显减少等气虚现象，待造模结束时则呈现舌青紫瘀斑、舌下静脉曲张、眼球颜色变暗、尾部不同程度紫或黄褐色斑等气虚血瘀的证候群。另有研究者[46]采用CCl_4皮下注射附加夹尾刺激、间断禁食的饥饱失常法多因素制备肝郁脾虚证肝纤维化病证结合大鼠模型，结果提示模型大鼠出现了肝功能损害及纤维化的病理改变，肝郁脾虚证大鼠证候表现符合率达82.5%，通过疏肝健脾活血方与加味四逆散合方治疗可使模型大鼠证候表现、肝功能损害及纤维化程度有所改善。该团队还在复制DMN大鼠肝纤维化模型的同时，多次静脉给予去甲肾上腺素和小牛血清白蛋白多因素综合造模；发现其肝脏纤维化程度较单纯DMN复制者更为严重，部分肝窦可见明显扩张淤血，大鼠出现舌质青紫淤斑、舌下静脉曲张、眼球颜色变暗、尾部淤斑以及管襻迂曲、异型增多、血流呈粒线的典型微循环障碍表现，且同时呈现易激惹、抑郁等情绪异常表现；提示在DMN基础上加去甲肾上腺素和小牛血清白蛋白可能是建立气滞血瘀证病证结合大鼠肝纤维化模型的新方法。尚有研究者[47]在DMN、小牛血清白蛋白和去甲肾上腺素联合注射的基础上又进行改良，增加了 20% 乙醇灌胃（0.1mL/100g，2 次 /d）及高脂低蛋白饲养（低蛋白饲料配方混合 20% 猪油）多因素联合建立肝纤维化气滞血瘀证病证结合大鼠模型，结果显示其造模周期可缩短 1~2 周且"病"与"证"的表现也更为稳定和贴切，更好地模拟了临床肝病患者肝郁的特征。

（七）在本学科学术建制、人才培养、研究平台、重要研究团队方面的进展

通过上述研究可以看出，近五年来在中西医结合消化系统常见和疑难疾病的病证结合动物模型复制研究学科方向的学术建制发展中，依托中国中医科学院西苑医院和基础理论研究所、首都医科大学附属北京中医医院、北京协和医院消化研究团队、北京中医药大学、上海中医药大学、广州中医药大学、南京中医药大学等国内脾胃、消化创新研究团队，在各单位国家重点学科、国家脾胃临床基地、国家重点基础研究发展"973"计划、国家"十二五"支撑计划、国家自然科学基金以及协同创新团队项目等众多优势条件支持下，在针对慢性萎缩性胃炎及其癌前病变、功能性消化不良、肠易激综合征以及肝纤维化病证结合动物模型的研究过程中，不仅培养了一大批硕、博士研究生和博士后等专门研究人才走向了全国各省市医疗、教学和科研岗位，同时也分别在上述各研究团队逐渐建立了相应的中西医病证结合科学研究平台，对国内中西医结合消化系统病证结合学科方向的发展起到了较好的推动作用。

二、病证结合动物模型国内外研究进展比较

通过上述消化系统常见和疑难疾病动物模型国内外学科发展的现状不难看出，相关研究在一定程度上充分展现了国内重大研究计划和重大项目的推动作用以及相关最新研究的热点、前沿和特色，现分述如下。

（一）慢性胃炎动物模型研究比较

针对 CAG 疾病动物模型，国内采用弹簧幽门植入配合高盐、热糊灌胃，饮氨水、灌胃水杨酸钠与低浓度酒精以及感染 Hp、灌胃水杨酸钠与乙醇多因素复制的 CAG 和 Hp 感染大鼠 CAG 模型都在一定程度上取得了成功。国外以 cagA[+] 野生型菌株、同基因 cagA 变异型菌株感染蒙古沙鼠和高盐饮食复制 Hp 相关慢性胃炎、CAG 大鼠模型以及将含细胞毒素和毒素相关蛋白的 Hp 混悬液灌胃复制豚鼠 Hp 相关慢性胃炎。相较来说，国内较为注重慢性胃炎的发病因素而采用多因素综合法进行该病动物模型的复制，因而更加贴近临床的特点；国外多从 Hp 感染进行，故其所建立的模型更适合用于 Hp 发病机制及宿主相关免疫反应的探讨。至于病证结合 CAG 动物模型则仅国内有开展，MNNG、雷尼替丁加饥饱失常以及去氧胆酸钠、阿司匹林液交替饮饲、免疫损伤加耗气破气、饥饱失常、夹尾和注射肾上腺素、饮甲基硫氧嘧啶液的综合法分别可复制气虚血瘀、脾虚、肝郁和肾虚证

的病证结合 CAG 大鼠模型；水杨酸钠、番泻叶液灌胃和水杨酸钠灌胃加高脂、高糖饮食再加人工气候箱则能复制脾虚和脾胃湿热证的病证结合慢性胃炎大鼠模型；尚可针对寒热病因病机和临床表现建立带有左金丸与反左金"证"性质的病证结合慢性胃炎大鼠模型，从而使病证结合和方证效应的研究更具中医特色。

（二）功能性消化不良动物模型研究比较

针对 FD 的疾病模型，国内、外均比较公认碘乙酰胺灌胃法，国内常用的"夹尾刺激法"模拟肝郁气滞证复制方法也逐渐为国外所接受；国内尚提出针对 FD-IBS 重叠征模型的复制以先夹尾刺激后灌胃泻下中药所建立的重叠征模型更优的观点，值得深入探讨。而 FD 病证结合动物模型的研究工作也仅在国内有开展，通过分别采用碘乙酰胺复合小平台劳倦法和蔗糖液灌胃复合小平台劳倦法均成功复制了脾虚证和内脏敏感脾虚证病证结合的 FD 大鼠模型并用于相关的中药防治研究中。

（三）肠易激综合征动物模型研究比较

对于 IBS 疾病动物模型而言主要集中在国内，以樟脑为条件刺激，联合肢体束缚加结直肠伤害性扩张为非条件刺激的脑－肠互动指向性条件应激可稳定地诱发符合 IBS 发病特征的大鼠模型。母婴分离或乙酸灌肠加束缚应激以及三种因素相加的综合复制因素较之单因素复制的模型相比，更加贴近 IBS 临床多病因、发病机制复杂的病理情况。而在对母子分离加慢性束缚应激和苦寒泻下多因素所建立的肝郁脾虚病证结合 IBS-D 病证结合大鼠模型的复制中，提示以先肝郁后脾虚建模的效果为更好。

（四）溃疡性结肠炎动物模型研究比较

针对 UC 动物模型的复制，DSS 法因制作简单，与临床 UC 相近等特点而成为国外广泛应用的方法。国内采用 TNBS/ 乙醇灌肠法也成功建立了大鼠和小鼠 UC 疾病的模型。总的来说，两种建模方法均可用于 UC 相关病理改变和中、西药治疗的研究；就目前而言，国内、外均尚未发现有病证结合 UC 动物模型的相关研究。

（五）非酒精性脂肪肝病动物模型研究比较

采用高脂、高糖饮食是国外复制 NAFLD 动物模型的经典方法。国内则通过动态观察较好再现了高脂饮食引起 NAFLD 发展的全过程，从而更有利于根据具体研究目的来确定更加合适的高脂饲料和造模时间；并以高脂饲料喂养 MKR 鼠成功建立了 2 型糖尿病伴 NAFLD 的动物模型。

（六）肝纤维化动物模型研究比较

采用 DMN 是国外复制肝纤维化疾病动物模型的经典方法。国内通过隔日腹腔注射

DMN 使改良后的大鼠模型更趋稳定；绿色荧光蛋白标记骨髓细胞的小鼠 DMN 模型为研究肝纤维化过程中骨髓源性细胞肝内归巢和分化以及药物干预提供了良好平台；喂食酒精、玉米油、吡唑结合微量 CCl₄ 腹腔注射复合因素制备的大鼠模型稳定且成功率高可用于不同阶段实验研究；乙醇灌胃、猪血清腹腔注射、CCl₄ 葵花籽油溶液皮下注射和高脂法建立的大鼠模型第 6 周可见肝纤维化改变，8 周时形成假小叶肝硬化病理改变；优化的 CCl₄ 肝纤维化模型表明灌胃造模耐受性相对较好且以大鼠更为合适。病证结合模型的研究在国内开展比较多，通过慢性夹尾加高浓度大黄灌胃和 CCl₄ 注射以及 CCl₄ 注射加强迫游泳高度应激建立的肝郁脾虚和气虚血瘀病证结合大鼠模型，除典型病理改变外还表现了肝郁脾虚和气虚血瘀相应症候群；而以 CCl₄ 注射加夹尾刺激和饥饱失常以及 DMN 加去甲肾上腺素和血清白蛋白复制的肝郁脾虚和气滞血瘀病证结合模型又为该模型复制提供了新的思路；在此基础上增加乙醇灌胃、高脂低蛋白饲养可使造模周期缩短且其"病"与"证"的表现也更为稳定和贴切。

三、病证结合动物模型的发展趋势与展望

通过本学科发展专题报告对慢性胃炎、功能性消化不良、肠易激综合征、溃疡性结肠炎、非酒精性脂肪肝病以及肝纤维化六种消化系统常见和疑难疾病研究发展状况的分析，不难看出国内在上述相关疾病病证结合动物模型研究方面取得了不少成绩，为本学科动物模型研究学科方向的发展奠定了良好基础；当然，在研究过程中也不可避免地存在着一些值得探讨的问题。因此，针对上述消化系统疾病病证结合动物模型学科未来发展的战略需求和重点发展方向，提出其未来五年的发展趋势和策略如下。

（一）慢性胃炎病证结合动物模型

针对病证结合慢性胃炎动物模型而言，国内分别采用 MNNG、雷尼替丁加饥饱失常及去氧胆酸钠、阿司匹林、免疫损伤加耗气破气、饥饱失常、夹尾和肾上腺素、甲基硫氧嘧啶综合法成功复制气虚血瘀、脾虚、肝郁和肾虚证病证结合 CAG 大鼠模型；以水杨酸钠、番泻叶以及水杨酸钠加高脂、高糖和人工气候箱成功复制了慢性胃炎脾虚证和脾胃湿热证病证结合大鼠模型；并针对寒热病因病机和临床表现成功建立了左金丸与反左金病证结合慢性胃炎大鼠模型，从而使得慢性胃炎病证结合和方证效应的研究更具中医特色。总体来说，相关研究取得了不少成绩，但也存在一些值得探讨的问题。如以致癌剂 MNNG 进行 CAG 及其胃黏膜肠化生、异型增生癌前病变模型的复制，即便停止使用 MNNG，由于其所诱导的胃黏膜相关病理改变仍有可能会继续发展甚至发生癌变，且 MNNG 同时还可导致周围相关脏器发生相应的病理改变，故在模型复制过程中需进行动态观察并适当调整 MNNG 使用的浓度和时间，以在最大限度上既能体现模型动物 CAG 伴随肠化生、异型增生癌前病变的病理特征，又不至于发生癌变而导致模型复制的过重。对于 Hp 相关胃炎而

言，除病证结合动物模型复制有待加入更多中医证候的元素外，更关键的可能在于模型复制成功后中西医结合防治策略上，建议应突出中医与西医不同的治疗思路，强调中医药在调整 Hp 定植微环境、改变 Hp 毒力以及调节机体免疫状态等方面的随同研究，同时借鉴国外注重对 Hp 菌株特异性和饮食成分影响的相关探讨，则有可能使 Hp 相关胃病防治的研究取得突破性进展。

（二）功能性消化不良病证结合动物模型

针对 FD 病证结合动物模型，在国内、外均比较公认碘乙酰胺灌胃和在国外得到认可的"夹尾刺激法"肝郁气滞证复制方法；在碘乙酰胺复合小平台劳倦和蔗糖液灌胃复合小平台劳倦法成功复制脾虚证和内脏敏感脾虚证病证结合 FD 大鼠模型基础上，还应该根据临床 FD 不同证型相关的证候特征、不同区域气候和饮食习惯所导致的不同体质特点，扩大范围进行相关中西医病证结合动物模型的深入探讨；同时结合临床还应在先夹尾刺激后灌胃泻下中药成功建立 FD-IBS 重叠征模型的基础上，加强中医证型 FD-IBS 重叠征病证结合动物模型复制方法的探讨，使其更加符合 FD-IBS 临床往往多重叠出现且呈现多种不同中医证型的特点，以满足全球范围内 FD 发病居高不下的迫切需要。

（三）肠易激综合征病证结合动物模型

作为同样属于功能性疾病的 IBS，其疾病动物模型的研究主要集中在国内，如以樟脑为条件刺激，联合肢体束缚加结直肠伤害性扩张为非条件刺激的脑 - 肠互动指向性条件应激复制的模型较为符合 IBS 发病特征；母婴分离或乙酸灌肠加束缚应激综合复制模型也比较贴近 IBS 临床多病因、发病机制复杂的病理情况；而以先肝郁后脾虚母子分离加束缚应激和苦寒泻下肝郁脾虚病证结合 IBS-D 病证结合大鼠模型复制也在一定程度上取得了成功。但总体来说，其不足之处在于除肝郁脾虚证候外，临床 IBS-D 还存在着诸如脾阳虚、肝郁气滞、脾胃湿热等不同证候，故相关证候病证结合 IBS-D 不同证候动物模型的探讨还有待加强。就临床实际情况而言，还有不少患者表现的是便秘性 IBS，目前国内外针对便秘性 IBS 相关的疾病和病证结合动物模型的研究似乎尚未见开展，故相关的研究也是今后要努力发展的重要方向。

（四）溃疡性结肠炎病证结合动物模型

针对免疫相关性肠道疑难性疾病 UC 的动物模型复制而言，国外常以葡聚糖硫酸钠法，因其方法简单且复制模型与 UC 临床特点相近而被广泛应用；国内以三硝基苯磺酸 / 乙醇灌肠法建立的大鼠、小鼠 UC 疾病模型也同样较好体现了 UC 的发病特点；具体研究中两种建模方法均可用于 UC 相关病理改变和中、西药治疗的研究。总体而言，目前有关 UC 动物模型的研究方法显得较为局限，至于不同证候相关中西医病证结合 UC 动物模型的研究则尚未见到，而有关 UC 长期反复发作有可能向结肠癌癌前病变方向发展的探讨更是少见；因此，加强不同证候中西医病证结合相关 UC 动物模型以及预防其发展成癌前病变的研究应该也是中西医结合消化学科发展的重要方向之一。

（五）非酒精性脂肪肝病及肝纤维化病证结合动物模型

国内针对非酒精性脂肪肝及肝纤维化疾病以及中西医病证结合动物模型复制的研究方法较多也显得相对较为成熟，尤其在肝纤维化病证结合动物模型复制方面已从肝郁脾虚、气虚血瘀和气滞血瘀证角度进行了系列的探讨，取得了较好成绩。今后应大力加强非酒精性脂肪肝病的病证结合动物模型研究的开展；同时，在目前肝纤维化病证结合动物模型取得一定成绩的基础上，宜扩大证型范围如痰湿阻滞、湿热内蕴、脾肾阳虚等进行深入探讨，并结合非酒精性脂肪肝病及肝纤维化的临床进展进一步改良相关模型复制的方法，以更好地适应全球非酒精性脂肪肝病及肝纤维化发病率日趋增高的局面。

— 参考文献 —

［1］ 史瑞，李晓红，方蕾，等. 弹簧幽门植入术结合高盐热淀粉糊灌胃诱导大鼠萎缩性胃炎模型的方法及评价［J］. 世界华人消化杂志，2011，19（10）：1001-1008.

［2］ 冯秀雪，令狐恩强. 慢性萎缩性胃炎的动物模型研究［J］. 军医进修学院学报，2012，3（36）：668-671

［3］ Gaddy JA, Radin JN, Loh JT, et al. High dietary salt intake exacerbates Helicobacter pylori-induced gastric carcinogenesis［J］. Infect Immun. 2013, 81（6）：2258-2267.

［4］ Loh JT, Gaddy JA, Algood HM, et al. Helicobacter pylori Adaptation In Vivo in Response to a High-Salt Diet［J］. Infect Immun, 2015, 83（12）：4871-4883.

［5］ 唐旭东，张翠萍，张琪，等. 改良式 Hp 感染萎缩性胃炎大鼠模型的建立［J］. 青岛大学医学院学报，2012，48（3）：247-250.

［6］ Werawatganon D. Simple animal model of Helicobacter pylori infection［J］. World J Gastroenterol, 2014, 20（21）：6420-6424.

［7］ Walencka M, Gonciarz W, Mnich E, et al. The microbiological, histological, immunological and molecular determinants of Helicobacter pylori infection in guinea pigs as a convenient animal model to study pathogenicity of these bacteria and the infection dependent immune response of the host［J］. Acta Biochim Pol, 2015 Nov 27.

［8］ 陆为民，单兆伟，吴静，等. 大鼠慢性萎缩性胃炎癌前病变气虚血瘀证动物模型的研制［J］. 南京中医药大学学报（自然科学版），2000，16（3）：156-158.

［9］ 陈小野，邹世洁，樊雅莉，等. 大鼠慢性萎缩性胃炎证病结合模型胃黏膜病理研究［J］. 上海实验动物科学，2002，22（1）：35-39.

［10］ 李合国，劳绍贤. 清浊安中汤对慢性胃炎脾胃湿热证大鼠模型细胞凋亡及 Bcl-2 的影响［J］. 中国实验方剂学杂志，2012，18（21）：189-192.

［11］ 陈蔚文. 左金丸现代研究与应用［M］. 北京：人民卫生出版社，2012.

［12］ Liu LS, Winston JH, Shenoy MM, et al. A rat model of chronic gastric sensorimotor dysfunction resulting from transientneonatal gastric irritation［J］. Gastroenterology, 2008, 134：2070-2079.

［13］ 李晓玲，张声生，杨成. 仁术健脾理气方对功能性消化不良大鼠胃排空功能及 Ghrelin、5-HT、CGRP 的影响［J］. 中国中西医结合消化杂志，2014，22：355-359.

［14］吴艳慧，于文靖，陈苏宁. 胃痛消痞方对肝郁脾虚型功能性消化不良大鼠血清及胃窦组织中NT、SP含量的影响［J］. 实用药物与临床，2012，15：613-615.

［15］Wei W，Li X，Hao J，et al. Proteomic analysis of functional dyspepsia in stressed rats treated with traditional Chinese medicine "Wei Kangning"［J］. J Gastroenterol Hepatol，2011，26：1425-1433.

［16］陈晨，全俊，李曼蓉，等. 功能性消化不良重叠肠易激综合征动物模型的建立［J］. 实验动物科学，2013，30（4）：18-22.

［17］刘晶，李峰，唐旭东，等. 功能性消化不良脾虚证动物模型的制作及评价［J］. 环球中医药，2015，8（6）：701-705.

［18］刘艳阳，李峰，刘晶，等. 内脏敏感增高型功能性消化不良脾虚证动物模型的建立［J］. 辽宁中医杂志，2015，42（11）：2218-2220.

［19］白世敬，李峰，唐旭东，等. 功能性腹泻脾虚证动物模型制作方法［J］. 辽宁中医药大学学报，2015，17（1）：86-88.

［20］康楠，王凤云，陈婷，等. 脾虚四号方干预大鼠腹泻模型后结肠黏膜微观结构的变化［J］. 中国中西医结合消化杂志，2015，23（1）：1-4，7.

［21］王伟岸，钱家鸣，潘国宗，等. 脑-肠互动指向性条件应激肠易激综合征动物模型的建立［J］. 中华消化杂志，2004，24（10）：590-593.

［22］杨成，张声生，李晓玲，等. 母婴分离联合束缚应激幼鼠IBS-D模型的建立及评价［J］. 中国中西医结合消化杂志，2015，23（6）：377-380.

［23］赵迎盼，苏敏，王凤云，等. 肠安Ⅰ号方对肠易激综合征内脏高敏感大鼠5-HT信号系统及海马BDNF mRNA表达的影响［J］. 中国中西医结合杂志，2015，35（10）：1228-1235.

［24］张声生，郭前坤，汪正芳，等. 疏肝健脾方对腹泻型肠易激综合征大鼠多巴胺信号通路结肠黏膜吸收功能的影响［J］. 天津中医药，2013，30（9）：546-549.

［25］张声生，汪正芳，郭前坤，等. 疏肝健脾方对实验性腹泻型肠易激综合征5-羟色胺相关的结肠黏膜离子通道转运机制的影响［J］. 中国中西医结合杂志，2012，32（11）：1516-1520.

［26］王微，张北华，王凤云，等. 肠安合剂对腹泻型肠易激综合征大鼠血清中5-羟色胺表达的影响［J］. 中华中医药杂志，2015，30（11）：3905-3909.

［27］闫雪，唐洪梅，张庆业，等. 综合因素对肠易激综合征动物模型造模的影响［J］. 现代医院，2015，15（4）：17-20.

［28］张北华. IBS-D肝郁脾虚型病证结合大鼠模型的建立与评价［D］. 北京，中国中医科学院，2013，5

［29］陈富丽，窦志芳. 两种肝郁脾虚型肠易激综合征动物模型的比较［J］. 山西中医学院学报，2014，15（3）：73-74.

［30］徐秋颖，韩佩玉. 肠易激综合征慢性轻度不可预见性应激联合脾胃湿热动物模型的建立及评价［J］. 湖南中医杂志，2015，31（6）：149-151.

［31］Martin JC，Bériou G，Josien R. Dextran Sulfate Sodium（DSS）-Induced Acute Colitis in the Rat［J］. Methods Mol Biol，2016，1371：197-203.

［32］Song MY，Hong CP，Park SJ，et al. Protective effects of Fc-fused PD-L1 on two different animal models of colitis［J］. Gut，2015，64（2）：260-71.

［33］贺海辉，沈洪，朱宣宣，等. 2，4，6-三硝基苯磺酸/乙醇法诱导建立溃疡性结肠炎大鼠模型［J］. 中国老年学杂志，2015，35（15）：4138-4140.

［34］Lee JS，Jun DW，Kim EK，et al. Histologic and Metabolic Derangement in High-Fat，High-Fructose，and Combination Diet Animal Models［J］. ScientificWorldJournal，2015，2015：306326.

［35］成细华，喻嵘，明霞，等. 2型糖尿病合并非酒精性脂肪肝动物模型的建立［J］. 胃肠病学和肝病学杂志，2011，20（1）：77-80.

［36］魏香兰，方如塘，冀爱云，等. 高脂饲料中胆固醇含量对大鼠非酒精性脂肪肝动物模型建立的影响［J］.

西北药学杂志，2012，27（3）：233-236.

[37] 王记红，胡小林，高玉玖，等. CT动态观察不同剂量高脂饵料复制非酒精性脂肪肝动物模型效果［J］. 中国肝脏病杂志（电子版），2011，3（3）：1-4.

[38] Pan TL, Wang PW, Huang CH, et al. Herbal formula, Scutellariae radix and Rhei rhizoma attenuate dimethylnitrosamine-induced liver fibrosis in a rat model［J］. Sci Rep, 2015, 5: 11734.

[39] 王丽娜，刘成海，陈园，等. 一种改良的二甲基亚硝胺肝纤维化模型诱导方法及其病理特点［J］. 中国实验动物学报，2007，15（2）：90-95.

[40] 刘志强，陆雄，刘成海，等. 骨髓移植小鼠二甲基亚硝胺肝纤维化模型的建立［J］. 中国实验动物学报，2011，19（1）：16-22.

[41] 王磊，季光，郑培永，等. 大鼠酒精性肝纤维化复合模型的建立［J］. 中西医结合学报，2006，4（3）：281-284.

[42] 陈江，陈玉满，夏勇，等. 大鼠肝纤维化复合模型的建立及动态观察［J］. 中国卫生检验杂志，2010，20（3）：547-550.

[43] 杨元生，冯英巧，崔淑兰，等. 葡聚糖硫酸钠在构建肝纤维化动物模型中的价值探讨［J］. 广东药学院学报，2015，31（6）：561-565.

[44] 叶霖财，肖智勇，周文霞，等. 四氯化碳致肝纤维化动物模型实验条件的优化［J］. 军事医学科学院院刊，2010，34（4）：340-344.

[45] 夏小芳，徐珊. 肝纤维化大鼠病证结合模型肝脏病理学观察［J］. 浙江中医杂志，2010，45（2）：101.

[46] 郑旭锐，张航，李小苗，等. 肝郁脾虚证肝纤维化大鼠模型研究［J］. 陕西中医学院学报，2008，31（6）：54.

[47] 彭岳，吴光，苏傲蕾，等. 肝纤维化血瘀证研究及动物模型构建的思考［J］. 辽宁中医杂志，2010，37：2261-2264.

撰稿人：胡 玲 陈冠林 林传权

肠道菌群与消化系统疾病的相关性

　　人体的消化道中栖息着种类繁多的微生物，其中以定植肠道黏膜上的细菌群为主，这些菌群种类繁多、构成复杂，可以合成多种人体生长发育必需的维生素与必需氨基酸，并参与糖类和蛋白质的代谢，同时能促进营养物质的吸收。菌群之间、菌群与宿主之间、菌群、宿主与环境之间，通过互相依存、相互制约维持肠道菌群稳态。肠道菌群与机体健康关系密切，很久以来二者之间的关系仍旧不明确。随着肠道元基因组等技术的出现，研究已经证实肠道菌群包含五百至一千种不同的细菌，总数量达一百万亿，基因总数是人类的一百多倍，诺贝尔医学奖获得者乔舒亚·莱德伯格认为"人是与其共生的微生物构成的超级生物"。目前研究证实，肠道微生物菌群可以促进肠道上皮细胞的发育和成熟，维持肠黏膜屏障完整性，促进宿主免疫系统成熟及肠道血管发生[1]等，另外还可调节骨内稳态代谢[2]。肠道菌群研究分别于2011年和2013年两次被科学杂志评为当年十大科学突破之一，表明这些微生物深刻影响着身体对环境、疾病和医疗的反应，随着研究的深入人们需要重新认识肠道菌群在机体中的地位与作用。研究表明肠道菌群代谢物可以进入血液直接影响机体健康，结构失调的肠道菌群是诱发慢性病的重要因素，基于此我国学者提出慢性病的肠源性学说[3]。随后研究发现阴沟肠杆菌可以引起肥胖和胰岛素抵抗，为"慢性病的肠源性学说"提供实验证据[4]。

　　随着人们对肠道菌群与机体密切关系的认识及研究技术的进步，为基于肠道菌群探索中医药防治慢性疾病研究创造了有利条件。近五年来基于肠道菌群与中医药的研究已经取得重要进展，主要体现在将肠道菌群失调纳入中医证候范畴进行辨证论治，提出脾胃气虚、热毒炽盛、食滞胃脘是肠道菌群失调辨证的主要证型；探索不同药性中药对于肠道菌群作用规律，例如比较补益药与苦寒药对于肠道菌群调节的差异；肠道菌群参与中药成分的生物转化对于中药发挥疗效、减小毒性起着重要作用，例如口服中药所含苷类及生物碱的生物转化需要肠道菌群；同时基于肠道菌群结构变化探索中药复方治疗疾病机理，例如发现葛根芩连汤治疗糖尿与调节肠道菌群结构关系密切。这些研究为阐明中医药与肠道菌群相互作用改变肠道菌群的结构、影响肠道的代谢发挥疗效奠定基础，为探索中医药作用机制指明研究方向，进一步丰富中医药理论。

一、我国的发展现状

（一）肠道菌群研究的重大事件

肠道菌群又被称为"人体肠道元基因组"，肠道系统可被视作人类的"第二基因组"，我国在 1988 年 2 月 15 日中华预防医学会微生态学分会的就已经成立，1988 年《中国微生态学杂志》创刊。80 年代初大连医科大学康白教授首先研制成功促菌生（蜡杆芽胞杆菌）。1992 年我国学者张篪教授对世界第五长寿区—广西巴马地区百岁以上老人体内的双歧杆菌进行了系统的研究，发现长寿老人体内的双歧杆菌比普通老人要多得多。同时中医药微生态学建立，杨景云等学者开始对我国的传统中药与微生态关系进行了系统的研究。近 10 年，肠道菌群失调的研究进展迅速，新的成果不断涌现。

2008 年 2 月，上海交通大学系统生物医学研究院、浙江大学第一附属医院、国家人类基因组南方研究中心和中科院武汉物理与数学研究所等科研和医疗机构的科学家们组成多学科交叉研究团队，与英国帝国理工大学的科学家经过 3 年的联合攻关，在肠道菌群与人体健康关系研究方面取得重大突破，鉴定出肠道内参与了人体代谢过程的一些重要的细菌。这项研究成果已发表在国际权威学术杂志《美国国家科学院院刊》（*PNAS*）上。2008 年 5 月，由内蒙古农业大学"乳品生物技术与工程"教育部重点实验室主持进行的的益生菌 Lb. casei Zhang 的全基因组序列测定和图谱绘制于 18 日全部完成，并向 Genbank 提交。这是我国第一个完成的乳酸菌基因全序列的测定。2009 年 5 月，继国家"九五"、"十五"都将益生菌研究列为重大科研项目后，2009 年 5 月 11 日科技部再次将益生菌的研究"乳酸菌资源库建设及益生菌发酵剂和制剂产业化示范"重点项目课题列入"十一五"科技项目。同年，赵立平教授的研究取得了突破性进展，采用高通量测序技术，对基因敲除鼠和野生鼠进行喂养，结果发现，饮食结构是决定肠道菌群结构的最重要因素，其次才是基因。由此在"慢性病肠源性学说"里提出了"调整饮食结构重塑肠道细菌可以减肥从而避免慢性病的发生"等观点引起重大反响。2010 年 3 月 4 日，*Nature* 于封面介绍了中国深圳华大基因研究院领衔承担的"人体肠道菌群元基因组参考基因集的构建工作"。该研究对人类肠道中的细菌进行了"基因普查"，测定除了肠道微生物的基因目录，除了绝大多数已知微生物基因，该基因包含了很多目前未知的基因，这对人类来说，具有里程碑式的意义。

2013 年，中国医学科学院北京协和医院钱家鸣教授主持的中国和加拿大溃疡性结肠炎患者队列研究 – 比较免疫特征、肠道菌群、基因遗传学、临床表型和预后等方面的异同项目属于国家自然科学基金委员会与加拿大卫生研究院（CIHR）健康研究的合作研究计划。2014 年，浙江大学医学院附属第一医院传染病诊治国家重点实验室主任李兰娟院士及其科研团队，对 181 个来自于中国人肠道菌群的粪便样本（98 个肝硬化患者，83 个健康志愿者）开展了菌群的深度测序及关联分析研究，找到了汉族人和肝硬化相关的肠道菌群的遗传特征，建立了世界上首个肝病肠道菌群基因集，其中 36.1% 的基因为首次发现，为检测晚期肝病提供了方法，该研究成果发表在 7 月 24 日 *Nature* 杂志上，意义重大，影响深远。2015 年度，国家高技术研究发展计划（"863" 计划）生物和医药技术领域申报指南中，明确征集 "肠道微生态关键技术研究课题"，集成消化系统疾病的肠道微生物宏基因组数据，开展肠道菌群临床功能研究、移植的关键技术和临床应用研究，研究开发用于肠道炎症性疾病防治的肠道微生态制剂。

（二）肠道菌群失调在肠道疾病发病中起重要作用

胎儿肠道为无菌环境，但出生后就以一种复杂的方式开始定植细菌，形成多元化和充满活力的微生物生态系统，按照对宿主的作用可分为生理性细菌、条件致病菌和病原菌，这些菌群保持共生或拮抗关系，在人体内构成微生态平衡。肠道菌群稳态易受年龄、饮食、抗菌药物和应激等多种因素的影响，随着各种 "组学" 技术的发展和人们对于肠道微生物菌群认识深入，大量研究表明肠道菌群失调与人类多种疾病关系密切，互为因果、相互关联。消化道尤其肠道作为微生物细菌寄居之地，肠道菌群失调将直接诱发多种消化系统疾病，如肠易激综合征、急慢性腹泻、便秘及溃疡性结肠炎等[5]。近年来肠道菌群失调与黏膜屏障通透性及胰岛素抵抗的研究取得一些突破，随着慢性病的肠源性学说提出，通过改善肠道菌群结构对于疾病治疗具有重要意义。

1. 肠道菌群对宿主肠黏膜屏障的作用

肠道黏膜屏障将肠腔与机体内环境分隔开来，防止致病性抗原侵入，由机械屏障、化学屏障、免疫屏障与生物屏障共同构成，而肠道菌群是肠黏膜屏障重要的组成部分。肠道常驻菌与宿主的微空间结构形成了一个相互依赖又相互作用的微生态系统。在通常情况下，肠道内微生物群构成一个对抗病原体的重要的保护屏障，当这个微生态菌群的稳定性遭到破坏后，肠道定植抵抗力大为降低，可导致肠道中潜在性病原体的定植和入侵，诱发疾病。早期研究表明肠道菌群在肠黏膜表面形成菌膜，一方面与肠黏膜上皮细胞和细胞间紧密连接构成肠道的机械屏障，刺激肠道黏膜分泌黏液素保持必要的润滑，另一方面正常寄生菌产生的抑菌物质与上皮分泌的黏液、消化液构成化学屏障，同时菌膜物理性地占位阻止入侵细菌在肠黏膜黏附形成菌落。近年来研究发现肠道菌群与肠黏膜免疫屏障关系密切，肠黏膜免疫系统发育成熟伴随肠道菌群定植过程而完成。从母体分娩后伴随着机体与外界环境接触及摄食，肠道内大量细菌定植并建立起肠道菌群，刺激机体产生淋巴细胞和淋巴组织，促进全身免疫系统和黏膜免疫系统的正常发育，包括肠相关淋巴组织的发育和成熟，进而实现对肠道原籍菌群的耐受和对病原菌的免疫反应[6]。生理条件下肠相关淋巴组织对于食物蛋白和共生菌群的无害信号保持低反应的免疫监视状态或调动免疫耐受机制，而对于有害信号则及时反应并将其清除，以维持肠道内环境稳定[7]。

肠相关淋巴组织是维持肠黏膜免疫稳态的重要组成部分，包括肠集合淋巴结、肠系膜淋巴结、上皮内淋巴细胞、固有层淋巴细胞及可分泌免疫球蛋白的浆母细胞，由于肠集合淋巴结含有各种必需的免疫活性细胞，一般认为是黏膜免疫反应的主要诱导部位，而弥散淋巴组织为免疫应答的传出区，致敏的淋巴细胞迁移至此，通过分泌细胞因子、免疫球蛋白和细胞毒作用发挥生物学效应，其中以分泌型免疫球蛋白 A（SIgA）介导的体液免疫为主，细胞毒性介导的细胞免疫为辅[8]。SIgA 的生成是在肠道抗原特别是在菌群进入肠道后的刺激作用下逐渐增加的，肠道菌群在定植后不断向肠系膜淋巴结迁移，但迁移的细菌数量随着 SIgA 引起的特异性反应而减少，这些现象反映了肠道免疫屏障机制的成熟[9]。在创伤、感染、休克等应激状态下，肠相关淋巴组织呈现选择性地抑制状态，SIgA 分泌减少，增加了细菌黏附机会进而发生易位。另一方面肠道菌群中生理性细菌、条件致病菌和病原菌的结构出现异常，可导致肠黏膜通透性增高发生细菌和内毒素易位，诱发肥胖等代谢性疾病，加重肝病等慢性疾病，同时激活肠黏膜免疫系统发生的低度炎症与肠易激综合征关系密切[10]。

2. 肠道菌群失调与胰岛素抵抗关系密切

胰岛素抵抗是由于营养过剩、脂质分布异常、感染、脓毒症致炎症等原因引起的胰岛素敏感组织如骨骼肌、肝脏、脂肪组织等对胰岛素的敏感性下降。胰岛素抵抗是代谢相关疾病发病的中心环节。越来越多的动物与人体实验证明，肠道菌群失调与胰岛素抵抗关系密切[11]，但其作用机制仍不明确。研究表明肥胖及营养过剩个体的肠道与营养正常个体的菌群结构有差异，目前认为肠道菌群通过影响人体能量平衡，促进脂肪存储，使机体营养过剩，引起肥胖及胰岛素抵抗。人体本身不能消化植物多糖，如纤维素、半纤维素、果胶、抗性淀粉等，而肠道细菌特别是拟杆菌门细菌含丰富的多糖消化酶，可将多糖降解为短链脂肪酸，为细菌或宿主提供能量。肠道菌群的新陈代谢参与宿主能量的提取与储存，肠道菌群的改变有可能导致宿主代谢失调，有利于能量的获得及相关的炎症反应的启动。

另外研究显示肥胖及代谢疾病表现为一系列炎性特征，其发生与肠道菌群失调引发代谢性内毒素血症有关[12]，该学说认为高脂和 / 或高能量饮食诱导肠道菌群改变，减少益生菌的数量，影响肠上皮细胞基因表达，导致肠道通透性增加，使得进入血液的内毒素增加，引发慢性炎症反应，进而产生肥胖、胰岛素抵抗等代谢失调。最近我国学者从肥胖病人的肠道分离出一种阴沟肠杆菌，在高脂饮食喂养未发生肥胖的无菌小鼠体内引起了严重的肥胖和胰岛素抵抗，为肠道菌群参与人体肥胖、糖尿病发生发展的"慢性病的肠源性学说"提供了最直接的实验证据，也为控制肥胖及胰岛素抵抗等代谢性疾病提供了依据。

（三）中医药对肠道菌群的研究现状

1. 肠道菌群与证候的相关性

中医药学十分重视肠道微生态研究，自从我国微生态学创始人魏曦提出"微生态学很可能成为打开中医奥秘大门的一把钥匙"以来，国内很多学者对肠道微生态与中医学之间的关系进行了研究和论述[13]。正常情况下肠道菌群与肠道免疫和平共处，互惠互利，二者处于动态平衡状态，一旦这种机制被破坏，将会导致一系列疾病。大量研究表明肠道菌群失调与功能性腹泻、炎症性肠病、肠易激综合征、腹泻、便秘等多种疾病和症状的发生密切相关[14]。研究证据表明，消化道正常菌群与中医证候具有相关性[15]。例如脾虚证与肠道菌群失调具有密切的关系[16]，脾虚使机体出现消化吸收障碍，出现纳差、便溏、消瘦等症状，机体各脏器间的平衡遭到破坏进而导致菌群失调，而肠道菌群失调又加重脾虚症状。在治疗脾虚湿困证泄泻方面，健脾化湿与补充益生元可以取得相当效果，且有协同作用，均可改善机体内外环境，恢复肠道菌群构成比、数量及多样性，从而使机体达到"阴平阳秘、阴阳平衡"；反之，脾不健运加之湿邪侵袭，则易体内水液代谢紊乱，水谷不能运化，造成肠道菌群失调。在脾虚证与菌群失调的关系方面，任平等[17]研究发现脾虚泄泻患者较非脾虚泄泻患者存在更严重的肠道菌群失调。卢林等[18]研究发现，脾虚泄泻患者粪便中双歧杆菌明显减少，经健脾治疗后粪便中双歧杆菌数量明显增加。刘佳等[19]采用分子技术对脾虚患者的粪便进行基因指纹检测，经聚类分析发现，脾虚患者与健康受试者肠道菌群指纹图谱具有明显差异。动物研究发现脾虚模型鼠造模后肠道菌群出现紊乱，肠道菌群多样性指数显著降低，乳酸杆菌及双歧杆菌等有益菌含量显著减少，采用健脾益气中药四君子汤治疗后，可使模型小鼠肠道箘群结构、数量及多样性基本恢复至造模前正常状态[20]。此外神曲及其复方制剂对脾虚型鼠具有扶植正常菌群，调整肠道微生态平衡以提高机体免疫功能，从而达到调整阴阳、扶正祛邪目的[21]。脾虚证与肠道菌群密切相关，肠道菌群及其与宿主共代谢异常的组学变化可能是脾虚证的重要内在基础，更是经典健脾中药复方干预效应的关键环节，该领域的研究可能是揭示脾虚证理论科学内涵的重要路径。

研究肠道菌群与宿主整体代谢及其慢性代谢性疾病的相关性，寻找影响宿主代谢变化的重要功能菌群，能够更好的认识肠道菌群对人体健康和疾病的重要作用。有研究[22]采用代谢组学技术如核磁共振（NMR）技术，分析阳虚患者粪便上清液中的代谢物组成谱，鉴定生物标志物；通过对肠道菌群的 16S rRNA 基因的测序，分析肠道菌群结构特征；结合主成分分析（PCA）、正交偏最小二乘判别分析（OPLS–DA）等多变量统计学方法，将反映肠道菌群结构的 DNA 指纹图谱数据与反映不同证型代谢变化的 NMR 代谢物组成谱数据加以关联，寻找肠道菌群结构与宿主代谢的共变化（Covariation）特征，鉴定具有调节中医证型代谢的重要功能菌群。该研究初步奠定了肠道菌群与中医理论整体观的联系，为中医药在疾病的预防和治疗，以及科学化、现代化研究，提供新的结合点和突破口。

2.肠道菌群与中药的相互作用

"人类第二基因组"对外源物，包括食物 / 药物等的代谢作用以及对健康的影响，已引起世界性的广泛关注。肠道菌群对药物代谢活化 / 失活过程中产生与宿主组织不同的代谢方式；肠道菌群对外源性化学物质代谢而调控其药理或毒性作用；采用无菌小鼠研究表明，血液中至少 10% 的代谢产物是受肠道菌群影响，但是肠道菌群对于外源物（含药物）的代谢以及药物对肠道菌群的作用仍然未知，是一个亟待开发的领域。对肠道菌群的代谢产物的鉴定，肠道菌群个体 / 种族差异引起的外源物（药物）毒性差异、与肝脏代谢的相互作用等都是未来值得深入探索的。

（1）肠道菌群对中药有效成分的代谢产生重要影响

中药多以汤剂口服给药，虽然某些中药的有效成分口服吸收的原型生物利用度不高，但是中药方剂却表现出很好的疗效，这与肠道菌群的作用密不可分。中药有效成分在到达吸收的靶器官之前，不可避免要与肠道细菌接触，而且参与肝肠循环，当它的代谢产物经胆汁分泌到肠道中时，也可能被肠道的细菌代谢，所以肠道菌群对药物的代谢转化有重要影响[23]。随着中药现代化战略的发展，中药成分代谢的研究日益显示出其重要性。中药有效成分的肠内菌群代谢的研究，现已成为一个受国际关注的重要研究课题。人体肠道内细菌种类繁多，不同种类的细菌含不同的药物代谢酶，这些代谢酶参与不同类型的药物代谢，肠道细菌产生的代谢酶主要包括水解酶、裂解酶和转移酶、氧化还原酶等，对中药成分生物代谢转化起到至关重要的作用。中药在肠道菌中的生物转化法是利用肠道菌中特定的酶进行的，属于单酶或多酶的高密度转化。肠道菌群对中药的生物转化以水解为主，氧化和还原反应为辅。目前已经发现许多种中药有效成分被肠道菌群代谢后，产生出具有较强药理活性的代谢产物。例如苷类化合物属于极性较大的物质，脂溶性小，在肠道生物利用度较低，难以直接发挥药效作用，通过肠道微生物转化代谢为苷元后方可发挥药效；生物碱类化合物如乌头碱易发生水解和脱水，双酯型生物碱可转化为相对应的单酯型和脂类生物碱，从而降低毒性；内酯类化合物可能引起内酯结构断裂或脱甲基等反应。肠道菌群在中药复方的代谢中也起到配伍合理性以及增效减毒的重要作用。除此外多类中药有效成分均在肠道菌群的作用下可发生生物转化，引起结构的改变而形成新的活性成分，这也提示进行药物尤其是中药研究时，一方面可以采用肠溶剂剂型提高药物吸收入血的量，另一方面可以直接制成有直接药理活性的代谢物制剂。

（2）肠道菌群是中药药效发挥的重要介质

人体的肠道与外界相通，寄居着大量包括细菌在内的多种微生物，构成了肠道的微生态系统。肠道微生态平衡是肠黏膜发挥正常功能的基础，生理状态下，肠道菌群之间相互依存、相互制约，保持着稳定的比例，并按一定顺序定植于肠壁，达到稳定的微生态平衡，对宿主具有保护功能。

随着中医药与肠道微生态相关研究的不断深入，已经证实具有健脾、补益、清热、化湿、泻下、消食、理气等作用的中药对肠道微生态有不同程度的调节作用，但其具体相互作用机制尚未完全明确。近年来的研究发现，消食药能够造成粪便和结肠内容物肠杆菌、肠球菌数量有所减少，乳酸杆菌、双歧杆菌、类杆菌数量有所增多，肠杆菌、肠球菌数量显著减少，且有量效关系；行气及化痰止咳药可增加肠道菌群数畅杆菌、肠球菌、乳杆菌、双歧杆菌菌数；清热解毒药能够增加肠杆菌、肠球菌、乳杆菌、双歧杆菌菌数；健脾化湿药可使双歧杆菌和乳杆菌的数量增多，肠杆菌减少，但肠球菌无变化；补益类药能扶植肠道双歧杆菌、乳杆菌等专性厌氧菌，控制大肠埃希菌等兼性厌氧菌；泻下药能够产生乳酸杆菌、双歧杆菌数量明显增加，大肠埃希菌数量明显减少[24]。苦寒中药作用于正常肠道菌群，不仅影响其种类与数量，还影响其比例与定位；作用于病理性肠道菌群，通过调节其种类、数量、比例、定位来纠正紊乱的菌群结构，从而调节其宿主的肠道生物学功能，对相关疾病有一定的辅助治疗作用。烫伤所致的脓毒症大鼠肠道细菌总数增加，应用大黄后，肠道细菌总数有所下降，厌氧菌数量增多，胃肠道细菌和真菌数量及种类减少，大肠埃希菌在肠杆菌中比例增加，从而起到了保护肠道正常菌群，减少肠源性感染发生作用[25]。大承气汤能影响叶酸的酶系统，抑制细菌核酸和蛋白质合成，抑制细菌生物氧化酶，对急性药物中毒具有良好的解毒作用[26]。

目前中医药对肠道微生态的调节作用报道较多，仅体现于中药增加肠道益生菌双歧杆菌、乳酸杆菌数量、降低大肠杆菌、肠球菌等厌氧菌的数量、调整 B/E 比例等方面，但其具体作用机制鲜有报道。在今后的研究中，可通过适宜的动物实验或临床观察，来揭示其调整作用的中药主要有效成分，以明确中药调节肠道微生态的中医本质所在。

3. 中医药对肠道微环境平衡态的研究

人体的肠道与外界相通，寄居着大量包括细菌在内的多种微生物，构成了肠道的微生态系统。肠道微生态平衡是肠黏膜发挥正常功能的基础，生理状态下，肠道菌群之间相互依存、相互制约，保持着稳定的比例，并按一定顺序定植于肠壁，达到稳定的微生态平衡，对宿主具有保护功能。理解肠道菌群构成与宿主生理病理的关系将会是未来个性化医疗的重要组成部分，对于研发以肠道菌群为靶点的个性化药物与膳食干预方案、监控健康状况、有效预防相关疾病等具有重要意义。中药可以通过影响肠道菌群结构和数量，纠正和改善肠道菌群失调发挥治疗疾病作用。研究证实含有多糖成分的补益类中药对益生微生物和致病微生物均具有扶植效应，但对益生微生物的扶植效果明显优于致病微生物，而长势良好的益生微生物所产的代谢产物又间接抑制了致病微生物的生长。而苦寒泻下类中药因含有刺激性成分，对肠道内的益生菌具有抑制作用，这些中药很多在体外具有抑菌、杀菌的作用，不适宜长期使用，例如复方黄连解毒汤高、中剂量能够导致球杆菌比大于1/3，出现肠道菌群结构失调，双歧杆菌和乳酸杆菌等益生菌数量增加，条件致病性肠球菌和大肠埃希菌较正常组减少，淋巴细胞数明显少，对肠道益生菌有抑制作用及对肠道黏膜有损伤作用，从而降低了肠道免疫功能，而低剂量使用时有调节肠道菌群平衡的作用[27]。由于受中药成分复杂性及肠道菌群研究技术方法落后的限制，关于中药影响肠道菌群结构和数量的机制研究进展缓慢，随着宏基因组测序的出现，通过跟踪分析口服中药前后肠道内容物或粪便中肠道菌群基因组变化，以此来了解中药对机体的肠道菌群组成造成的影响，为中药纠正和改善肠道菌群失调治疗疾病提供实验证据。最近几年国家自然科学基金对有关采用宏基因组学探索中药与肠道菌群关系的研究项目在资助数量和力度上均得到提升，也为现阶段探索中药作用机制指明研究方向。

4. 以肠道菌群为靶点探索中医药的作用机理研究正逐渐成为热点

现代中医药微生态研究日渐增多，很多学者在中医药基本理论与微生态学关系探讨中做了很多有启发性的工作。最初的研究只是简单的中药对微生物的抑制或杀灭作用，多数以清热解毒类的药物为主，如黄连、金银花等，很多中药现已开发成中成药用于各种细菌感染。肠道菌群与机体健康及疾病关系密切，化学药物对于肠道菌群稳态的破坏早已引起人们重视。中医认为"是药三分毒"，并将中药分为上、中、下三品，上品可视为药食同源，而中下品则有不同程度毒性。从对肠道菌群的影响角度来看，中药的分类对于其使用具有重要指导意义，与化学药物相比中药对胃肠道刺激较小，不易破坏肠道菌群的平衡，但同时也要对使用时间进行明确，不能一味认为中药无毒或副作用小可长时期使用。现代研究已经证实饮食结构可以影响肠道菌群结构[28]，高脂肪和高能量饮食对肠道菌群的改变先于肥胖的发生，而"药食同源"的中药因含有"益生元"可以改变肠道菌群结构，例如食用苦瓜和黄连素对有害菌进行压制，对有益菌进行扶持。另外薏仁、山药等食物也对有益菌的生长有促进作用。随着人们对于功能性疾病及慢性疾病治疗理念更新，通过优化饮食结构，合理使用"药食同源"中药纠正肠道菌群失调具有安全和有效的优势，同时在"药食同源"宝库中寻找更多的"益生元"。

中药复方尤其是经典方剂是中医药体系核心之一，其疗效经历代医家验证而传承至今，过去研究认为中药复方对于肠道菌群的影响仅仅是增加有益菌同时减少有害菌，例如有学者采用盐酸林可霉素导致的肠道紊乱模型小鼠评价四君子汤对肠道菌群失调的影响，结果表明四君子汤可增加模型小鼠双歧杆菌和乳酸杆菌菌量，且四君子汤对正常菌群影响无显著性差异。临床研究表明四君子汤加减治疗可调节肝硬化患者肠道菌群失调[29]，这些结果均提示中医辨证治疗对肠道菌群的调节将会有很好的应用前景。最近中国学者开展了一项随机、双盲、安慰剂平行对照糖尿病临床研究，采用宏基因组学开展肠道菌群检测，结果表明传统中药复方"葛根芩连汤"具有明确的降低空腹血糖和糖化血红蛋白的疗效，且具有剂量依赖性，而这种疗效与肠道菌群结构变化有着密切关系，从而为解释葛根芩连汤治疗糖尿病作用机制提供了新的证据链[30]。作为首个针对肠道菌群结构变化和中药复方治疗糖尿病效果关系的临床试验，其意义在于为阐明中药复方作用机理指明了研究方向，为经典方剂的临床应用提供证据支持。

二、国内外比较

近年来，肠道菌群对人体健康的影响已经成为生物医学领域中的研究热点，而且取得了很多令人鼓舞的成果。国际的关注度也不断攀升，美国国家卫生院（NIH）在2008年投入超过1亿美元的资金建立人体微生物基因组研究计划（Human Microbiome Project），用于研究人体内微生物与人体健康的关系。到目前为止，330万非重复微生物基因的目录已经建立，是人类全部基因的150倍以上，超过99%的基因是细菌的，全部METAHIT cohort harbours 存在于1000-1150种常见的细菌菌种中，每个个体至少有其中的160种以上[31]。同时作者以肠道菌群（"gut microbiota"）为检索词在Pubmed数据库中检索到4605篇文献（图1），可以看出文献数量呈逐年增长趋势，其中近五年来发表的论文数量占到总文献量的85%，再一次表明肠道菌群领域正成为全球化研究的热点。

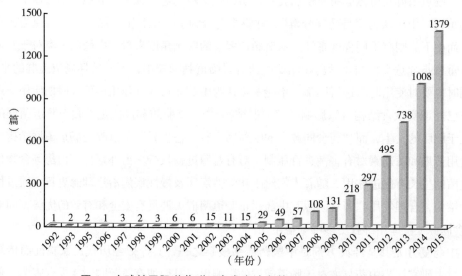

图1　全球关于肠道菌群研究发表论文数量呈逐年增长趋势

目前，国际通用的肠道菌群的研究方法根据研究层次的不同大体可以分为三类：基于分离培养的方法、基因检测方法、质谱技术。基于分离培养的方法研究细菌可以全面、完整地研究细菌的功能和不同生长条件下的生理活性，但这种方法只适用于很少一部分细菌，因为自然界中90%～99%的细菌是无法用这种传统的方法培养出来的，这就需要基因检测的方法来进一步鉴别。常用的有基于分子杂交技术的分析方法、基于DNA指纹图谱的分析方法、基于DNA测序的检测方法。质谱技术则是从细菌蛋白的水平分析鉴别不同种属。

我国对肠道菌群基因组的研究虽然起步较晚，但研究进展非常快速。华大基因通过与欧洲METAHIT CONSORTIUM的合作，对124例欧洲人肠道的微生物宏基因组测序分析，也发现超过三百万的不同基因，大多数的基因是以前未曾研究过的。由上海交通大学系统生物医学研究院、浙江大学第一附属医院、国家人类基因组南方研究中心、中科院武汉物理与数学研究所联合英国帝国理工大学的研究人员在近三年联合攻关的过程中，对一个四世同堂中国家庭中七名成员的肠道微生物组成和人体代谢特征进行了详细分析，利用细菌

DNA 指纹图谱和基因组标记测序等基因组技术，全面深入地刻画了这七名家庭成员肠道菌群的组成结构，发现他们尽管属于同一个家庭，遗传背景彼此相关、生活环境相似，但每一个个体仍然具有其特有的肠道菌群结构特征，同时科学家也发现中国人的肠道菌群结构和以往报道的五个美国人有明显差异，这提示研究人员在比较两个国家各种疾病发生的风险时，除了考虑遗传差异，还必须考虑肠道菌群的差异。并从系统生物学角度阐释了肠道微生态系统作为潜在的药物治疗靶点的可能性，重点提出了基于肠道菌群的药物治疗策略和可能的干预模式。

在临床医学方面，国外已经将肠道菌群研究成果大幅度应用于临床治疗疾病，例如微生物群落的移植逐渐成为治疗多种胃肠道疾病的有效方法，粪菌移植作为一种历史悠久且可以重建肠道菌群的疗法重新被临床所关注[32]，通过将健康人群粪便中的菌群（肠道菌群）转移到患者的体内来治疗治疗难辨梭状芽孢杆菌感染[33]和克罗恩病[34]等。粪菌移植是治疗复发性艰难梭菌感染的有效方法，随着研究深入粪菌移植治疗其他消化系疾病如便秘、肠易激综合征及炎症性肠病的研究也正在进行中[35]。

虽然肠道微生态学是近几十年来发展起来的一门新兴学科，而它的一些基本理论观点在祖国医学当中早就有记载并加以应用。早在春秋战国时代，人们就开始运用苦酒这一极早的微生态药物来治疗疾病，后期各代医家又陆续发现了神曲、半夏曲、僵蚕、茯苓、五灵脂、人中黄等等与微生物直接相关的药物。东晋时期葛洪的《肘后备急方》中，就出现了关于粪便用于治病的记载，明代李时珍在《本草纲目》中明确记载了通过口服粪水治疗严重吐泻和便秘等疾病，这比 1958 年美国 Eiseman 等和瑞典 Schwan 等对粪菌移植的报道早了一千多年[36]。但是目前国内对于粪菌移植用于治疗各种疾病还尚处于探索阶段，尚未大规模应用于临床。1989 年，我国微生态学创始人之一魏曦教授就预言："微生态学很可能成为打开中医奥秘大门的一把金钥匙"。医学微生态学是把现代宏观生态理论运用于人体微观世界，而中医学则是把中国古代宏观生态理论运用于人体微观世界，这在两种医学理论构建的发生学上展现出了惊人的相似性。因此，近年来肠道微生态方面的研究在中医药领域也取得了很多成果。在病因病机方面，肠道微生态的改变与胃气的强弱、脾虚证的发生、湿热证的发生都密切相关；在治疗方面，中药在调节肠道菌群方面的优势也不断得到验证，肠道菌群还可以协助体内中药成分的水解代谢。但是由于中药的复杂成分，以及肠道菌群的种族庞大，两者之间的相互作用，短时间内很难研究清楚，因此很多学者选择单味中药提取有效成分观察对肠道菌群的影响。

三、发展趋势与对策

中医药是中华民族的瑰宝，也是世界医学的重要组成部分。当前中医药在治疗许多现代医学无法解决的疑难杂症方面取得了重大进展，可以说中医药正面临着前所未有的发展机遇。但以"天人合一"的整体论为指导原则的中医药，其治病机制还无法从以还原论为基础进行科学的解释，极大地限制了中医药的发展和进入世界医药市场。陈竺院士指出"中医强调整体论，西医则强调还原论，所以多年来许多学者认为两者格格不入，但事实证明，到了系统生物学时代，它们找到了共同语言"。因此，阐明中药与肠道菌群关系对于中药现代化意义重大。

虽然当前关于肠道菌群的研究取得了许多成果，但是研究还是较为浅薄和片面，如中药通过何种途径调节肠道菌群的失调状态，其分子机制是什么？细菌的哪些具体的酶对中药中哪些具体成分起主要代谢作用？尤其对经过肠道菌群代谢后，某些中药毒性增强或减弱的问题的研究还亟待加强。还有肠道菌群对中药药理实验结果的影响到底有多大，以及如何规范化、模型化实验动物的肠道菌群？对于这些问题的解释，必须借助现代系统生物学研究手段，运用基因组学、蛋白质组学和代谢组学技术对中医药学进行系统的研究。尤其是肠道菌群学与代谢组学的结合将可能从因果两方面对中医药作用机制进行合理的解释，并为中医药现代化提供科学研究的平台和依据。

对于中医药微生态学的研究，必当是我国在国际微生态学研究领域取得成就的重要领域，更是中医药事业现代化、国际化的良好机遇。通过先进的检测手段逐渐建立完善的人体肠道微生态大数据系统，可以为公共卫生和公共安全提供诸多保障，也是肠道菌群未来发展的方向。未来可以：①通过建立病原菌数据库，配合高灵敏度检测手段，在微生物层面发现疾病的发生机制。②建立健全人体肠道微生态系统评价体系，逐步将肠道菌群检测运用到常规的健康体检、疾病的预防中，评估患病风险，及早干预，预防疾病发生。其评价体系应当包含：肠道菌群的评价；肠黏膜状态评价；肠道菌群代谢物评价；肠道免疫状态评价；肠道营养状态评价。③加强有益菌的研究与转化应用，规范益生菌食品、药品市场。④对粪菌移植等细菌治疗方式进行长期大规模的评价研究，观察其安全性与有效性。⑤定期检测城市环境中的有害菌，提出预防及对治方案，改善公共卫生环境。

── 参考文献 ──

[1] Zhang YJ, Li S, Gan RY, et al. Impacts of gut bacteria on human health and diseases[J]. Int J Mol Sci. 2015, 16(4): 7493-519.

[2] Ohlsson C, Sjögren K. Effects of the gut microbiota on bone mass [J]. Trends Endocrinol Metab. 2015, 26(2): 69-74.

[3] Zhao L, Shen J. Whole-body systems approaches for gut microbiota-targeted, preventive healthcare [J]. J Biotechnol. 2010, 149(3): 183-90.

[4] Fei N, Zhao L. An opportunistic pathogen isolated from the gut of an obese human causes obesity in germfree mice [J]. The ISME J. 2013, 7, 880-884.

[5] Marchesi JR, Adams DH, Fava F, et al. The gut microbiota and host health: a new clinical frontier [J]. Gut. 2015, pii: gutjnl-2015-309990.

[6] 王珊珊，王佳堃，刘建新. 肠道微生物对宿主免疫系统的调节及其可能机制[J]. 动物营养学报, 2015,

27（2）：375-382.

［7］ Mowat AM. Anatomical basis of tolerance and immunity to intestinal antigens［J］. Nat Rev Immunol, 2003, 3（4）：331-341.

［8］ Mowat AM, Viney JL. The anatomical basis of intestinal immunity［J］. Immunol Rev, 1997, 156（1）：145-166.

［9］ Helgland L, Vaage JT, Koaltadb, et al. Microbial colonization influences composition and T cell receptor V beta repertoire of intraepithelial lymphocytes in rat intestine［J］. Immunology, 1996, 89（4）：494-501.

［10］ Spiller RC. Irritable bowel syndrome：gender, infection, lifestyle or what else?［J］. Dig Dis, 2011, 29（2）：215-221.

［11］ Cani PD, Amar J, Iglesias MA, et al. Metabolic endotoxemia initiates obesity and insulin resistance［J］. Diabetes, 2007, 56（7）：1761-1772.

［12］ Escobedo G, López-Ortiz E, Torres-Castro I. Gut microbiota as a key player in triggering obesity, systemic inflammation and insulin resistance［J］. Rev Invest Clin. 2014；66（5）：450-9.

［13］ 张北平, 赵喜颖, 吴艺锋. 肠道微生态与中医理论相关性的研究进展［J］. 现代消化及介入诊疗, 2011, 16（4）：276-277.

［14］ Frick JS, Autenrieth IB. The gut microflora and its variety of roles in health and disease［J］. Curr Top Microbiol Immunol.2013, 358：273-289.

［15］ 王占国. 中医"脾"与消化道正常菌群［J］. 中国微生态学杂志. 1991, 3（2）：65-68.

［16］ 彭颖, 李晓波. 脾虚证与肠道微生态［J］. 世界华人消化杂志. 2012, 20（34）：3287-3291.

［17］ 任平, 夏天, 李平等. 脾虚腹泻患者肠道菌群的研究［J］. 中医杂志, 1992,（6）：33-34.

［18］ 卢林, 杨景云, 李丹红. 健脾渗湿汤对脾虚湿盛泄泻患者肠道微生态及舌部菌群影响的研究［J］. 中国微生态学杂志.2007, 19（5）：439-441.

［19］ 刘佳, 彭颖, 张硕颖, 等. 老年脾虚患者肠道菌群16SrDNA变性梯度凝胶电泳分析［J］. 中华中医药杂志, 2010, 25（10）：1566-1569.

［20］ 王卓, 彭颖, 李晓波. 四君子汤对两种脾虚模型大鼠肠道菌群紊乱的影响［J］. 中国中西医结合杂志, 2009, 9（29）：825-827.

［21］ 郭丽双, 杨旭东, 胡静, 等. 中药神曲对肠道菌群失调小鼠调整和保护作用的观察［J］. 中国微生态学杂志, 2005,（17）3：174-177.

［22］ 李英帅, 黄腾杰, 李玲孺, 等. 阳虚质肠道菌群与宿主代谢共变化机制研究［J］. 中华中医药学刊, 2015,（07）：1568-1570.

［23］ Li L, Jiang H, Wu H, et al. Stimultaneous determination of luteolin and apigenin in dog plasma by RP-HPLC［J］. J Pharm Biomed Anal, 2005, 37（3）：615-620.

［24］ 吴国琳, 余国友, 范小芬, 等. 单味中药及其有效成份对肠道微生态的调节作用研究概况［J］. 中国中医药现代远程教育, 2015, 13（09）：134-136.

［25］ 马丽琼, 段金旗, 于明克. 大黄对脓毒症大鼠胃肠道菌群的影响［J］. 中华临床医师杂志（电子版）.2012, 6（10）：178-190.

［26］ 黄育文, 杜宏进, 王严冬, 等. 大承气汤胃管注入治疗急性药物中毒临床观察［J］. 新中医,2014,46（4）：80-81.

［27］ 谭俊青, 潘慧娟, 钟力, 等. 黄连解毒组方颗粒剂对小鼠肠道菌群的影响［J］. 江西中医学院学报, 2012, 24（3）：69-73.

［28］ David LA, Materna AC, Friedman J, et al. Host lifestyle affects human microbiota on daily timescales［J］. Genome Biol. 2014, 15（7）：R89.

［29］ 乐拔群. 四君子汤加味治疗肠道菌群失调所致腹泻23例［J］. 中国保健营养, 2012, 22（11）：47-54.

［30］ Xu J, Lian F, Zhao L, et al. Structural modulation of gut microbiota during alleviation of type 2 diabetes with a

Chinese herbal formula [J]. SME J. 2015, 9（3）: 552-62.

[31] W J, H L, L Z. Gut microbiota: a potential new territory for drug targeting [J]. Nat Rev Drug Discov, 2008, 7（02）: 123-129.

[32] Zhang F, Luo W, Shi Y, et al. Should we standardize the 1700-year-old fecal microbiota transplantation [J]. The American Journal of Gastroenterology, 2012, 107（11）: 1755.

[33] Surawicz CM, Brandt LJ, Binion DG, et al. Guidelines for diagnosis, treatment, and prevention of Clostridium difficile infections [J]. The American Journal of Gastroenterology, 2013, 108（4）: 478-498.

[34] Zhang FM, Wang HG, Wang M, et al. Fecal microbiota transplantation for severe enterocolonic fistulizing Crohn's disease [J]. World Journal of Gastroenterology: WJG, 2013, 19（41）: 7213-7216.

[35] Kelly CR, Kahn S, Kashyap P, et al. Update on Fecal Microbiota Transplantation 2015: Indications, Methodologies, Mechanisms, and Outlook [J]. Gastroenterology. 2015, 149（1）: 223-37.

[36] Brandt L J, Aroniadis O C. An overview of fecal microbiota transplantation: Techniques, indications, and outcomes [J]. Gastrointest Endosc, 2013, 78（2）: 240-249.

撰稿人：王凤云　吉海杰　吕　林

中西医结合脂肪肝防治研究进展

脂肪肝包括酒精性脂肪肝（alcoholic fatty liver disease，AFLD）和非酒精性脂肪性肝病（non-alcoholic fatty liver disease，NAFLD），在欧美发达国家以及我国经济较发达地区呈流行趋势，是当代肝脏病学领域的新挑战。在我国，NAFLD 已经取代病毒性肝炎成为第一大肝病，其疾病谱包括非酒精性单纯性脂肪肝（nonalcoholicsimple fatty liver，NAFL）、非酒精性脂肪性肝炎（nonalcoholic steatohepatitis，NASH）以及肝硬化和隐源性肝硬化。肥胖、血脂紊乱、2 型糖尿病和代谢综合征为 NAFLD 肯定的危险因素。

近五年来，中西医结合脂肪肝防治研究取得重要进展，主要表现在：临床流行病学和数据挖掘技术的应用，对 NAFLD 和 AFLD 的证候病机研究取得突破，创立了证候病机新模式，部分解释了其现代生物学基础，NAFLD 易感证候的基因组学和代谢组学研究取得重要进展，已在预测疾病进展领域得到应用；中西医结合防治脂肪肝临床研究设计更加规范，评价指标趋于共识，国际、国内注册的临床研究数量大幅增加，临床研究国际论文较十一五期间大幅递增，国际学术影响力初步显现，上海、广州与加拿大建立中西医结合脂肪肝国际联合研究中心；发现了黄连素、白藜芦醇、黄连解毒汤、桃核承气汤、降脂颗粒、苓桂术甘汤等中药单体或复方可用于 NAFLD 的治疗，其作用机制更加明确，中西医结合脂肪肝防治转化医学模式初步成型。

"十二五"期间标志性的进展和突破如：中西医结合防治脂肪肝的基础和临床研究国际期刊论文已占本领域国际期刊论文的三分之一；病证结合防治非酒精性脂肪肝病关键技术和转化应用系列研究分别获得上海市科技进步奖一等奖和教育部、中华医学科技奖二等奖。中医药治疗酒精性肝病和非酒精性脂肪性肝病入选中华中医药学会发布行业诊疗指南。

一、脂肪肝中西医结合防治研究进展

遗传易感性和代谢紊乱是 NAFLD 显著的病理学特点，其多因素、多靶点复杂疾病的特点适合于中医药整体调节的治疗理念，近五年来，中医药成为 NAFLD 治疗的重要选择，相关的研究取得一定进展。

（一）NAFLD 的发病机制

二次打击学说作为 NAFLD 的经典发病机制，被广泛认可。首次打击主要是指胰岛素抵抗和高胰岛素血症，引发脂肪在肝脏实质细胞内的过度聚集并降低了肝细胞的抗损伤能力，随后各种致病因素共同作用于肝脏细胞，导致本已抵抗力下降的肝脏细胞在氧化应激的作用下发生气球样变、坏死性炎症而发生二次打击。近年来，随着研究的深入，有学者提出了四次打击学说，即在二次打击的基础上，当炎症持续存在后，机体开始对受损伤的肝脏细胞进行修复，发生肝脏纤维化（第三步），随着其进一步发展，肝脏微循环障碍，组织细胞缺血坏死，肝小叶重建，最终导致肝硬化，即"第四次打击"。

无论是二次打击或四次打击都认为胰岛素抵抗是 NAFLD 发生和发展的中心环节，在 NAFLD 中扮演重要角色。有学者研究表明，肝脏胰岛素抵抗先于全身胰岛素抵抗出现，瘦素抵抗滞后于肝脏胰岛素抵抗，表明肝脏胰岛素抵抗是 NAFLD 形成的起始因素。新近研究显示，NASH 和 NAFL 的肝脏胰岛素抵抗类似，二者肝脏的胰岛素清除率均下降至低于 30%，但是前者高胰岛素血症和脂肪组织胰岛素抵抗更严重。虽然肝脏胰岛素清除率下降与肝脏炎症、气球样变和纤维化无关，但更严重的组织学炎症和气球样变与全身胰岛素清除率进行性下降有关。

对 NAFLD 发病机制认识的进步得益于更接近于人类病理改变的实验模型的进展。目前，国内外用于科学研究的 NAFLD 动物模型大致分为四类：①自发性或基因突变所致模型；②饮食或药物诱导模型；③饮食基因复合模型；④中医病证结合模型。其中自发性或基因突变模型和饮食基因复合模型的应用日趋广泛：

自发性或基因突变模型主要包括 ob/ob 小鼠、db/db 小鼠（fa/fa 大鼠）、PNPLA3 转基因小鼠、SREBP-1c 转基因小鼠，PPARα-/- 小鼠、乙酰辅酶 A 氧化酶缺乏小鼠模型、CD36-/- 小鼠、MTP-/- 小鼠、载脂蛋白 ApoE-/- 小鼠等。基因饮食复合模型为单纯的饮食与遗传因素有机结合建立的模型，可较大程度地模拟人类 NAFLD 的复杂性，病理变化显著，能在一定程度上弥补单一因素造模带来的不足。目前应用较多的 NAFLD 动物模型为 HFD 饮食大（小）鼠、ob/ob 小鼠、db/db 小鼠（fa/fa 大鼠）、MCD 饮食大（小）鼠。不同致病因素所致 NAFLD 动物模型的形成机制及病理改变各异，选择或探索理想的动物模型，是提升基础研究成果可信度的关键。

（二）NAFLD 的证候病机研究

临床流行病学和数据挖掘技术的应用推动了 NAFLD 证候病机研究的进展，"脾虚"、"痰湿"、"血瘀"是 NAFLD 中医病理三要素已基本形成共识，这三个病理要素之间相互影响、相互作用构成患者不同的证候表型，临床辨治针对患者的证候表型结合病理要素辨证加减，形成 NAFLD 中医药治疗比较独特的"精准医学"模式，临床疗效明显提高。近年来 NAFLD 证候病机比较重要的进展是重视了"湿热"和"瘀血"的相互作用，有研究小组基于临床流行病学证据，提出了"脾虚"是 NAFLD 之本（病病机），"湿热"和"瘀血"是 NAFLD 之常见表型（证病机），初步阐明了"湿热证"、"湿热瘀血兼夹证"不同表型之间在组织病理学表现、胰岛素抵抗致病机制方面的差异。应用胆宁片干预湿热证、双轻颗粒干预湿热瘀血兼夹证以方测证的随机、双盲、安慰剂对照、CT 评价的临床试验已证实这种临床证候分类的合理性，为完善 NAFLD 的证候分类体系提供了临床和实验室的证据。

对 NAFLD 易感体质 / 证候研究的探索显示了可喜的前景。通过 NAFLD 的临床研究发现 NAFLD 存在易感体质，并与中医证型存在一定关联性，痰湿质、气虚质和湿热质为 NAFLD 的常见体质类型，痰湿质与痰湿内阻证、湿热蕴结证显著相关，气虚质与肝郁脾虚证、肝肾不足证显著相关，湿热质与湿热蕴结证、痰湿内阻证显著相关。气虚质和痰湿质是 NAFLD 的主要病理体质，NAFLD 患者痰湿质较气虚质更易出现体重指数异常、血脂异常及血清酶学异常。脾阳虚证在 NAFLD 发生发展中的作用是 NAFLD 易感证候研究的一个新亮点，研究发现，NAFLD 脾阳虚证与其他证候存在明确的差异尿液糖代谢组学谱，更加接近于 2 型糖尿病患者的代谢谱，回顾性和前瞻性的队列研究均证实 NAFLD 脾阳虚证是 2 型糖尿病的主要危险因素，对 NAFLD 脾阳虚证的早期干预可能是降低或延缓 2 型糖尿病发生的重要措施。研究证实，配伍用经方苓桂术甘汤可以提高 NAFLD 脾阳虚证患者的临床疗效，其机制可能与提高机体甲状腺激素水平有关，已经明确苓桂术甘汤通过肝细胞膜甲状腺激素受体途径提高脂肪酸水溶性和增加脂肪酸 β 氧化治疗 NAFLD 的作用新机制，一个设计更为严密的长期队列研究正在开展，希望为中医药在预防 NAFLD 进展和 2 型糖尿病发生的应用提供循证医学证据。

（三）NAFLD 的中西医结合防治研究

二甲双胍和噻唑烷二酮类药物（TZDs）可通过改善胰岛素抵抗治疗 NAFLD。二甲双胍通过肝激酶 B1 激活腺甘酸活化蛋白激酶（AMP-activated Protein kinase，AMPK），AMPK 可参与调节体内多种糖脂代谢以及生物氧化途径，是二甲双胍治疗 NAFLD 的主要作用靶点。NAFLD 常与糖尿病相伴发生，一项研究显示，诊断肝硬化后持续应用二甲双胍可使死亡风险降低 57%，如无特殊禁忌则二甲双胍可持续用于伴有肝硬化的糖尿病患者。胰岛素增敏剂 TZDs 是 PPARα 的高亲和配体，在调节脂肪细胞分化，维持脂肪细胞稳态，降低脂肪细胞 FFA 和 TNFα 释放，增加葡萄糖利用等方面有重要作用。TZDs 包括罗格列酮及吡格列酮等，但由于罗格列酮存在对心脏的潜在风险，在很多国家已被禁用，在我国也被限制使用。

n-3多不饱和脂肪酸可改善胰岛素抵抗并减少肝脏脂肪生成和炎症反应，乙基－二十碳五烯酸（EPA-E）是一种合成的多不饱和脂肪酸，可治疗高甘油三酯血症。一项多中心、前瞻性、双盲、随机、安慰剂对照的EPA-E治疗NASH的2b期临床试验显示，EPA-E对NASH组织学改善无效，但可降低受试者甘油三酯水平，且未增加任何不良反应。一项随机双盲安慰剂对照试验显示，二十二碳六烯酸（DHA）联合EPA可通过DHA富集于红细胞降低NAFLD患者肝脂肪含量。

维生素A和E、水飞蓟宾、甘草酸二铵等是常见的抗氧化剂，其通过改善体内的氧化－抗氧化环境的异常，达到改善体脂分布异常和脂质代谢紊乱的状态，也是治疗脂肪性肝炎的靶点之一。降脂类药物能够促进血液中脂质运输到肝脏进行代谢和排泄，用于NAFLD和NASH患者血脂紊乱的治疗。临床上较为常用的降脂类有他汀类药物，如辛伐他汀及普伐他汀等，也可以服用贝特类药物，如吉非罗齐、非诺贝特等。益生菌和益生元等制剂可调节肠道菌群对延缓NAFLD患者肝病进展和改善代谢异常有益，且安全性良好。维生素E成为唯一被推荐为不伴有2型糖尿病的NASH的一线治疗药物，其余的对症治疗措施均缺乏组织学证据的支持。

近年来，中西医结合防治NAFLD的临床研究出现了一些新的积极的趋势：

一是采用了病证结合的模式，兼顾西医辨病和中医辨证的优势：近五年关于脂肪肝的临床研究多采用了病证结合的研究思路，借助于现代医学检测手段和研究成果，用现代医学理论及思维方法对脂肪肝患者进行疾病诊断，在此基础上运用中医理论和思维方式，重新认识和解释脂肪肝的中医病机与证治规律，力求做到诊断与治疗上的病证结合。病证结合防治脂肪肝的临床研究思路，兼顾病与证之间的共性规律与个性特点，呈现病与证之间纵横交叉动态变化的规律，实现病与证之间宏观整体与微观局部的互补优势，对脂肪肝的病情及预后做出更为全面和准确地判断，有利于个体化治疗方案的制定。

二是中西医结合、内外合治综合疗法的发展：西药改善客观指标的疗效比较确切，但往往伴有不良反应，而中药可以减轻西药的不良反应，改善患者的主观症状。充分发挥中西药的优势进行脂肪肝干预研究可以进一步优化现有的临床治疗方案，起到协同增效的效果。脂肪肝的临床治疗研究除了药物外，文献还报道了饮食、运动、情绪调节等行为干预治疗方法；针灸、穴位埋线、膏药外敷等中医外治方法；DILT-3型生物信息红外线肝病治疗仪、HD-91-Ⅱ型肝病治疗仪等仪器治疗。这些研究充分利用非药物特色治疗的优势，进一步提高了脂肪肝的临床治疗效果。

三是诊疗手段更加灵活，评价体系渐趋科学：如多维辨治，结合辨因论治、辨机论治、辨性论治、辨病论治、辨症论治、辨体论治和辨证论治，从病因、病机、病性、症状、病类、体质、证候多维角度对本病进行立法遣方论治，并根据患者病情发展变化进行动态辨治，发挥以中医思维主导的疗效优势。如中西药合用，五苓散联合易善复可以减轻瘦素和胰岛素抵抗，效果优于单用易善复；还原型谷胱甘肽静滴结合理气化瘀、疏肝健脾的中药汤剂口服，治疗 NAFLD 疗效显著，不良反应少。在评价标准方面，有学术组织提出 NAFLD 疗效评定标准包括症状疗效评定标准、证候疗效评定标准、肝脏酶学（ALT）疗效评定标准、血脂疗效评定标准、腹部 CT 疗效评定标准和腹部 B 超疗效评定标准，已经具备了推广应用的条件。

（四）AFLD 中西医结合防治研究

酒精性肝病（alcoholic liver disease，ALD）是由于长期大量饮酒所致的肝脏损害及其一系列病变。包括轻症酒精性肝病（mild alcoholic injury，MAI）、酒精性脂肪肝（alcoholic fatty liver，AFL）、酒精性肝炎（alcoholic hepatitis，AH）、酒精性肝纤维化（alcoholic hepatic fibrosis，AHF）和酒精性肝硬化（alcoholic cirrhosis，AC）。AFLD 作为脂肪肝的一种特殊类型，病因明确，忌酒以后呈自限倾向，这个曾经的研究热点已逐渐被 NAFLD 的研究所取代。

AFLD 发病机制的研究主要集中在乙醇的体内代谢过程和氧化应激两个方面。乙醇在代谢过程中可引起 NADH/NAD 比例增加，进而影响 NAD 依赖的过程。过多的还原型产物一方面促进甘油三酯的合成，使其在肝细胞内堆积。另一方面抑制线粒体内脂肪酸的氧化，从而导致 AFLD 的形成。乙醇的代谢产物乙醛可与多种蛋白共价结合形成乙醛蛋白加合物（acetal-dehyde protein adduct，APA），改变了蛋白质结构，造成蛋白质功能异常如谷胱甘肽耗竭、线粒体的损伤、脂质过氧化等，而引起肝细胞的损伤。同时 APA 具有免疫原性，可诱导免疫反应，引起肝细胞炎症、坏死及纤维组织增生。氧化应激和脂质过氧化作用对 ALD 的发生、发展起着关键作用。乙醇在代谢过程中可通过 CYP450 2E1 和 NADH 等途径促进活性氧的产生，同时伴随摄入不足等导致体内抗氧化物质减少，而促发氧化应激，最终导致肝细胞凋亡或坏死。此外，酒精亦可直接或间接通过激活信号通路、补体等活化机体的固有免疫，最终造成肝损害。最近的研究表明，热休克蛋白 90 参与了 ALD 的发生，饮酒可破坏肠黏膜上皮屏障并导致肠道渗透性增加，细菌内毒素、脂多糖可通过激活 Toll 样受体 4 促进肝脏炎症从而参与 ALD 发病。

目前，对 AFLD 发病机制的了解在很大程度上取决于动物模型，AFLD 实验模型的不稳定性是制约发病机制研究进展的关键，更接近于人体病理变化的微猪和豚鼠等酒精性肝损伤模型的建立可能为 AFLD 发病机制的研究带来新的手段，造模方法仍在不断改进完善之中。目前国内外较为公认的方法为 Liber-Decarli 模型，近期，Gao-Binge 模型在 Liber-Decarli 模型上进行改良，该模型与临床患者多年慢性饮酒、近期大量饮酒的背景一致，且同样可以造成肝脏脂肪变性、损伤和炎症。

戒酒是 ALD 最重要的治疗方法。戒酒可改善疾病结局，降低肝硬化进展，提高 ALD 各阶段存活率。对于轻、中度酒精性肝炎患者，即 Maddrey 辨别函数（maddrey discriminant function，MDF）＜ 32，无肝性脑病及住院第一周血清胆红素水平或 MDF 下降者应密切观测，给予营养支持及戒酒治疗，不需要药物治疗。而重度 AH、AHF、AC 患者应尽早进行药物干预，防止疾病进一步发展，临床上常用以下几种药物：

皮质类固醇：主要通过抑制 NF-κB 转录活性进而抑制以 TNF-α 为主的多种炎症因子的转录。2012 年欧洲肝病学会（EASL）酒精性肝病临床实践指南中出，重度酒精性肝炎可以使用糖皮质激素治疗，可降低有脑病者或 Maddrey 指数＞32 者的病死率，增加生存率。

对抗和改善乙醇代谢的药物：美他多辛是维生素 B_6 的衍生物，它能增加酒精代谢相关酶类的活性，加速血中酒精的代谢清除，减少酒精的直接和间接毒性，适用于急慢性酒精中毒、ALD 及戒断综合征，对其引起的神经和肝损伤有预防和治疗作用，且安全性高，无严重不良反应。

降脂药物是治疗酒精性脂肪肝最常用的方法，其可减少肝内脂质沉积，减轻脂质过氧化反应，改善肝脏病理。常用的有辛伐他丁、洛伐他丁、吉非罗齐、非洛贝特、血脂康等。其他药物如抗氧化剂（维生素 E、水飞蓟素以及多烯磷脂酰胆碱多不饱和脂肪酸）、抗纤维化药物（秋水仙碱）在治疗酒精性肝炎中均有研究，但结果并不理想。

中医药是治疗 ALD 的有效手段之一，北京在 20 世纪九十年代提出"毒损肝络"学说，上海在 2000 年代提出"瘀热病机"学说，使 ALD 的中医病机认识不断丰富发展。中西药联合是 ALD 治疗的新趋势，丹参与保肝药物联合用药能够明显改善酒精性肝病患者的肝功能、血脂以及肝纤维化等生化指标和体征，且不良反应发生率低。

二、中西医结合防治脂肪肝的国内外研究进展比较

（一）国外引领 NAFLD 基础研究的发展方向

NAFLD 发病机制的研究一直是热点话题，从既往已经发现的胰岛素抵抗、氧化应激、细胞因子、脂质过氧化、遗传免疫等参与 NAFLD 发病，到近年来的聚焦肠道微生态、自噬，无一例外由国外学者的研究引领，中国学者在少数的研究领域锦上添花。

NAFLD 与糖尿病、冠心病、高血压等疾病同属于代谢综合征的组成部分，共同的发病机制可能是胰岛素抵抗。越来越多的研究显示，肠道微生态改变也在 NAFLD 的发病中起了重要作用。国外学者研究发现，在全胃肠外营养情况下，由于缺乏食物刺激，肠道蠕动减少，肠道黏膜萎缩，肠道免疫力下降，细菌过度生长并发生肠源性内毒素血症，因此 NASH 的发生率很高。口服抗生素净化肠道或补充谷氨酰胺营养肠黏膜细胞可以明显改善全胃肠外营养相关的肝脏病变。一组 22 例 NASH 患者以及 23 例对照者的研究表明，C14-D-木糖和乳果糖呼气试验显示 50% 的 NASH 患者存在小肠细菌过度生长，而对照组只有 22% 有此现象。但是未发现 NASH 患者存在外周血内毒素血症和肠黏膜通透性增加。在对瘦素基因突变、不能合成瘦素的 ob/ob 小鼠和瘦素受体基因突变、瘦素启动的信号传导被抑制的 fa/fa 大鼠进行的研究中发现，两者都有自发性脂肪肝，同时还表现出胰岛素

抵抗、肥胖、脂质代谢紊乱等与人类 NASH 密切相关的病变。ob/ob 小鼠和 fa/fa 大鼠的肝脏和腹膜巨噬细胞的一些基础状态的表现类似于正常动物的巨噬细胞受内毒素刺激后的表现，比如巨噬细胞吞噬功能下降，库普弗细胞特异受体表达下调，细胞因子和前列腺素类物质生成异常，提示内源性接触内毒素可能是此类动物巨噬细胞表型变化的原因之一。虽然目前没有 ob/ob 小鼠体循环或门静脉存在内毒素血症的证据，但有研究表明衰老的 ob/ob 小鼠存在肠道淤滞和细菌过度生长，肠道细菌产生的乙醇和其他产物增多，口服益生菌的确可使 ob/ob 小鼠脂肪性肝炎得到明显改善。国内学者通过给予 SD 大鼠持续 24 周的高脂饮食，建立了大鼠单纯性脂肪肝→脂肪性肝炎→肝纤维化模型，高脂饮食模型大鼠腹主动脉血内毒素水平在 24 周明显升高。提示在 NASH 发病中，内毒素血症可能是一个晚期事件，早期并不存在一般意义上的"内毒素血症"。但是与益生菌效果相似，高脂饮食 8 周起给予乳果糖口服能明显改善高脂饮食大鼠血清转氨酶和肝组织炎症。已知乳果糖有调节肠道菌群、减少肠源性内毒素血症发生等作用，因此肠道微生态的改变可能还是参与了 NASH 的早期发病。虽然关于肠道菌群紊乱、肠黏膜通透性改变以及肠源性内毒素血症究竟在 NAFLD 的发病中起了什么作用目前还没定论，但有一点是肯定的，即 NAFLD 动物对内毒素的敏感性增高，小剂量内毒素就可引起明显的肝脏损伤，甚至急性肝功能衰竭。

一个可喜的现象是中国学者主导了自噬与 NAFLD 的研究。自噬是细胞通过降解长寿蛋白和受损细胞器，并重新利用生成物质的一种代谢过程。研究表明，自噬是肝细胞内脂肪降解的一种方式。因为肝细胞具有脂质分解代谢的旁路途径，从而可以解释与脂肪细胞相比虽然肝细胞只有低水平的细胞质脂肪酶，但也有能力快速动员大量脂质。自噬的发生可能对细胞有一定的保护作用，其机制可能与减少促凋亡基因的表达有关。内质网应激、线粒体功能损伤、自噬功能损伤这些因素彼此相互影响，从而促进了 NAFLD 的发生。其中，自噬作为肝细胞调节脂肪代谢的一条途径，其功能损伤无疑会加剧脂肪在肝内的沉积，促进脂肪肝的形成。但是自噬生理功能复杂，既可以保护细胞功能，又可以诱导细胞凋亡和死亡，其在 NAFLD 中的确切作用还需要深入研究。

（二）NAFLD 干预药物或潜在药物作用机制研究方面国内优势明显

国内学者研究发现非诺贝特可通过抑制 IRE1α–XBP1–JNK 通路基因表达改善内质网应激，进而减轻高胆固醇饮食诱导的 NAFLD 小鼠的炎症与凋亡。通过对体内与体外的 NAFLD 模型研究发现，熊果酸可改善 NAFLD 脂质在肝脏聚集，其机制可能与熊果酸可增加脂质 β 氧化和抑制内质网应激有关。研究发现绿茶多酚可改善 NAFLD 小鼠肝脏病理及肝功能，降低体重、血脂、血糖及高胰岛素血症，其作用与增加胰岛素清除率和上调胰岛素降解酶活性及其蛋白表达而改善胰岛素抵抗有关。国内学者对 NAFLD 治疗最大的贡献，是完整解析了盐酸小檗碱（黄连素）治疗 NAFLD 的作用机制，北京、上海、广州的医学科学家和中医药专家分别从内质网应激、线粒体氧化、胰岛素抵抗、肠道菌群以及"燃烧"脂肪等多个途径阐述了黄连素这个经典老药对现代慢性病治疗的贡献，这个价格十分低廉的小药片列入了"十二五"国家重大科技专项，旨在研发成治疗代谢综合征的新药。在重要的研究方面，降脂颗粒（由绞股蓝、虎杖、茵陈、丹参、干荷叶五味中药组成）也是一个比较典型的例子，这个已经完成 II、III 期临床研究，证实能显著改善 NAFLD 患者肝脾 CT 比值的候选新药，已发现能够减轻脂质在肝脏的集聚、降低炎症反应、保护肝细胞；可上调循环 OB-Re、脂联素水平及下丘脑 STAT3 的表达和活化，改善瘦素抵抗；降低肝糖原含量，改善糖耐量受损，上调肝脏 IRS-1 的表达和活化，改善肝组织胰岛素抵抗等多重作用。

三、中西医结合防治脂肪肝的发展趋势

（一）加强对患者的科学管理，重视生活方式的干预

脂肪肝是个慢性病，慢性病的治疗和预防是一个长期的过程。加强患者科学管理，重视生活方式干预是未来的趋势。治疗前评估以确立 NAFLD 的诊断，了解疾病程度，判断是否存在胰岛素抵抗和其他代谢综合征的组成疾病；建立良好的医患关系，进行长期、系统和个体化的治疗；积极治疗原发基础疾病，避免其他肝损害因素，尤其是酒精和药物性损害；建立电子化患者信息管理系统，规范信息采集、存储条件；加强治疗过程监测，通过临床观察、影像学、实验室（肝组织学）检查评估干预措施的疗效和安全性，动态观察不能仅限于肝脏病变，还需对相关代谢危险因素、肿瘤发生和心脑血管事件进行监测。生活方式的干预包括：行为纠正、饮食调整和运动，这些非药物性基础治疗可改善 NAFLD 病变及其伴同的退行性和代谢性损害，为药物干预创造条件并提高其疗效，还可提高生活质量和费用成本效应。

（二）在临床试验设计和评价体系上与国际学术界接轨

已经报道的中医药治疗 NAFLD 的临床试验在专业设计上还存在一些认识误区，这些因素决定了大部分已发表的研究并不能提供明显治疗效应的确切证据；治疗周期在 3 ~ 12 个月，这是比较任意的时间节点，而且可能并不足够，随访往往被忽视。行为干预作为基础的治疗措施，须要重视并提高控制的质量；组织学的评价是否必须还存在争议，对于 NASH 的研究全部或部分病例的组织学评价是值得鼓励和推荐的，替代组织学评价的生物学指标作为探索性的研究正在开展，尤其是对 NASH 患者的纤维化风险评价，是值得借鉴的补充评价指标；CT 作为主要疗效评价指标还会沿用一段时间，MRI 未来会在正规临床试验中推荐使用。心血管疾病是引起 NAFLD 患者死亡的主要原因，因此，所有的危险因素应当进行评价，而且在治疗策略方面理论上应当针对患者是个全身疾病而不是单独的肝脏特异性表现。未来的临床研究应当纳入更多例数且治疗周期较长的患者。在不久的将来，非侵袭性的合并临床特征（肥胖，T2DM，高血压，脂质异常）检测方法和新型的生物标志物将改变疾病的治疗策略。

（三）将进一步重视 NAFLD 胰岛素抵抗证候病机的研究

胰岛素抵抗作为代谢综合征共有的病理基础，在代谢综合征的不同组成部分，在 NAFLD 的不同阶段，有其作为主要病理环节的共性特点，也具有在不同疾病、不同疾病阶段的不同表现形式，这种基本规律和个性特点并存的现象与疾病中医证候研究的基本思路十分接近。在规范信息采集手段的基础上，加强对不同疾病及疾病不同阶段胰岛素抵抗患者证候病机规律的研究，建立胰岛素抵抗患者的基本证候及其判别模式，揭示胰岛素抵抗患者主要证候病机的演变规律，是构建胰岛素抵抗治疗中医理、法、方、药体系的基础性工作，应予以重视并尽快完善。中医药防治胰岛素抵抗的研究起步不久，有限的研究报告了一些单体成分如小檗碱、白藜芦醇，一些复方中药如黄连解毒汤、桃核承气汤、益气散聚方，为深入研究中医药防治胰岛素抵抗奠定了基础。从临床证据出发，在对胰岛素抵抗患者科学管理和行为干预的基础上，开展对有效方药（单方、单体成分）长疗程、个体化的干预和效果评价，贯彻"有所为，有所不为"的工作原则，开展以社区为单元的综合性整体干预研究，体现中医药"治未病"的防病思想，充分发挥中医药在胰岛素抵抗防治中的优势和特色。同时，坚持发扬中医药多层次、多途径、多靶点的治疗特点，和特别适合治疗胰岛素抵抗这种多系统损害的疾病的优势，针对产生胰岛素抵抗的分子机制，开展深入的机制研究，提升中医药防治胰岛素抵抗的研究水平，提高中医药对现代生活方式病的防治能力。

（四）从肠道微生态研究中医药治疗 NAFLD 的新趋势

临床上许多 NAFLD 患者都有便秘、腹胀、腹泻、肠道产气过多等表现，因此，从肠道微生态入手，研究中医药治疗 NAFLD 的效应机制成为一种新的趋势，以肠道细菌为靶点，纠正紊乱的菌群结构从而达到治疗疾病的目的，正在成为中医药治疗 NAFLD 的新认识。肠道菌群能够参与机体内很多代谢过程，但是在数以万计的细菌中究竟是哪些在发挥重要作用，并且具体影响哪些代谢通路，目前的了解还不够深入。之所以出现认识的局限，是因为在一个活的人体内观察人体与菌群之间细微的相互作用十分困难。一方面，肠道菌群不仅数量巨大、种类繁多，而且其中的绝大部分都尚未被人类培养；另一方面，对于反映人体代谢变化的尿液中大量代谢物的定量检测也是一个技术难题。近年来，从基因组学到代谢组学、元基因组学技术的发展，为解决上述难题提供了新的手段。元基因组学的研究对于全面系统地了解生理、病理状态下肠道菌群结构功能变化与疾病之间的关系，分析 NAFLD 患者体内肠道病原微生物基因组的特征性片段、染色体 DNA 的序列多态型、基因变异的位点及特征谱，建立相应的数据库，然后将个体的肠道病原微生物与其比对，为了解人类胃肠道微生物的多样性和生物功能、利用人类胃肠道微生物遗传资源提供了基础。未来人类胃肠道元基因组技术发展将通过与人类胃肠道微生物的分离鉴定以及人类胃肠道微生物 cDNA（互补 DNA）文库的研究相结合，从寻找人类胃肠道有价值的新基因、探讨微生物间相互作用机理、寻求人类胃肠道代谢定向调控途径等方面人手，开发和利用人类胃肠道微生物资源。并很有可能利用肠道菌群结构化验，通过肠道菌群的变化来监测NAFLD患者健康水平和代谢紊乱情况。未来的发展重点包括元基因组学与代谢组学的结合，中药有效成分的肠内菌群代谢研究，对肠道菌群转化中药有效成分的研究等。

—— 参考文献 ——

［1］ Bril F, Lomonaco R, Orsak B, et al.Relationship between disease severity, hyperinsulinemia, and impaired insulin clearance in patients with nonalcoholic steatohepatitis［J］. Hepatology, 2014, 59（6）: 2178-2187.

［2］ Zhang X, Harmsen WS, Mettler TA, et al. Continuation of metformin use after a diagnosis of cirrhosis significantly improves survival of patients with diabetes［J］. Hepatology, 2014, 60（6）: 2008—2016.

［3］ Sanyal AJ, Abdelmalek MF, Suzuki A, et al.No significant effects of ethyl-eicosapentanoic acid on histologic features of nonalcoholic steatohepatitis in a phase 2 trial［J］. Gastroenterology. 2014, 147（2）: 377-384.

［4］ Scorletti E, Bhatia L, McCormick KG, et al. Effects of purified eicosapentaenoic and docosahexaenoic acids in nonalcoholic fatty liver disease: results from the Welcome* study［J］. Hepatology, 2014, 60（4）: 1211-1221.

［5］ 赵文霞, 段荣章, 刘君颖. 1163例非酒精性脂肪肝患者与气虚质痰湿质相关性研究［J］. 辽宁中医杂志, 2010, 37（8）: 1543-1544.

［6］ 陈阳, 冷雪, 杜莹, 韩永辉, 贾连群. 非酒精性脂肪肝中医证候分布特点及与临床指标的相关性分析［J］. 中华中医药学刊, 2014, 32（7）: 1556-1558.

［7］ 中国中西医结合学会消化系统疾病专业委员会. 非酒精性脂肪性肝病的中西医结合诊疗共识意见［J］. 中国中西医结合杂志, 2011, 3l（2）: 155-158.

［8］ Zhang L, Song H, Ge Y, et al.Temporal relationship between diet-induced steatosis and onset of insulin/leptin resistance in male wistar rats［J］. PLoS One, 2015, 10（2）: e0117008.

［9］ Liu T, Yang LL, Zou L, Li DF, et al.Chinese medicine formula lingguizhugan decoction improves Beta-oxidation and metabolism of Fatty Acid in high-fat-diet-induced rat model of Fatty liver disease［J］. Evid Based Complement Alternat Med, 2013, 2013: 429738.

［10］ 季光. 肠道微生态, 中医药治疗非酒精性脂肪性肝病的潜在靶点［J］. 中西医结合肝病杂志, 2011, 21（4）: 193-196.

［11］ 魏华凤, 季光. 中药口服治疗非酒精性脂肪肝临床随机对照试验的系统评价［J］. 中华中医药杂志, 2012, 27（5）: 1309-1314.

［12］ 季光. 中医药治疗非酒精性脂肪性肝病临床试验的相关问题探讨［J］. 临床肝胆病杂志, 2014, 30（4）: 299-301.

撰稿人：季　光　魏华凤　杨丽丽

功能性肠病的中西医结合研究进展

功能性肠病（Functional Bowel Disorder，FBD）是指症状主要起源于中下胃肠道的功能性疾病，基于症状可分为肠易激综合征（irritable bowel syndrome，IBS）、功能性腹胀（functional bloating）、功能性便秘（functional constipation）、功能性腹泻（functional diarrhea）和非特异性肠功能紊乱（unspecified functional bowel disorders）。在以上五种疾病中，对肠易激综合征和功能性便秘的基础与临床研究最为深入。现代医学对于功能性肠病的治疗，仍然以症状控制为主，由于病理机制未完全明确，因此治疗缺乏针对性。中医既往无功能性肠病这一名称，中医理论认为，该类疾病的病因主要与脾，肝，肾等脏腑功能相关联。这与现代医学提出的脑肠轴失调的理论相吻合。而中医由于其注重整体调理，在治疗这类疾病中具有独到的优势。

近年来，随着对疾病病因与病理研究的深入，以及临床治疗过程中中西医手段的相互融合，对于功能性肠病的管理，中西医相互补充、相互协作，共同合作进行肠易激综合征、功能性便秘的临床研究和机理探索正逐步深入。期待形成有意义的临床方案。

一、国内外的中西医研究进展

（一）肠易激综合征

肠易激综合征（IBS）是一种慢性功能性肠道疾病，以腹痛、腹部不适，伴有排便习惯和大便性状异常为临床特点，持续存在或间歇发作。根据症状特点，IBS 一般分为四种类型：便秘型（IBS-C）为大于 25% 的时间大便硬或块状，小于 25% 的时间是松散的糊状或水样。腹泻型 IBS（IBS-D）为大于 25% 的时间大便拉稀或水样，小于 25% 的时间大便硬或块状。混合型（IBS-M）为大于 25% 时间大便拉稀或水样，同时大于 25% 的时间大便硬或块状。未分类 IBS（IBS-U），不符合标准的任何其他亚型。IBS 在临床上极为常见，对患者的生活质量和社会交往有明显的负面影响，并直接或间接地消耗大量的公共卫生资源，成为亟待解决的问题。

1. 发病机制研究

几十年来人们不断提出各种假说试图阐明 IBS 的病理生理机制，但几乎无单一的发病机制能够完全解释所有 IBS 的临床症状。目前认为 IBS 是多种发病机制共同作用的结果，这些发病机制相互联系、相互影响，在不同疾病亚型、不同个体可能有所不同。取得突出进展的发病机制研究集中在以下方面：

第一，遗传因素。许多研究均探讨了遗传因素在 IBS 中的地位，但是，遗传因素并不是 IBS 独立的发病因素，需与环境等因素相互作用才能使疾病的表形得以充分显现。

对 IBS 患者 G 蛋白亚单位、白细胞介素 –10（IL–10）、胆囊收缩素 –1（CCK–1）受体的研究提示，遗传因素可能同 IBS 临床表现的多样性以及对于治疗的不同反应相关。尽管目前并未发现某一特定基因与 IBS 的发病有关，但基于基因探查的结果，已经发现某些相关的候选基因，如染色体 17q11.2 位点基因、KDEL 受体 2 基因[1]。下一步的研究重点为多基因如何共同作用导致 IBS 发病。

第二，胃肠动力异常。胃肠动力异常被认为是导致 IBS 症状表现为腹泻或便秘的主要因素。多数研究提示，腹泻型 IBS 患者在餐后或肠道受到刺激后，结肠平滑肌的收缩幅度、收缩频率和峰电位明显增强，结肠集团运动增加可致腹痛和排便。便秘型 IBS 患者结肠对进餐的反应减少，表现为进标准餐后，升结肠、横结肠、降结肠反应减弱。近年来对 IBS 患者全胃肠道研究发现，结肠并非唯一存在动力异常的部位，食管、胃、小肠、回盲部以及胆囊等部位，也在一定程度上存在易激性，尤其是小肠，目前被认为是与 IBS 症状产生有密切关系的部位。

尽管 IBS 患者中存在多种肠道运动功能障碍，但是无法用单一的一种运动障碍解释 IBS 的病理生理机制，这可能与 IBS 症状变化伴随肠道运动功能障碍类型变化有关。肠道动力来自消化道肌肉的协调运动。多种系统，包括中枢神经、肠神经、ICC 细胞、PGDFRα+ 细胞、免疫细胞以及肠道菌群，参与了肠道动力的调节。作为信号分子，神经递质、神经肽、类二十烷酸、离子、胆汁酸、免疫细胞分泌因子以及肠道菌群代谢物在肠道动力调节中扮演了重要角色。而这些分子参与信号通路的失调，对于 IBS 发病机制具有重要影响。

近年对肠道运动机理研究出现一些新的热点方向，例如胆汁酸、免疫细胞分泌因子以及肠道菌群代谢产物等。胆汁酸是由肝脏合成分泌并由胆囊存储的活性代谢物。结肠中过量的胆汁酸或可导致肠道运动加快、黏膜透过性增强，表现为胆汁酸型腹泻。大约有 30% 的 IBS–D 病人被诊断患有胆汁酸重吸收障碍。近年又发现，免疫细胞对肠道动力也有一定的调节作用。例如肠肌肉间巨噬细胞可以分泌 BMP2 蛋白促进肠神经生长；而肠神经又分泌 CSF1 促进巨噬细胞的分化。巨噬细胞和肠神经之间的相互作用调节肠道动力；而这种信号失调或许与 IBS 发病机制有着密切联系。随着研究的深入，对神经肌肉功能、内分泌性神经递质和神经肽、类二十烷酸信号、离子信号、有机酸、免疫细胞以及肠道菌群等对胃肠动力影响的认识更加全面[2]，它们之间的关系以及在IBS肠道动力异常中扮演的角色必将成为研究的重点。

第三，内脏高敏感。内脏高敏感性可以解释IBS患者除表现有腹泻、便秘外，还有腹痛或腹部不适感。众多研究证实，IBS对结肠直肠气囊扩张的敏感性增强，疼痛阈值降低。另外结肠的反复疼痛刺激可引起慢性感觉过敏，其发生机制可能涉及外周感受器、信号传入、脊髓背角、中枢神经及胃肠道生理状态等各个环节。IBS患者可能存在广泛的内脏敏感性增强。其不仅表现出直肠与结肠的高敏感性，而且消化道的另一些区域，如空肠和食管也表现出高敏感性。IBS患者内脏高敏感性存在差异，内脏感觉过敏的部位具有个体化的特性，有的患者表现为直肠感觉过敏，有的则表现为小肠感觉过敏。

未来的研究方向将是确定导致内脏高敏感的神经生物学基础，如ACTH水平和皮质醇激素水平的变化，高敏的脊髓及中枢神经系统的机制。

第四，肠道炎症与免疫功能改变。部分IBS患者中结肠黏膜肥大细胞、淋巴细胞、CD3+T细胞、CD25+T细胞水平显著高于健康个体，血液中IL-5、IL-6、TNF等炎症因子水平也有所升高，提示IBS患者肠道免疫功能紊乱，存在低水平的炎症反应[3, 4]。

炎症免疫如何导致胃肠功能紊乱，目前研究较为清晰的途径如下：①肠道感染可使促肾上腺皮质激素释放因子（CRF）的合成和释放增加，部分患者感染后中枢CRF神经元的功能异常持续存在，从而CRF对胃肠运动和分泌功能持续影响；②某些感染肠道的病原体直接破坏肠黏膜屏障，也可以通过内毒素或细胞因子破坏肠黏膜，使其通透性增加。炎症免疫细胞可以被食物、细菌抗原或通过肠神经系统和免疫细胞上的神经肽受体激活，分泌炎症递质影响肠道的功能。肥大细胞在IBS炎症发病机制中可能发挥关键作用，连接神经-免疫轴和脑-肠轴联系之间的桥梁，是研究的热点之一。

第五，脑-肠轴的作用。脑-肠轴（brain-gut axis）将中枢神经系统（CNS）与肠神经系统（enteric nervous system，ENS）、神经-内分泌-免疫系统连接起来，形成双向交通通路，在调节胃肠运动功能、内脏敏感性、脑-肠肽分泌、机体对应激的反应性、中枢认知功能等方面发挥重要作用。目前比较明确的证据是fMRI和PET均发现IBS患者的大脑皮质的活动性与内脏感觉、IBS症状呈现同步改变现象，而直肠扩张刺激试验能使扣带前皮质、岛叶皮质、丘脑等区域的兴奋性增强。IBS患者肠道黏膜的肥大细胞数比正常人明显增多，其周围的神经元特异性烯醇化酶（NSE）、P物质（SP）、降钙素基因相关肽（CGRP）、5-羟色胺（5-HT）的表达也明显增强，表明在以肥大细胞为代表的免疫细胞和神经纤维之间在结构上具有密切的联系。

脑-肠轴的提出为进一步认识内脏高敏感、神经-内分泌-免疫、精神心理因素等对IBS的影响提供了理论基础，将对IBS认识从胃肠局部提升到身体整体层面，对基础研究和临床实践都具有重要的指导意义。由于IBS的发病机制十分复杂，现有的动物模型不能完全模拟IBS的病理生理机制，加上临床试验设计受伦理等诸多因素的限制，导致一些动物实验结果与临床药物试验存在差异。

将来的研究应结合脑功能显像、胃肠生理、标准化的心理检测等多项指标，客观评价治疗效果是否通过影响脑－肠轴的病理生理介导。深入研究脑－肠轴关系，有利于更好理解 IBS 的发病机制，寻找药物作用的新靶点，探索新的有效的治疗 IBS 方法。

第六，心理社会应激。多项流行病学调查研究显示，IBS 在某些特定人群中的患病率高于随机调查的普通人群，疾病的发生受生活环境、工作压力、心理社会因素、饮食习惯影响较大。近期研究表明[6,7]，早期不良生活事件（如外伤、体罚、精神虐待、性虐待）与 IBS 发病有关，其中心理压力是重要的因素之一；并且长期的队列研究同样提示，抑郁和焦虑是 IBS 发生的风险因素；此外，也有证据表明，IBS 症状的严重程度与心理疾病的研究程度呈正相关。目前研究表明应激可以通过脑－肠轴影响胃肠感觉、运动和分泌，导致胃肠道动力和感觉异常，对各种应激的运动反应增强和内脏的高敏感性；胃肠道动力和感觉异常作为一种内感性不适和外在疾病认知刺激又可以影响到中枢神经系统，使病人产生情绪症状，而情绪应激又反过来加重胃肠道功能失调，形成恶性循环，最终可能导致胃肠道功能性和（或）器质性病变。尽管其中的具体病理生理机制还不清楚，但可能与情感中枢的解剖位置与支配消化道运动、分泌的植物中枢及内分泌调节中枢临近有关[8]。

中医很早就认识到本病与情绪应激的关系，认为本病虽多属肝郁脾虚，肝郁之证贯穿于本病的始终，肝气郁结，肝木犯土，肝脾不调，通降失常，传导失职是 IBS 发病的主要病机。

应激在 IBS 发病中的作用，已经受到学者的重视，而许多动物模型也基于该机理，如母子分离动物模型，水应激模型，束缚刺激模型等。未来研究的方向将更多地集中在应激、内脏高敏感性以及肠道菌群之间相互作用的重叠机制。

第七，肠道菌群失调。肠道菌群以宿主消化系统的代谢产物为食物，同时其生命活动也影响着宿主的肠道代谢，黏膜屏障功能，肠道免疫系统以及抑制有害菌生长。肠道菌群与宿主之间处于一个动态平衡状态，一旦这种状态被打破，便可使肠道功能紊乱，激活肠道免疫反应，从而引起一系列的肠道症状[9]。

IBS 患者的肠道菌群种类与健康个体存在显著差异，同时 IBS 患者中还存在不同程度的肠道菌群过度生长。不同临床症状的 IBS 患者，其菌群变化亦不相同，腹泻型 IBS 以肠杆菌数量增加为主，双歧杆菌和乳杆菌数量均明显降低；便秘型 IBS 以拟杆菌数量增加为主，其余菌群变化不显著。

由此模型出发，运用无菌动物来研究肠道菌群和宿主功能紊乱的因果关系是当下研究的热点。而通过特有的芯片消化系统（human-gut-on-a-chip）技术能够建立肠道炎症及肠道微生物过快生长的模型。进一步研究将会以一种独立可控的方式对菌群的复杂性和不同的微生物归类进行研究，从而在体外实验下验证菌群、肠道细胞、免疫系统是如何相互作用的。

2.诊断标准研究

Rome III 标准对于 IBS 诊断是建立在最近的两个月和诊断前至少三个月出现的症状，

较 Rome II 标准症状出现的时间缩短至三个月，并强调不适意味着区别于疼痛的难受的感觉，在病理生理研究和临床试验中，入选的个体在观察期间疼痛或不适的频率至少六周[10]。Rome III 标准是对 IBS 进一步深入研究后推出的诊断标准，临床应用已逾十年，且仍是目前准确率最高的诊断标准[11]。但是该标准对于如胃肠胀气等症状仍然缺乏量化标准。传统观念认为，IBS 仍属于功能性胃肠病的范畴，临床症状仍属于功能性非器质性症状，这些症状往往因生理因素、社会因素和心理因素的不同而表现出症状的多样性，从而使 IBS 的诊断更加复杂，对临床诊断难以统一。可以期待的是，在 2016 年出版的 Rome IV 标准则将更进一步充实对 IBS 诊断的认识。

3. 中西医结合治疗进展

（1）饮食干预

饮食因素是 IBS 症状变化的影响因素之一，可能的影响机制包括免疫系统活化，刺激机械性感受器等。小麦，麸质，低发酵寡聚糖、二糖、单糖、多元醇（FODMAPs）等被认为是最可能的诱发因素，针对这些因素的饮食调控研究也正在逐步开展中。目前的结果提示，无论哪种亚型，无小麦／麸质饮食及低 FODMAPs 饮食对于 IBS 症状均有不同程度的改善。但是此类饮食干预手段目前还不足以推广使用，原因有三：首先，目前这些临床研究方案的方法学质量并不高，样本量不足；其次，研究时间过短，大部分研究时间在六周以下，长期的结论并不清楚；第三，忽略心理因素的影响，很多 IBS 患者通常认为自己对某种食物过敏，更改饮食习惯存在一定的心理效应，获益并不一定来源于饮食调整。因此，对于某些特定患者，无小麦／麸质饮食或低 FODMAPs 饮食可能产生获益，但是仍需要进一步长期、高质量的临床研究[12]。

（2）西药治疗[13, 15]

第一，解痉剂。解痉剂是临床治疗 IBS 常用的经验用药，主要针对因平滑肌痉挛而导致的疼痛等症状。荟萃分析提示，总体上解痉剂可以显著改善 IBS 患者的症状，其达到症状改善需治疗人数（NNT）为 5（95%CI：4-9），但是不同药物的疗效存在较大差异。在12 种不同的解痉药中，奥替溴铵、东莨菪碱、西托溴铵、匹维溴铵及双环胺的疗效肯定，其 NNT 分别为 5、3、3、3、4；而甲苯凡林、曲美布汀、哌仑西平、阿尔维林、罗西维林、吡芬溴铵、帕吉维林这 7 种药物对于 IBS 症状的疗效并不显著，这可能与现有研究较少、样本量不足有关。不良反应方面，相较于安慰剂，服用解痉剂发生不良反应的风险明显升高，其发生不良反应需治疗人数（NNH）为 20，常见的不良反应包括口感、头晕、视力模糊等，但是未有严重不良反应的报告。薄荷油是一种天然的解痉剂，荟萃分析提示，薄荷油可显著改善 IBS 症状，其 NNT 仅为 3，并且不良反应发生率与安慰剂相当，但结果存在显著的异质性，临床应用需要仔细评估[14]。

第二，5-HT 受体调节剂。5-HT 是调节胃肠道分泌、运动、感觉的重要递质，在功能性胃肠病中，5-HT 受体成为了药物治疗的重要靶点。目前临床常用的药物类别包括：5-HT$_3$ 受体拮抗剂、5-HT$_4$ 受体激动剂、混合型 5-HT$_3$ 受体拮抗剂 /5-HT$_4$ 受体激动剂[15]。

一是 5-HT$_3$ 受体拮抗剂。此类药物适用于 IBS-D 患者，荟萃分析显示，总体上 5-HT$_3$ 受体拮抗剂可显著改善 IBS-D 症状，NNT 为 7，且不同药物的疗效相似，阿洛司琼、西兰司琼及雷莫司琼的 NNT 分别为 8、6、7。但由于大部分研究均仅纳入女性 IBS-D 患者，而雷莫司琼的相关研究目前只在男性中进行，此结果存在显著的异质性。不良反应方面，相较于安慰剂，服用 5-HT$_3$ 受体拮抗剂发生不良反应的风险明显升高，其 NNH 为 11，主要不良反应为便秘，而阿洛司琼曾报告有缺血性结肠炎的严重不良反应，因此目前主张仅有严重 IBS-D 的女性患者可以考虑应用。

二是 5-HT$_4$ 受体激动剂。此类药物曾用于治疗 IBS-C 患者，代表药物为替加色罗，但是此药物存在可能的心血管不良反应，目前已经退出临床应用。近期新药为普芦卡必利，尽管目前还未有关于 IBS-C 的适应症，但是其对慢性特发性便秘的疗效已经备受肯定，希望未来能有相关应用于 IBS-C 的疗效和安全性证据[16]。

三是混合型 5-HT$_3$ 受体拮抗剂 /5-HT$_4$ 受体激动剂。此类药物目前临床应用于 IBS-C 患者，但荟萃分析提示，无论是总体上还是西沙必利、伦扎必利还是莫沙必利三类药物自身，均未显示出优于安慰剂的疗效。

第三，促分泌剂。适用于 IBS-C 患者。鲁比前列酮（Lubiprostone）和利那洛肽（Linaclotide）是最新高推荐级别的新药，临床研究提示可显著改善 IBS-C 患者便秘及腹部不适的症状，对整体症状也有一定程度的改善。具体而言，鲁比前列酮是一类氯离子通道激活剂，在其两项 3 期临床研究中，患者对每天两次 8μg 的鲁比前列酮治疗的响应率显著高于安慰剂，且耐受良好，较显著的不良反应为恶心，因此建议随餐同服[17]。利那洛肽则为鸟苷酸环化酶 -C 激动剂，在其三项 2、3 期临床研究中，患者对每天一次 290μg 的利那洛肽的治疗响应率是安慰剂的 2 倍左右，且可显著改善腹痛、腹胀等整体症状，不良反应则主要为腹泻，建议早餐前 30~60min 服用[18]。

第四，抗抑郁药。对伴有精神症状或反复发作者，可试用小剂量抗抑郁药。荟萃分析提示，抗抑郁药可显著改善 IBS 的症状，NNT 为 4，且三环类抗抑郁药和选择性 5-HT 再吸收抑制剂疗效相当，但结果异质性明显。不良反应方面，服用抗抑郁药发生不良反应的风险明显升高，主要不良反应为嗜睡和口干。尽管目前抗抑郁药可以有效改善 IBS 的整体症状，但是考虑到不良反应及患者和医师的接受度，现有证据不支持一线应用。

第五，新药研究。潜在的新药方面，伊卢多啉（Eluxadoline）是 μ - 阿片受体激动剂和 δ - 阿片受体拮抗剂的混合药物，已经在一项针对 IBS-D 患者的 2 期临床试验中取得了阳性的试验结果，目前此药物正在进行 3 期临床试验以进一步评估疗效和安全性。肠腔碳基吸附剂 AST-120 是另一类用于 IBS-D 的新药，目前已经通过了 2 期临床试验，但是仍缺乏长期的疗效和安全性评估。

考虑肠道菌群紊乱是 IBS 的发病因素之一，因此，针对肠道菌群治疗的抗生素和益生菌常常被应用于 IBS 的治疗中。利福昔明是目前最常用的一类抗生素，荟萃分析提示其可有效改善 IBS 患者的总体症状及预后，但是由于随访时间较短，长期疗效还需进一步验证。益生菌方面，尽管部分大部分荟萃分析和系统性综述提示益生菌对于 IBS 存在一定疗效，但是理想的治疗菌株和剂量，以及治疗的疗程均没有定论，因此还有赖于进一步研究。

（2）中医药治疗

IBS 依据主症的不同，可归入中医"泄泻"、"便秘"、"腹痛"疾病范畴。尽管临床上存在多种不同的辨证分型，但是"肝郁"及"脾虚"是目前医家均认可的主要病因。卞立群等回顾既往发表的中医药治疗 IBS 的相关研究发现，应用理脾法和调肝法的研究分别达 77% 和 66%，这也侧面反映出 IBS 的核心病机为肝郁脾虚[19]。赵健等分析基于 1994—2013 年期刊文献的中药治疗肠易激综合征用药规律发现，IBS 治疗中使用较多的药物依次为白术、甘草、陈皮、茯苓、白芍、党参、柴胡、木香、枳壳、防风、山药、薏苡仁、砂仁等，基于这些常用药物的功用，不难发现，IBS 中医整体辨证治疗以健脾祛湿、疏肝理气为核心[20]。痛泻要方为治疗肝郁脾虚证的基本方，因此目前临床针对 IBS 的中草药治疗基本围绕着痛泻要方化裁而来，早期荟萃分析提示，痛泻要方为基础的中草药治疗，其近期（治疗结束时）、短期（治疗结束 3 个月内）、长期（治疗结束 6 个月后）疗效均显著优于传统西医治疗。痛泻要方相应的活性成分及机理研究也在逐步开展当中，研究结果将为未来的 IBS 新药开发提供裨益。未来研究将基于痛泻要方加减的中药经典复方进一步研究、明确其活性成分，研究其作用靶点和相互协同作用。

针灸、推拿等中医外治法是中医药的特色疗法。现代研究表明，针灸可以全面改善 IBS 患者的胃肠动力、脑－肠轴功能、内脏敏感性、神经内分泌系统、免疫系统、肠道菌群等环节。邱学梅等通过文献回顾，发现针灸治疗 IBS 的取穴尽管涉及十二条经脉五十二个穴位，但是以足太阳膀胱经及足阳明胃经为主，使用较多的穴位则仅有足三里、天枢、大肠俞、脾俞、中脘、上巨虚、关元等。而根据现代针灸解剖学，这些常用穴位均分布在与十二指肠及下消化道处于密切相关的神经节段支配区内[21]。近年荟萃分析也进一步证实针灸在 IBS 治疗的积极作用，Chao GQ 等人的结果显示，针法治疗 IBS 相较于假针法及一般治疗，优势比（OR）为 1.75（95%CI：1.24-2.46）[22]；而 Park JW 等人的结果则显示，相较于药物治疗，灸法治疗 IBS 获益的相对风险比（RR）为 1.33（95%CI：1.15-1.55）[23]。

尽管针灸疗效肯定，但是现阶段我们对于其具体的作用机制尚不明晰，因此，后阶段开展具体的机理通路研究十分必要。推拿也是临床用于 IBS 治疗的常用手段，但是目前研究都集中在疗效验证，标准化的取穴位置及操作手法研究及相应的机理研究都可作为未来的研究方向。未来中西医结合治疗将以中药作为 IBS 综合管理、长期症状控制的基础治疗。而西药目前由于靶点单一，可以作为短暂症状改善的措施，中西医互相协同，从而从根本上达到 IBS 的症状管理。

4. 疗效评价进展

中医药治疗 IBS 的临床疗效评价指标可分为以下几类：①复合评价：将几个相关指

标按照一定的关系，重新组合成新的指标体系；②单证评价：将IBS临床常见的症状分别进行分级，并对各单个症状分别进行有效率或症状积分统计；③综合评价：在同一研究中，同时采用上述两种疗效评价方式，既进行复合疗效评价，同时，也对临床单一症状进行评价。

西医方面关于IBS的临床疗效评价指标也可归纳为如下几类：①疗效评价类指标，如症状测评、IBS-SSS、GSRS、明显减轻（Adequate relief，AR）、显著改善（Satisfactory relief，SR）、临床总体印象量表（Clinical global impression，CGI）等；②生活质量测评类指标，如IBS-QOL、SF-36等；③心理测评类指标，如HAMA、HAMD、医院焦虑与抑郁量表（Hospital anxiety and depression scale，HAD）等；④理化检查类指标，如内脏高敏感性、胃肠动力、肠道菌群等。

5. 中西医结合治疗

目前中西药联合治疗IBS，主要集中在以下几个层面：一是急性症状用西药控制，如止痛、止泻药控制症状，中药以健脾疏肝为主整体上治疗排便费力、排便不尽感以及相关的焦虑或抑郁症状；二是以针灸、穴位埋线等综合治疗手段配合西药管理患者的恶心、消化不良、背痛、头痛等非典型症状；三是减少西药的副作用以及停用西药后维持持续性的治疗效果。未来的研究重点是中西药互相使用时的相互作用以及如何在中医证型以及体质等个体化分类基础上选用西药。

（二）功能性便秘

便秘是一种临床常见疾病，同时也是多种疾病的一种临床症状，病因复杂，其发病机制目前尚不清楚。随着现代生活饮食结构的改变，工作及生活节奏的加快，人们所承受的压力不断地加重，便秘的发病率也呈逐年上升的趋势，其在全世界的发病率约为2%~20%，其中功能性便秘的发病率约为12%~15%。中医药治疗便秘已有上千年历史，近年来中草药治疗慢性功能性便秘的报道逐渐增多，循证医学研究证实，中医药在治疗功能性便秘方面安全、有效，能改善功能性便秘患者的临床症状，在总体疗效方面具有明显的优势。随着现代医学对神经胃肠病学认识的不断发展，许多学者开始从更新的领域探讨中医药对功能性便秘的作用机制，且他们的研究取得了颇多进展。

1. 发病机制研究

第一，饮食因素。饮食量不足是功能性便秘的重要病因之一。Wong等发现米饭的摄入越少，便秘的发生率越高。Morais等调查提示低热量饮食儿童易发生便秘。饮食结构改变也是功能性便秘的重要因素，纤维素含量少，液体摄入量不足等均会造成便秘发生率上升[23]。

第二，遗传因素。国外研究利用指纹形式进行研究，发现便秘的发病机制中遗传因素有很大影响。功能性便秘一级亲属中的发病率达到29.8%，几乎1/3患者有家属聚集现象[23，24]。

第三，精神心理因素。近年的研究表明长期抑郁和焦虑可以导致功能性便秘，尤其是女性及老年人为多。如用 SCL－90-R 量表评价心理状态，1/3 的患者较正常对照组的躯体症状、抑郁、焦虑评分明显增高[23, 24]。

第四，排便动力学异常。根据患者结直肠动力障碍在便秘的发生的作用已经得到证实。根据排便动力学特点，将功能性便秘分为①慢性传输型便秘；②功能性出口梗阻型便秘；③混合型便秘，即具有上述两型便秘的特点或两者均不典型[24]。

2. 诊断标准研究

目前所有的中医药研究中，涉及的诊断标准五花八门，各不相同。最常用的是中华医学会消化病分会 2007 年慢性便秘标准。功能性便秘则一般采用 Rome III 标准[10]。在诊断这项中，一般都会有中医证候标准，但大多不够规范，用得最多的是《中药新药临床研究指导原则》2002 版。

慢性便秘的诊断标准，一般多参照中华医学会消化病学分会 2007 年修订的中国慢性便秘的诊治指南：①排便费力，想排便而排不出大便，干球状或硬便，排便不尽感，病程至少 6 个月；②排便次数＜ 3 次 / 周，排便量＜ 35g/d 或 25% 以上时间有排便费力。③全胃肠道或结肠传输时间延长。属于中医"大便难"、"后不利"、"脾约"、"便秘"。

功能性便秘的诊断标准根据 Rome III 标准，包括：一是至少满足以下两条或以上：①至少 1/4 时间排便伴有排便费力，②至少 1/4 时间大便为块状或硬便，③至少 1/4 时间的排便伴有排便不尽感，④至少 1/4 时间排便伴有肛门直肠梗阻和（或）阻塞感，⑤至少 1/4 时间需要用手法协助排便，⑥每周排便少于三次；二是，除非使用泻药，极少有烂便。三是，排除肠易激综合征。同时，症状出现至少持续三个月。

3. 治疗进展

目前，国内外对功能性便秘的治疗尚无十分有效的药物，主要依靠泻剂和促动力剂来改善便秘的症状，而国外批准的最新用药也是针对 IBS-C 的治疗同时治疗便秘。由于长期使用，该类药物可引起其他疾病的病变或存在严重的副作用往往使患者无法忍受，而最终导致治疗的失败。如刺激性泻剂，其可通过刺激肠道肌肉和神经增加排便功能，但长期应用会损伤肠壁的神经，而导致结肠黑变病的发生；再如容积性泻剂可通过增加粪便的容量、软化粪便而改善便秘，而由此带来的腹胀往往使患者难以忍受。新一代促分泌药尽管在临床试验中取得了良好的效果，但临床使用并不普遍，长期疗效证据尚不得而知[13]。中医药在中国有着几千年的临床应用基础，其疗效独特、毒副作用小的特点，在慢性疾病的防治上较西药具有明显的优势，深受患者的青睐。近年来人们开始转向中医，寻求治疗功能性便秘的方法。

从目前研究的文献中，大致可以归纳为五种中医的治疗措施来治疗便秘：①中药治疗：传统的中药复方汤剂（可有加减）、复方颗粒剂（固定剂量和处方）、复方胶囊（固定剂量和处方）；②针刺治疗：单纯毫针治疗、电针治疗、腹针治疗、耳针；③穴位埋线治疗；④中药灌肠；⑤灸法治疗。

单药方面,(制)大黄、当归、火麻仁、白术、(制)甘草等应用较频繁,而复发汤剂中麻子仁丸、补中益气汤、增液承气汤、大承气汤等基本方出现频次较高[25]。可以发现,当今中草药治疗研究集中在经典方基础上加减,但是质量控制上的缺陷和剂量的不统一限制了研究的质量。中成药方面常用的为润肠片、麻仁软胶囊及六味安消胶囊等,同样是在经典方上加减而成。针刺研究尽管疗效肯定[26],但是也存在治疗方案不标准,无针刺深度、针刺频次和针刺的选穴标准等依据 STRITCA 应有的信息(http://www.stricta.info)。

中西医结合治疗策略上,已经有研究证明中药复方如麻子仁丸与安慰剂相比在治疗期的八周能够改善自主排便次数,并且在八周随访期中,与安慰剂相比明显具有持续的疗效,再次体现了中医治本的优势。而中药复方治疗功能性便秘的机制主要是通过增加胃肠动力以及促进肠黏膜分泌等。未来将以中药治疗为基础,构建中西医结合的综合防治管理模式。从临床研究的有效案例入手,以疗效为本寻求中医药治疗功能性便秘的机制和治疗药物靶点。

4. 疗效评价进展

评价方法大致可以分为以下几种主要类型:

第一,标准化的评分表、单项症状的记录与评价:① Bristol 粪便分型标准及评分标准;②排便评估量表(Constipation Assessment Scale);③排便情况评分表(0–7分);④排便时间评分标准(分/次,标准:< 10,计0分;10–15分,计1分;15–25分,计2分;> 25分,计3分);⑤每周完全自主排便次数(Complete Spontaneous Bowel Movements);⑥单项与排便相关的症状(对于排便过程中的相关症状,如腹胀、腹部痉挛、腹痛排便不净感,依据 Rome Ⅲ 推荐的7分制进行评分:0无不适;1极轻微不适;2轻度不适;3中度不适,4较严重不适;5严重不适;6非常严重不适)。

第二,主要症状综合评定标准:①根据 Rome Ⅲ 标准推荐,病人在治疗期间如果每周完全自主排便次数,与基线相比,增加多于1次作为有效,计算治疗前后的有效率。②病人基于过去一周的总体感觉评分(Global assessment)亦将作为疗效评估指标之一(在过去7天中,你是否觉得便秘症状得到充分缓解?0明显变差;1稍微变差;2少许变差;3无变化;4少许好转;5稍微好转;6明显好转)③按改善百分率 =[(治疗前总积分 – 治疗后总积分)/ 治疗前总积分]× 100%,计算症状改善百分率。症状消失为痊愈,症状改善百分率 ≥ 80% 为显效,50% ≤症状改善百分率 <80% 为进步,症状改善百分率 < 50% 为无效,症状改善百分率负值时为恶化。痊愈率加显效率为总有效率。

第三,中医症候疗效评价标准:①《中药新药临床研究指导原则》2002版。采用尼莫地平法计算。疗效指数 =[(治疗前积分 – 治疗后积分)/治疗前积分]× 100%。临床痊愈:主要症状、体征消失或基本消失,疗效指数 ≥ 95%。显效:主要症状、体征明显改善,70% ≤疗效指数<95%。有效:主要症状、体征明显好转,30% ≤疗效指数<70%。无效:主要症状,体征无明显改善,甚或加重,疗效指数 < 30%。②根据《中医临床病证诊断疗效标准》1993版,便秘疗效标准制定:A.痊愈:大便正常,积分0分,其他症状全部消失,保持2周以上。B.显效:便秘有明显改善,间隔时间及粪质接近正常;或大便稍干而排便

间隔时间在 48h 以内，积分降低 2/3 以上（含 2/3），其他症状大部分消失，保持 2 周以上。C.有效：排便间隔时间缩短 1 天，或粪质干结改善，积分降低 1/2 以上（含 1/2），其他症状都有好转，保持 2 周以上。④无效：便秘及其他症状均无改善，积分无变化。③自定标准：如心烦易怒、心悸不安、痰多口黏、口苦口臭、头晕头痛、便秘程度等。

第四，肠动力学疗效评定标准。胃肠传输试验的一般方法是服用不透 X 线标志物的试餐后，在 X 线下可监测到不同时间全胃肠内存留的标志物数目和停留具体部位，根据治疗前后平片上标志物的分布及排出率，有助于评估便秘是慢传输型或出口梗阻型，并辅助评价肠道动力改善情况。现今科技的发展，无线 pH 及压力记录胶囊（SmartPill®）也被应用于临床，除能测定结肠传输时间外，同时也可利用于消化道排空时间、小肠传输功能、结肠不同区段传输时间等的测定。此外，还有闪烁扫描传输试验，可以了解整个消化道传输时间，但临床应用尚不广泛

第五，肛门直肠功能评价。治疗前后测定肛门直肠压力变化。球囊逼出试验，可作为功能性排便障碍的一种初筛方法，但结果正常并不能完全排除盆底肌不协调收缩的可能。肛门直肠测压采用胃肠动力学检查系统，连接水灌注测压导管。导管顶端连接一气囊，其下方有 4 个螺旋状排列的压力通道孔，每 2 个通道孔间成 90 度角，压力通道与检测系统相连，气囊用于充盈直肠检查。主要观察指标包括直肠初始感觉阈值、直肠排便感觉阈值、肛管最大收缩压、直肠肛管抑制反射和肛管舒张压等。

第六，生存质量量表：如 PAC-SYM（便秘症状自评量表）、PAC-QOL（便秘患者生活质量问卷）、SF-36（健康调查简表）等。

第七，盆底肌电图、肛门超声内镜检查等。

第八，安全性评价。除了中成药安全性评价包括治疗前后的肝肾功能、心电图、血、尿、粪常规等，中药复方或者针灸研究一般缺乏对安全性指标的描述。

第九，功能性便秘病理机制认识其对于中医药疗效评价的影响。目前在功能性便秘的病理认识中最值得引起人们关注的是肠道菌群对肠道微生物的影响从而造成便秘，尤其是慢性老年性的便秘。横断面调查研究发现老年便秘人群肠道中肠杆菌、肠球菌、乳酸杆菌、双歧杆菌、类杆菌、梭杆菌的数量与非便秘人群相比有显著性差异。中药中的很多成分均有调节菌群作用，从而改善肠道微生物，影响肠道运动，改善便秘。

二、今后发展的策略

（一）研究方向的选择

功能性肠病是中医药治疗的优势病种，尽快进行严格的、高质量的基础和临床研究既有助于更多的患者免除疾病的困扰，也有利于中医药的国际化发展。

IBS 是目前研究的热点，针对各种靶点的新药层出不穷，但是对于 IBS-D 却并没有理想的治疗药物，这应作为中医药切入的重要靶点。中医理论认为 IBS-D 的病机关键是肝郁

脾虚，痛泻要方为基本方，目前研究已经验证了痛泻要方对于 IBS-D 的肯定疗效，下一步，我们可以进行一系列的经典复方活性成分分析及机理验证，识别出这些复方的核心成分，从而进一步优化药方的组成及临床疗效，这将成为临床新药的物质基础。此外，标准化的药物质量控制也是迫切需要解决的问题。针灸是中医的特色外治疗法，治疗 IBS 在国际的认可度更高，下一步应是规范取穴和操作手法，并展开一系列的机理通路研究。而功能性肠病与情志病及其相关症状之间的关系也会是未来中西医结合研究的方向，尤其是用神经生理学的相关检测指标来评价功能性肠病相关治疗措施。

对于功能性便秘，尽管西药选择很多，但是大部分药物并不能长期服用。如鲁比前列酮、利那洛肽等的新药，虽然目前疗效和安全性表现优良，但是长期的疗效我们还不得而知。中草药治疗便秘的处方十分多元，根据辨证的不同，会处方诸如麻子仁丸、三承气汤、大黄附子汤等不同方剂。这些属于中医"润下"、"寒下"、"温下"范畴的方剂均可治疗便秘，未来应该致力于找出这些方剂治疗的不同靶点，然后选择核心靶点形成新的处方。同 IBS 相似，针灸在便秘的治疗上面对的问题相似，取穴和操作手法的标准化是目前的关键。而采用专家共识及 Delphi 法进行临床指南的制定及修改，也是中西医结合治疗功能性肠病的方向之一。

（二）临床研究的策略

对于功能性肠病的临床研究发展方向主要有三个方向：一是基于传统古方，开展大规模的临床数据采集，结合数据挖掘方法，在临床实际及临床已经发表的各类文献中拿到可信的数据，作为大规模临床研究的充分依据。二是基于传统古方，开展大规模临床试验，选择西医治疗有困难，中医治疗有优势的病种，进行中西医整合研究。香港浸会大学中医药学院正在进行的经典古方麻子仁丸研究，基于数据挖掘便秘的症状、证候、治疗原则、治疗中药、复方和其他疗法，进行传统古方治疗实热证功能性便秘的系列研究，包括剂量优化、安慰剂随机双盲、安慰剂、西药、中药三组随机双盲双模拟、人体药物代谢动力学研究等。三是基于大规模临床数据采集和大规模的临床研究上，制定中医及中西医结合治疗功能性肠病的循证临床实践指南。中国中医科学院的西苑医院唐旭东教授及香港浸会大学中医药学院联合香港医院管理局及世中联消化病分会一起组成国际中西医结合的研究团队制定功能性便秘及肠易激综合症的中医及中西医结合循证临床实践指南就是一个很好的尝试。

（三）疗效评价指标的选择

一般而言，无论选择什么样的指标，主要分为三类：①定性指标：有效、无效；等级指标等；②定量指标：计分量表、实验室指标等；③终点结局指标：生存率、复发率等。

对于功能性肠病的治疗评价，建议采用 Rome III 标准推荐，确立首要疗效指标和次要疗效指标。而对于中药治疗，由于涉及辨证分型，应该纳入中医证候评分作为疗效评价指标之一；对于针灸治疗，则要根据是否采用统一选穴，还是根据不同类型的便秘选穴，如慢传输型便秘常取足阳明胃经和膀胱经穴；出口梗阻型便秘，常取督脉的穴位为主，从而制定相应的实验室评价指标。

疗效评价指标是临床研究中体现该研究的临床意义最重要的部分，选择恰当且标准化、科学性的疗效评价指标是一个高质量临床研究成败的关键因素。说明选择疗效评价指标的原因和理由，不仅是为了向其他研究者和病人说明，更重要的是在临床研究开始之前，使参与研究的人员了解并审查该研究的科学性及合理性，避免低质量研究的重复进行。建议按照 CONSORT 声明和 CONSORT for TCM 的要求，清晰报告疗效指标的定义和具体要求，列出选择的理由。

（四）提高中西医结合的策略

综上所述，由于目前西医对于功能性肠病，如肠易激综合征等的发病机理始终不明确，而且是复杂的多靶点、系统性疾病，所有现有的西药以及正在研发的西药均只能起到短暂的症状控制效果，很难做到长期稳定的症状管理。而中药、针灸、外用敷贴、情志疗法等综合治疗本身契合功能性肠病的复杂网络致病机理，可以作为这些功能性肠病综合性治疗的基础。如何提高中西医在临床层面的合作是今后努力的方向，在一些个体差异比较明显的症状，如腹胀和疼痛等，要结合临床研究阐明中医尤其是中药治疗的时间点和可靠依据。中医药疗法防治疾病疗效的方法学研究，如辨证论治结合辨因论治、辨病论治、辨症论治、辨体论治和辨证论治，从证候、病因病机、疾病、证候、体质等多维角度对本病进行立法遣方论治，并根据患者病情发展变化进行动态辨治，也会发挥以中医思维主导的疗效优势。

—— 参考文献 ——

［1］ Makker J, Chilimuri S, Bella JN. Genetic epidemiology of irritable bowel syndrome［J］. World J Gastroenterol, 2015, 21（40）: 11353–11361.

［2］ Camilleri M. Peripheral mechanisms in irritable bowel syndrome［J］. New England Journal of Medicine, 2012, 367（17）: 1626–1635.

［3］ Ford AC, Talley NJ. Mucosal inflammation as a potential etiological factor in irritable bowel syndrome: a systematic review［J］. J Gastroenterol, 2011, 46（4）: 421–31.

［4］ Ohman L, Simrén M. Pathogenesis of IBS: role of inflammation, immunity and neuroimmune interactions［J］. Nat Rev Gastroenterol Hepatol, 2010, 7（3）: 163–73.

［5］ Stasi C, Bellini M, Bassotti G, et al. Serotonin receptors and their role in the pathophysiology and therapy of irritable bowel syndrome［J］. Tech Coloproctol, 2014, 18（7）: 613–21.

［6］ Bradford K, Shih W, Videlock EJ, et al. Association between early adverse life events and irritable bowel syndrome［J］. Clin Gastroenterol Hepatol, 2012, 10（4）: 385–90.

［7］ Singh P, Agnihotri A, Pathak MK, et al. Psychiatric, somatic and other functional gastrointestinal disorders in patients with irritable bowel syndrome at a tertiary care center［J］. J Neurogastroenterol Motil, 2012, 18（3）: 324–31.

［8］ 郑洁, 党彤. 肠易激综合征发病机制的研究进展［J］. 胃肠病学, 2015, 20（9）: 571–3.

［9］ Collins S M. A role for the gut microbiota in IBS ［J］. Nature reviews Gastroenterology & hepatology, 2014, 11（8）: 497-505.

［10］ Drossman DA, Corazziari E, Delvaux M, et al. editors. Rome III: The Functional Gastrointestinal Disorders ［M］. 3rd ed. McLean, VA: Degnon Assoc, 2006.

［11］ Jellema P, van der Windt DA, Schellevis FG, et al. Systematic review: accuracy of symptom-based criteria for diagnosis of irritable bowel syndrome in primary care. Aliment Pharmacol Ther, 2009, 30（7）: 695-706.

［12］ Chey WD, Kurlander J, Eswaran S.Irritable bowel syndrome: a clinical review ［J］. JAMA, 2015, 313（9）: 949-958.

［13］ Ford A C, Moayyedi P, Lacy B E, et al. American College of Gastroenterology monograph on the management of irritable bowel syndrome and chronic idiopathic constipation ［J］. The American journal of gastroenterology, 2014, 109: S2-S26.

［14］ Halland M, Saito Y A. Irritable bowel syndrome: new and emerging treatments ［J］. BMJ（Clinical research ed.）, 2015, 350: h1622.

［15］ Khanna R, MacDonald J K, Levesque B G. Peppermint oil for the treatment of irritable bowel syndrome: a systematic review and meta-analysis ［J］. Journal of clinical gastroenterology, 2014, 48（6）: 505-512.

［16］ Shin A, Camilleri M, Kolar G, et al. Systematic review with metaanalysis: highly selective 5-HT4 agonists（prucalopride, velusetrag or naronapride）in chronic constipation ［J］. Aliment Pharmacol Ther, 2014, 39: 239-253.

［17］ Fukudo S, Ida M, Akiho H, et al. Effect of ramosetron on stool consistency in male patients with irritable bowel syndrome with diarrhea ［J］. Clin Gastroenterol Hepatol, 2014, 12: 953-959.

［18］ Drossman D A, Chey W D, Johanson J F, et al. Clinical trial: lubiprostone in patients with constipation - associated irritable bowel syndrome - results of two randomized, placebo - controlled studies ［J］. Alimentary pharmacology & therapeutics, 2009, 29（3）: 329-341.

［19］ Videlock E J, Cheng V, Cremonini F. Effects of linaclotide in patients with irritable bowel syndrome with constipation or chronic constipation: a meta-analysis ［J］. Clinical Gastroenterology and Hepatology, 2013, 11（9）: 1084-1092.

［20］ Ford A C, Quigley E M M, Lacy B E, et al. Effect of antidepressants and psychological therapies, including hypnotherapy, in irritable bowel syndrome: Systematic review and meta-analysis ［J］. The American journal of gastroenterology, 2014, 109（9）: 1350-1365.

［21］ 卞立群, 陈婷, 唐旭东, 等. 肠易激综合征中医药治疗模式分析 ［J］. 环球中医药, 2015, 8（1）: 119-123.

［22］ Ma X P, Hong J, An C P, et al. Acupuncture-moxibustion in treating irritable bowel syndrome: How does it work? ［J］. World journal of gastroenterology: WJG, 2014, 20（20）: 6044-6054.

［23］ Suares NC, Ford AC. Prevalence of, and risk factors for, chronic idiopathic constipation in the community: systematic review and meta-analysis ［J］. The American journal of gastroenterology, 2011, 106（9）: 1582-1591.

［24］ Bharucha AE, Pemberton JH, LOCKE III GR. American Gastroenterological Association technical review on constipation ［J］. Gastroenterology, 2013, 144（1）: 218-238.

［25］ 李文林, 谢松, 曾莉, 等. 中医临床及专利文献中的慢性便秘方药分析 ［J］. 中华中医药杂志, 2012, 27（7）: 1823-1825.

［26］ 杜文菲, 于璐, 严兴科, 等. 针灸治疗便秘随机对照临床研究文献Meta分析 ［J］. 中国针灸, 2012, 32（1）: 92-96.

撰稿人: 钟丽丹　卞兆祥

消化病常见中医治法的经验传承及应用

中医治法是指在辨证论治精神指导下根据治疗原则进而制定的针对疾病的治疗大法，或对某一证候的具体治法。治疗大法如：汗、吐、下、和、温、清、补、消八法，具体治疗如健脾益气、疏肝和胃等治法。消化病常见中医治法有①健脾法包括健脾益气法、养阴宜胃法；②疏肝法，包括疏肝理气法、疏肝和胃法；③通降法，包括降逆和胃法、辛开苦降法、通腑泻下法；④活血法，包括活血化瘀法；⑤清热法，包括清热利湿法、清肝利胆法；⑥养血法，包括养血活血法等。

近五年来应用中西医相结合、围绕消化病中医常用治法，开展了大量经验传承和应用工作，成效显著。主要表现在：建立名老中医传承工作室，应用"名老中医诊疗信息采集系统"，对脾胃病专家运用中医治法，治疗脾胃病的经验，进行系统收集，整理、归纳、分析，总结其学术思想，并进行临床验证及推广应用，提高了临床疗效。对消化病常见治法的临床研究大幅度增加，多采用病证结合的诊断方法，既重视西病名诊断，更重视中医的证型诊断，临床加减符合中医辨证论治的指导思想，且研究方案及临床设计更加规范，评价标准趋于客观共识，相关临床研究论文大幅度增加。同时对常用治法的作用机制研究进一步深入，十五项中医治法机制研究在国家自然基金立项获得批准，通降法、清热利湿法、健脾法研究治疗消化疾病先后获得省部级科技成果奖一等奖一项，二等奖三项，出版多部相关学术著作。主持国家重点基础研究发展计划"973"计划资助项目两项（2013CB531703）、（2013CB532001），国家"十二五"科技支撑计划项目两项（2011BA105B0206），完成"十一五"国家支撑计划五项。

一、消化病常用中医治法研究进展

重视消化病中医常用治法的经验传承与应用，根据既往文献报道及文献整理，不断总结名老中医经验。根据消化疾病患者常见临床症状及病人的体质不同，探讨了常见病的病因病机。采用病证结合的临床治疗研究模式，开展规范的临床研究，为临床提供循证医学证据。应用中西医结合、内治外治合用的综合疗法进行临床应用研究，提高临床疗效。开展中医治法治疗消化疾病的作用机制研究，为消化病及疑难重大疾病的临床研究打下坚实基础。常用中医治法的整理内容较多，现将常用健脾法、疏肝法、通降法、清热法、活血法研究进展情况归纳如下。

1. 健脾法在治疗消化病中的应用研究

消化病常用中医治法首推健脾法，国医大师及名老中医认为消化疾病脾胃虚弱、升降失常为基本病机，强调"虚"是本质，主张补脾重在运，重视调畅中焦气机，以恢复脾升胃降功能，在临床得到应用取得较好疗效。健脾法适用于脾气虚弱，运化无力所致的脘腹胀满、大便溏泄、食欲不振、肢倦乏力、舌淡苔白，脉缓弱等脾气虚弱证候。常见的疾病有：功能性消化不良、慢性萎缩性胃炎、腹泻型、便秘型肠易激综合征等，近五年来应用健脾法治疗消化疾病临床研究更加规范，研究设计既要符合现代要求，又要符合中医特色，以便于临床推广应用。主要成效表现在：

一是临床研究更加规范：采用多中心、随机、双盲的方法，临床资料在线录入，数据资料由第三方进行管理和统计，研究质量不断提高，使临床研究结果更加可信。文献报道应用健脾法治疗功能性消化不良的国家科技支撑计划项目，采用了多中心、随机、双盲的方法，观察以健脾为主制定的复方对功能性消化不良脾胃虚寒证患者生活质量有很好的改善作用，且有较长的后续疗效。

二是采用了病证结合的临床治疗研究模式：近五年关于消化病常用中医治法的临床研究多采用了病证结合的研究思路，兼顾西医诊病和中医辨证的优势，运用西医检测手段和研究成果，进行疾病的诊断和鉴别诊断，运用中医的理论和辨证思维方式，重新认识和阐述中医治法对消化疾病的治疗范围及作用。

三是多种常用中医治法联合应用：在辨证论治理论的指导下，针对临床千变万化的症状表现，病证交错复杂的疾病演变状况，寻找疾病的共性规律和个性特点，采用一法为主，多种常用中医治法联合应用，扩大了其治疗范围，提高了临床疗效。如文献报道疏肝法与健脾法联合应用治疗脂肪性肝病、补肾法与健脾法联合应用治疗慢性肝病等均使临床疗效得到提高。

四是开展了健脾法治疗消化疾病的作用机制研究：依托国家重点基础研究发展计划（"973"计划）资助项目和多项国家自然科学基金项目：①观察发现四君子汤对脾虚证大鼠通过提高血清生长激素释放肽（Ghrelin）含量，减少胃窦肥大细胞（MC）数量及其脱颗粒来发挥明显改善脾虚证大鼠症状作用。②观察健脾温肾法对腹泻型肠易激综合征大鼠具有减少排便粒数、降低 Bristol 分级评分、平均稀便级和粪便干湿比重，降低大鼠内脏高敏感性的作用机制。

五是开展健脾法治疗疑难重大疾病的临床研究：如对慢性萎缩性胃炎、胃肠道恶性肿瘤、大肠癌、癌症恶病质等疾病进行了临床疗效观察，并对其作用机制进行了探讨。文献报道依托国家科技支撑计划基金资助项目，进行的慢性萎缩性胃炎中医治法分布及方剂运用规律研究结果显示：中医治法排在首位的是：健脾益气（构成比35.45%），健脾益气为慢性萎缩性胃炎的基本治法，常用香砂六君子汤为首选方剂。多篇文献均报道了健脾法在大肠癌的防治中具有重要应用，认为脾胃亏虚是大肠癌发病的主要病机之一，健脾法是治疗大肠癌的重要方法之一，健脾法通过抑制肿瘤细胞增殖、抑制肿瘤细胞侵袭转移、抑制肿瘤血管新生、调控相关信号通路及基因、调节免疫功能等机制，达到有效延长患者生存期，改善患者生活质量的效果。

2. 疏肝法在治疗消化病中的应用研究

根据肝主疏泄理论，其具有调畅气机；疏土助运；调节情志活动的功能。在消化病的治疗中，疏肝法的作用非常重要。因为肝气能助胆汁泄注于胃肠而促进脾胃消化，若疏泄失常，肝木乘土，则脾胃运化不健，故疏肝和胃是消化疾病治疗中常用之法。国医大师和名老中医皆认为在脾胃病的治疗中应疏肝气、怡情志，调气机。

近五年疏肝法在治疗消化疾病的应用取得可喜的进展，具体表现在：

一是根据消化疾病患者常见临床症状及病人的体质不同，探讨便秘型肠易激综合征、功能性消化不良等常见病的病因病机，采用与临床症状相关性及病理特点比较的方法，确定其病因病机及演变规律。依托国家自然科学基金资助项目研究发现：肠易激综合征发生的病因与中医腹痛、便秘、泄泻具有高度相关性，病理特点甚为相似，腹痛病机系肝木过亢为本，湿邪、瘀血等为标；便秘病机是肝木过亢，脾运受抑，导致肠道气阻于内；泄泻病机为木疏过极，脾泄由作，故强调从肝论治肠易激综合征。依托国家自然科学基金资助项目探讨了疏肝法与健脾法对肠易激综合征的疗效机制，是由结肠黏膜顶膜侧 Cl– 通道，基底膜侧阴离子交换体及 Na^+–K^+–$2Cl^-$ 共转运体等膜通道蛋白共同介导有关。

二是临床研究更加规范：应用现代医学的临床诊断技术作为临床疗效评价的检测指标，使中医疏肝法治疗消化病的疗效评价更加规范化、客观化。文献报道了依托国家科技支撑计划课题，开展的疏肝和胃法治疗慢性萎缩性胃炎的随机双盲、双模拟、平行性对照的临床研究，其改善临床症状及胃镜、病理改变明显优于对照组。

三是采用了病证结合的临床治疗模式：近五年关于消化病常用中医治法的临床研究多采用了病证结合的研究思路，运用西医检测手段如胃镜、肠镜、病理、生化检验，进行疾病的诊断和鉴别诊断，运用中医的理论和辨证思维方式，重新认识和阐述中医治法对消化疾病的治疗作用。如运用疏肝和胃法治疗胆汁反流性胃炎肝胃不和证，治疗泄泻型肠易激综合征肝气乘脾证等取得较好的临床疗效。

四是多种常见中医治法联合应用，提高了临床疗效：在辨证论治理论的指导下，针对消化疾病的共性规律和个性特点，采用一法为主，多法联用，提高临床疗效。如文献报道了运用疏肝法与健脾法联用治疗肝硬化，疏肝法与降逆法联合应用治疗胃食管反流病均取得良好的疗效。

五是中西医结合、内治外治合用综合疗法的临床应用：国家重点基础研究发展计划（"973"计划）项目研究认为"肝郁"是引起功能性消化不良相关症状的重要病机，治疗应采用"治肝以安胃"的原则。结合现代医学强调功能性消化不良发病与精神心理因素关系密切，联合抗焦虑抑郁药及心理干预的治疗功能性消化不良的综合治疗方案。疏肝解郁、调畅情志成为中西医治疗功能性消化不良的共识，配合针灸及相关外治方法使患者腹胀、嗳气、反酸、烧心等症状得到更快的改善，提高了临床疗效。

六是对疏肝法治疗消化疾病开展作用机制研究，文献报道以疏肝法为主治疗非酒精性脂肪肝临床效果良好。其通过减少游离脂肪酸在大鼠肝脏中的蓄积，抑制甘油三酯、胆固醇的合成，从而能够有效改善机体脂质代谢，达到降低大鼠血脂的作用。文献报道了依托自然基金资助项目，对中医药治疗肠易激综合征的专家经验进行挖掘分析，结果显示脾虚、肝郁是肠易激综合征最基本的证候要素。使用抑肝扶脾法治疗腹泻型肠易激综合征的随机对照临床研究显示，治疗后患者总体临床疗效、大便性状情况、生活质量及中医证候疗效均具有显著改善。

3. 通降法在治疗消化病中的应用研究

根据胃的生理功能①主容纳为水谷之海，②腐熟水谷，为后天之本，③胃和脾相互配合，共同完成饮食物的消化吸收。"脾宜升则健，胃宜降则和"，胃宜降为顺，宜通为用，通降是胃的生理特点的集中体现。名老中医运用通降法治疗消化疾病积累了丰富的经验，传承人进行了系统整理和应用。

近五年通降法在治疗消化疾病的应用进展具体表现在：

一是根据既往文献报道，开展了通降法在治疗消化疾病的文献整理：依托国家自然科学基金项目进行了"通降法治疗慢性萎缩性胃炎临床疗效的荟萃分析"运用了严谨检索策略和科学评价文献质量，Meta 分析显示：符合通降法的中药组方在临床疗效上优于单纯西药治疗，而 Hp 根除的疗效尚不明确。

二是开展了规范的临床研究，为临床提供了循证医学证据：应用随机、对照的临床研究方法，观察了通降法相关方药，治疗功能性消化不良的上腹饱胀、早饱、嗳气、上腹疼痛等症状缓解情况，研究结果表明总有效率均明显高于与阳性西药相对照，尤其对早饱感、上腹痛、烧心、泛酸、嗳气的改善效果非常显著。

三是采用了病证结合的临床治疗模式：近五年关于消化病常用中医治法的临床研究多采用了病证结合的研究思路，运用西医检测手段如胃镜、肠镜、病理、生化检验，进行疾病的诊断和鉴别诊断，运用中医的理论和辨证思维方式，通过随机、对照、双盲双模拟的临床试验，验证通降法治疗非糜烂性胃食管反流病肝胃不和证具有明显改善患者的症状总积分与主要症状积分。对嗳气、胃痛、胃胀症状尤为明显。实验研究结果也证实了通降方药有促进胃肠动力的作用及抑酸的功效。

四是根据通降理论，拓展通降治法：在整体观念、辨证论治理论的指导下，针对临床消化疾病产生的痞满证，运用辛开苦降法达到疏通气机，消除痞满的作用，临床采用随机对照方法，观察治疗功能性消化不良，在改善上腹饱胀等症状方面效果显著。依托国家"973"科技重大专项基金项目，根据肺主宣发肃降与大肠相表里的理论，提出肠易激综合征的中医治法应以"肺与大肠相表里"为切入点，研究表明肠易激综合征的发生与肺脏的生理功能失常密切相关，通过宣通肺气，达到通降的效果。

五是中西医结合、内外合用综合疗法治疗重症胰腺炎取得可喜进展：针对重症胰腺炎"湿阻"、"食滞"、"痰结"、"血瘀"、"热毒"壅滞于肠腑，与浊气相搏，腑气不通的病机特点，研究者在西医常规治疗的基础上配合通腑清胰方内服，治疗后患者的腹痛缓解时间、腹胀缓解时间、肠鸣音恢复时间和首次排便时间均较显著缩短，患者急性生理学和慢性健康状况评分、血清内毒素、$D-$乳酸、二胺氧化酶、淀粉酶、CD8$^+$水平均显著降低，CD4$^+$、CD4$^+$/CD8$^+$和Treg细胞水平显著升高，初步表明通腑清胰方辅助治疗重症急性胰腺炎有较好的疗效，具有改善重症急性胰腺炎患者肠道黏膜屏障功能和免疫功能的作用。文献报道在中西医结合治疗基础上，配合中药的灌肠、封包外治，缩短了患者腹痛缓解时间、肠鸣音恢复时间，使血淀粉酶、脂肪酶、C反应蛋白及白细胞均有明显下降。

六是对通降法中的通腑泻下法治疗重症急性胰腺炎开展作用机制研究：针对重症急性胰腺炎微循环障碍是胰腺及胰外器官损害的重要原因，而肠道是最容易受累的胰外器官之一的病机，围绕胰肠循环障碍重点开展了具有代表性的大承气汤对大鼠重症急性胰腺炎模型肠黏膜血流量的影响。研究发现重症急性胰腺炎大鼠的肠道黏膜血流量减少，且随着时间推移而逐渐下降，大承气汤能增加肠黏膜血流量，改善SAP大鼠肠道的血流状况，改善肠道微循环。大承气汤能改善急腹症时大部分腹腔脏器的血流，对腹膜炎时腹腔器官都有增加血流的效果，方中大黄提高危重病患者胃肠黏膜血流灌注起到重要作用。国内学者还报道了具有通降泻下作用大承气汤能调节胃肠道平滑肌舒缩，促进胃肠功能恢复；调节机体免疫功能；调节丘脑—垂体—甲状腺轴，可使甲状腺功能保持动态平衡；抗菌、抗内毒素等作用。

4. 清热法在治疗消化病中的应用研究

清热法在治疗消化病中的应用也非常广泛，古有胃病多实多热，"实则阳明"的理论，现在随着人们生活习惯的改变及生活水平的提高，暴饮暴食、膏粱厚味、饮酒无度等不良嗜好是造成实热证多见的主要原因。名老中医应用清热化湿法适用于功能性消化不良湿热中阻证，常选用加味左金丸或黄芩滑石汤等进行加减。

近五年在名老中医经验传承，临床病因病机整理等取得较大进展总结如下：

一是总结名老中医经验，重视传承与应用：根据临床资料，梳理消化病常见病因病机。慢性萎缩性胃炎多从虚寒论治，有名老中医却认为，兼热的萎缩性胃炎十分常见，治以通腑泻热，给邪以出路，取效最捷。岭南名老中医认为脾胃湿热证肠易激综合征多见，病因于地理环境及气候条件相关，即内外相合，天人相应。

二是应用清热祛湿法防治幽门螺杆菌感染相关慢性胃炎取得成效：研究者通过对隆起糜烂性胃炎患者胃镜变化，快速尿素酶试验及组织染色法检测幽门螺杆菌；病理组织学检查及免疫组织化学检测胃黏膜热休克蛋白60等研究，发现隆起糜烂性胃炎脾虚湿热证患者胃黏膜萎缩、肠化程度均高于脾胃气虚证，幽门螺杆菌感染感染可诱导胃黏膜热休克蛋白60的高表达。热休克蛋白60表达既与幽门螺杆菌感染有关，又与湿热证有关。一项流行病学和病理学、细菌学、免疫学和生物化学等相结合，进行的慢性胃炎临床研究结果显示：湿热证组的活动性炎症和幽门螺杆菌的感染程度相关，湿热既是幽门螺杆菌感染的外在因素，又是它赖于生长、繁殖的内在环境。清热祛湿法可通过降低幽门螺杆菌水平，达到治疗慢性胃炎的作用。通过浅表性胃炎脾胃湿热证与幽门螺杆菌细胞空泡毒素（VacA），细胞毒素相关蛋白（CagA）抗体及胃上皮细胞增殖、凋亡关系的研究显示：慢性浅表性胃炎属脾胃湿热证者，所感染的幽门螺杆菌以高毒菌株占优势，可能有更高的癌变危险。

三是开展了清热法治疗功能性消化不良的临床研究取得进展：清热法具有可直接作用于消化道平滑肌，通过影响胃肠激素水平促进胃正向蠕动，促进胃排空的作用。研究者用清利湿热中药治疗动力障碍型功能性消化不良患者，结果显示腹胀、腹痛、早饱、嗳气、反胃、恶心、食欲不振症状评分和总症状积分显著降低，空腹胃电图与SPECT核素胃排空检查可见治疗后患者胃动力明显增加，胃排空功能明显改善。

四是开展清热法治疗消化疾病的作用机制研究取得一定成效：通过清热法对非酒精性脂肪性肝病模型有较好的防治作用，脾胃湿热证与溃疡性结肠炎模型具有相关性，熟大黄主要成分在急性胰腺炎大鼠模型体内靶向分布情况研究，初步表明清热法在消化病治疗中具有重要作用。研究者运用清热祛湿活血方，改善非酒精性脂肪性肝病模型肝组织损害的作用，与显著促进大鼠脂肪组织二硫键氧化还原酶类似蛋白（DsbA-L）的表达，进而促进脂联素的表达有关。研究发现：脾胃湿热型溃疡性结肠炎各模型组大鼠肉眼可见结肠黏膜糜烂、溃疡形成；镜下呈急慢性炎症表现、溃疡形成，血清中超氧化物歧化酶（SOD）活性下降丙二醛（MDA）水平升高。进一步外周血SOD、MDA可作为炎症判断指标的研究。运用高效液相色谱–质谱法测定方法，研究熟大黄主要成分在急性胰腺炎大鼠模型体内靶向分布情况表明，在急性胰腺炎的状态下，熟大黄的有效成分大黄素、芦荟大黄素、大黄酸和大黄酚在胰腺具有靶向分布特点，起到重要治疗作用。

5.活血法在治疗消化病中的应用研究

病久入血，病久入络。消化系统疾病通过活血法，疏通气血、促进血行、祛瘀散结达到治疗目的，发挥活血法治疗消化系统疾病的最大作用。近五年来应用活血法治疗消化疾病研究主要成效表现在：

一是在脂肪肝的治疗上总结名老中医经验：名老中医认为脂肪肝湿痰内生是基础，气滞血瘀为枢机，病理特点是痰瘀互结，病位特点是在血在络，治疗宜活血通络，临床常用药物有：丹参、橘红、郁金、鸡血藤等。

二是根据消化疾病患者常见临床症状及病人的体质不同，探讨脂肪肝、肝癌等疾病的病因病机：依托国家"973"重点基础研究发展计划项目，研究发现脂肪肝是代谢综合征的病理产物，以脾肠病变为病理中心，由膏粱厚味所诱发，又根据其病理阶段的不同而分期治疗，以行气活血化瘀为主。学者对肝硬化血瘀的本质进行了多年研究，阐明了血瘀的本质是纤维结缔组织的增生和肝微循环障碍。瘀血瘀阻脉道的致病特点，表现为脉道受阻，血不循经而致出血，如肝硬化食管静脉曲张，同时血液在脉管中，不能以正常运行而瘀滞，如出现肝掌、蜘蛛痣以及毛细血管扩张腹壁静脉曲张等症。

三是活血法治疗消化系统疾病的单味中药研究取得较大进展：其通过抗肝细胞损伤，及抑制肝纤维化过程中的炎症反应，从而防治肝纤维化的发生。活血药丹参对大鼠二乙基亚硝胺肝癌模型通过抑制基质金属蛋白酶和微血管的生成，抑制基质降解，降低微血管密度，最终抑制肝癌肿瘤细胞的血行转移。文献报道了中药川芎的主要成分川芎嗪，不仅能减少肝细胞的氧化应激，还能通过减少转化生长因子 β（TGF-β）的分泌抑制肝细胞的凋亡，通过阻断 TGF-β 而抑制肝细胞的增殖，对肝纤维化有显著的防治作用。

四是开展了活血法对消化病的临床研究取得一定成效：研究者根据随机对照试验，观察运用益气活血方治疗消化性溃疡患者，具有提高三叶因子Ⅱ，血管内皮生长因子表达水平，从而抑制胃黏膜细胞凋亡，保护胃黏膜，促进溃疡面的快速修复，提高溃疡愈合质量，防止复发的作用。依托国家科技支撑计划项目，以运用化痰祛湿活血法对四个分中心的非酒精性脂肪性肝炎患者进行临床观察，发现该法可降低转氨酶、甘油三酯、体重指数，提高肝/脾 CT 值，改善临床症状。文献报道了活血散结方外敷对肝硬化门静脉系统血流动力学的影响，明显降低肝硬化患者门静脉、脾静脉压力，改善门静脉血流动力学状态，提高疗效。采用随机对照试验，对晚期肝癌患者应用益气活血方可提高患者的免疫力、抑制肿瘤血管生成。

五是开展了活血法治疗消化疾病的作用机制研究：研究发现活血药三七具有抑制氧化应激、调节脂质代谢而减少非酒精性脂肪肝大鼠肝内脂肪积聚的作用。研究发现益气活血法可上调萎缩性胃炎癌前病变大鼠胃黏膜中的热休克蛋白 70 基因表达，从而抑制萎缩性胃炎癌前病变大鼠胃黏膜细胞凋亡，促进胃黏膜修复；理气活血法可上调萎缩性胃炎癌前病变大鼠胃黏膜中的蛋白酪氨酸激酶 2 基因表达，从而调节肌动蛋白细胞骨架的重构，促进损伤的胃黏膜修复和愈合。

二、国内外研究进展比较

消化病常见中医治法的经验传承及应用由于国内外研究方法及思路不同，没有直接的可比性，但在中医常用治法治疗消化病方法实验研究方面国外有优势，在临床研究及相关中医治法复方实验研究方面国内有特色。

1.国外单味药及有效组分基础研究处于领先地位

国外对中医治法的研究较少，对消化病研究多集中在单味药对某一疾病相关信号通路指标的作用，且多为基础研究。也开展了部分针灸对功能性消化不良及肠预激综合症的基础研究，发现针灸对 5- 羟色胺受体具有调节作用，日本对汉方的作用机制的研究较多，特别是小柴胡汤对慢性肝病、肝纤维化的作用，发现其从对星状细胞活化有抑制作用，对细胞基质蛋白酶有降解作用。另外借助先进仪器设备开展了深入的汉方药效物质基础研究，对汉方的药味与药量加减拆方谱效关系进行细致的研究，如小柴胡汤进行拆方研究，将药效评价的结果与高效液相各指数峰峰面积相关联，发现方中与药效密切相关的代表性成分，获得其药效的物质基础。在日本学者田代真"血清药物化学""血清药理学"理论的影响下，开展汉方血清药物化学研究，从而明确汉方药物在体内的血清指纹图谱及人血有效成分，进一步明确药物在体内的代谢和作用机制。

2. 国内在消化病中医常用治法的临床及药物作用进展研究方面优势明显

国内学者研究发现通阳法、利水法、化痰祛湿法对非酒精性脂肪性肝病患者具有降低血脂，改善患者肝 / 脾 CT 比值的作用。通降和胃法、疏肝健脾法通过多中心临床观察对功能性肠病、非糜烂性胃食管反流病均有良好的减轻临床症状和改善胃肠功能作用。疏肝健脾法对泄泻型肠预激综合症的治疗效果、健脾益气法多便秘型肠预激综合症有较好的治疗作用，均得到研究者的证实。

通过实验研究发现具有清热作用的黄连对幽门螺旋杆菌的活性有明显得抑制作用，其制剂盐酸小檗碱（黄连素）具有改善内质网应激、线粒体氧化、胰岛素抵抗、肠道菌群及促进脂质代谢途径对非酒精性脂肪性肝病治疗发挥作用。葱白提取物可以降低脂肪肝大鼠血清中甘油三脂、胆固醇的含量，降低肝脏组织中丙二醛、肿瘤坏死因子 -α 的含量，提高超氧化物歧化酶的活性，从而起到抑制脂肪在肝脏的堆积，对非酒精性脂肪性肝病发挥作用。三七理血脂肝方通过抑制氧化应激、调节脂质代谢改善非酒精性脂肪肝大鼠肝内脂肪积聚。

国内学者研究发现健脾益气法通过提高血清生长激素释放肽含量及减少胃窦肥大细胞数量及其脱颗粒可以明显改善脾虚证大鼠症状。以益气养阴兼化瘀燥湿解毒为治法，通过改善对慢性萎缩性胃炎大鼠胃黏膜组织病理，同时提高大鼠血清胃泌素水平以达到治疗慢性萎缩性胃炎的作用。疏肝健脾法通过调节大鼠结肠黏膜多巴胺通路相关的 Cl^- 及 HCO_3^- 转运，改善大鼠的腹泻及内脏的高敏感性额达到治疗泄泻型肠易激综合征的目的。当归腹痛宁滴丸通过抑制脑肠轴 5- 羟色胺和血管活性肠肽过度分泌和向正常水平恢复治疗肠易激综合征。温肾健脾法可减少腹泻型肠易激综合征大鼠排便粒数、降低 Bristol 分级评分、平均稀便级和粪便干湿比重，从而在一定程度能降低大鼠内脏高敏感性。

三、发展趋势及展望

应用中西医结合的方法，对消化病中医常用治法，进一步开展文献整理及理论探讨，同时注重古代文献的校注及注释工作。继续开展对名老中医的宝贵经验进行抢救、继承与挖掘工作，使其学术思想不断指导中医临床工作，并得到不断发扬光大。做好消化病中医常用治法临床科研工作，在中医基本理论指导下，运用辩证论治的方法，对中医治法的常用药物及剂型进行筛选和研究，并对其作用机制进行深入探讨，明确其作用部位及靶点，指导对消化疑难重大疾病的临床防治工作，不断总结经验，完善研究方法，提高中医药临床治疗水平。

第一，加强对消化病常用中医治法理论探讨和文献整理。

建议今后在相关文献整理方面多做工作，一方面加强对脾胃肝胆疾病的相关古代文献的校注和注释工作，使现状医古文水平不高的学生及临床医生，能够多方面学习古代文献。鼓励临床中医专家整理名家医案、医话等，培养一批高层次的中医临床和科研人才，逐步建立名老中医药专家典型医案共享平台，使整理的古代文献内容得到更多继承和应用。

第二，加强对名老中医运用中医治法治疗消化病经验进行抢救和传承。

目前以"师带徒"为名老中医经验传承的主要模式，名老中医药专家工作室及中医学术流派传承工作室逐步建立，应用名老中医临床诊疗信息采集系统等设备，对在世国医大师的学术思想和临床经验进行抢救和整理传承。目前，仍有许多古代文献以及国医大师的学术思想、临床验案等未被发掘整理，名老中医和国医大师年事已高，抢救传承他们的学术思想和临床经验，对现代中医脾胃病医师来说无疑是一笔巨大财富。同时要对已故具有丰富经验的名医大师学术思想和临床经验的进行发掘整理工作，使其得到发扬光大。

第三，继续科学规范的开展常用中医治法对消化病的临床研究，研究设计及评价体系与国际接轨。

将中医治法对常见病都有较好临床研究苗头的研究，进行推广临床研究。在研究前进行国际、国内注册，根据研究病种的不同尽可能采用多中心、随机、双盲、双模拟的研究方法，加强临床研究的质量控制，中央数据管理，加强随访，对远期疗效进行科学的分析，评价体系及指标尽可能客观、具体、先进、符合临床实际，为常用中医治法对消化病的临床研究推广应用打下基础。

第四，开展中医治法对重大疑难疾病的防治，发挥更大作用。

在前期健脾法对大肠癌临床及实验研究基础上，开展其对胃癌前病变的临床及作用机制研究，预防和减少胃癌的发生，改善该病的预后，提高生存期和患者的生活质量。加强中医治法对幽门螺旋杆菌的减毒增效和抑杀作用的临床及机制研究。进一步深入研究胃食管反流病的中医治法作用机制。

第五，继续做好中医治法对消化病的作用机制研究。

中医药在治疗消化系统常见病方面具有一定的优势和潜力。在国家重大项目的资金支持下，开展了大量中医治法治疗脾胃病的作用机制研究，取得了较好的研究成果，名老中医专家治疗消化病的治法经验得到传承与发掘。为常用中医治法治疗消化病，新思想、新观点和新疗法涌现，打下基础。

—— 参考文献 ——

［1］朱培一，汪红兵，刘宝利，等. 李乾构教授脾胃病辨证经验介绍，新中医 2011，43（8）：179-181.

［2］顾珈裔，魏玮. 路志正调理脾胃学术思想，辽宁中医杂志，2013，40（7）：1323-1324.

［3］李郑生. 国医大师李振华学术传承集［M］. 北京：中国中医药出版社，2012.

［4］戴高中，沙玲. 单兆伟教授脾胃病学术思想初探，中华中医药杂志，2012，27（7）：1850-1852.

［5］彭林. 劳绍贤教授治疗脾胃湿热证肠易激综合征经验［J］，中医研究，2013，26（8）：34-37.

［6］邢宇锋，童光东，周大桥，等. 疏肝消脂方对非酒精性脂肪性肝炎大鼠血脂指标的影响［J］. 中国实验方剂学杂志，2015，20：141-144.

［7］时昭红，王湘宁，张长弓，等. 葱白提取物对非酒精性脂肪肝大鼠的治疗作用［J］. 世界华人消化杂志，2010，27：2863-2868.

［8］杨国红，王晓，李春颖. 中药四联疗法分期辨证优化治疗急性胰腺炎［J］. 中国实验方剂学杂志，2013，14：301-304.

［9］李保双，张丽颖，彭珍婷，等. 通降颗粒干预非糜烂性反流病肝胃不和证疗效观察［J］. 中国中西医结合杂志，2013，07：915-919.

［10］高建波，唐卫东. 通腑清胰方辅助治疗重症急性胰腺炎的临床疗效及对肠道黏膜屏障功能和免疫功能的影响［J］. 中药材，2015，07：1546-1549.

［11］高悦，罗燕，陈光远等. 大承气汤对大鼠重症急性胰腺炎模型肠黏膜血流量的影响［J］. 四川中医，2012，04：19-21.

［12］竹林，赵健蕾，彭小航等. 大黄中游离蒽醌类化合物在实验性急性胰腺炎大鼠的组织药理学研究［J］. 中国中药杂志，2014，02：304-308.

［13］赵文霞，刘全忠，刘君颖等. 化痰利湿活血方加减治疗非酒精性脂肪性肝炎患者 96 例临床观察［J］. 中医杂志，2012，12：1025-1027.

［14］刘光伟，赵文霞，费景兰等. 活血散结方肝区封包对肝硬化门静脉系统血流动力学的影响［J］. 中国实验方剂学杂志，2013，06：298-300.

［15］赵宁宁，李军祥，张玉禄等. 两种活血法对萎缩性胃炎癌前病变大鼠基因表达的影响［J］. 中华中医药杂志，2010，07：1122-1125.

［16］赵婕，伍朝霞，赵丽华. 活血化瘀法治疗慢性萎缩性胃炎的临床研究［J］. 辽宁中医杂志，2014，11：2387-2389.

撰稿人：赵文霞　刘君颖

ABSTRACTS IN ENGLISH

Comprehensive Report

Report on Advances in Integrated Traditional Chinese and Western Medicine of Digestology

Integrated traditional Chinese and Western medicine, originally created by the medical workers of China, was rooted in the traditional Chinese medicine and Western medicine under the coexistence of both. It is different from both medicines, aiming for complementing each other's advantages, mutual promotion and development so as to improve the treatment quality and effects to provide better healthcare for the people. After over 50 years' hard-working and exploration of workers of integrative medicine, integrated traditional Chinese and Western medicine has made great progress, which plays an increasing important role in healthcare system. What's more, there are numerous achievements in academic research and clinical practice, the influence of the integrated traditional Chinese and Western medicine has been continuously expanded worldwide, and international communication is becoming more and more extensive. The clinical discipline of integrated Chinese and Western medicine is the secondary discipline attached to the integrated traditional Chinese and Western medicine, which is of vital significant and takes the lead in the integrated TCM and Western medicine, according to the achievement gained in recent years. Integrated traditional Chinese and Western medicine of digestology is a preponderant discipline with significant progress and great academic value. Chinese Association of Integrative Medicine takes the digestive system disease as main research contents and directions to compose the research report of discipline development, for the purpose of making deep systematic exploration in secondary discipline focusing on digestion system disease with all efforts from workers in integrated traditional Chinese and Western medicine during 2014-2015, and finally published *Report on the development of digestive system disease of integrated traditional Chinese and western Medicine* (2014-2015) that promoted the leading role of the Association in the discipline development of integrated TCM and Western medicine. During the past few years, the progress in digestive system of integrated TCM and western medicine mainly reflected in the following aspects: firstly, the fundamental research on digestology of integrated TCM and western medicine is continuously deepening: basic research is progressing gradually, including the mechanism clarification of single herb medicine and compound in the treatment of digestive diseases, such as action mechanisms of *Fructus Aurantii Immaturus* and Renzhu Jianpi Recipe (仁术健脾方); the mechanism research on therapeutic methods of TCM in common digestive system diseases has been increasingly conducted, eg. purging therapy, clearing heat and removing dampness, and strengthening Spleen; syndrome and disease association studies are performed steadily, the correlation research between TCM syndrome and objective performance of diseases launched; the research on TCM syndrome essence is constantly pushed forward; the traditional theory with the help of modern science and technology has been clarified partly, such as internal mechanism interpretation of the theory in " Lung and the Large Intestine Are Interior-Exteriorly Related" ; the mechanism of the effect of external therapy with traditional Chinese medicine continues, especially the mechanism of acupuncture for functional gastrointestinal disease; animal syndrome modeling, being an important role in fundamental research, has become a hot spot. So far, there are kinds of animal model studies being carried out, including models of functional dyspepsia gastric disease with syndrome of Liver stagnation and Spleen deficiency syndrome, chronic gastritis with Spleen deficiency syndrome, dampness-heat syndrome, qi-blood deficiency and stasis syndrome, Spleen deficiency syndrome, Liver stagnation syndrome, Kidney deficiency syndrome, irritable disease syndrome with Liver stagnation and Spleen deficiency syndrome, functional diarrhea with Spleen deficiency syndrome, liver fibrosis with Liver stagnation and Spleen deficiency syndrome, qi deficiency and blood stasis syndrome. Meanwhile, more and more scholars concentrate on the research of intestinal flora, increasing exploration suggests that there is an intimate relationship between intestinal flora and digestive disease, mainly reflecting in flowing aspects: correlations are found between intestinal flora and TCM syndromes; intestinal flora is an important mediator through which Chinese herbs work. Chinese herbs could improve dysbacteriosis by affecting the structure and quantity of intestinal flora to treat digestive diseases. multidisciplinary technology is applied, including omics technology, high throughput sequencing, radiological technology, etc. Secondary, the clinical research quality of integrated TCM and Western Medicine in digestology has increasingly advanced in many areas, such as research on the syndrome regulation has been deeply launched, more and more scholars applied technology such as data mining and clinical epidemiology research. Clinical research design on digestive disease of TCM treatment has become more scientific, for instance, the newest clinical research design is adopted in functional gastrointestinal disease research to avoid subjective bias; in the research of precancerous lesions of gastric cancer solved two key technical problems, that is, the accuracy and consistency of biopsy samples and the quality of pathological diagnosis and evaluation. The system of evaluation of clinical efficacy continuously improved, the characteristics and advantages of Chinese medicine treatment can be better incarnated. There are PRO scale based on functional dyspepsia; life quality scale based on inflammatory bowel disease as well as the system of evaluation based on the non-alcohol fatty liver disease (NAFLD). In addition, a growing number of high quality clinical research evidence has been published in variety of academic periodicals, which implicated that the quality of clinic research is growingly improved. The advantages of integrated TCM and western medicine treatment is now prominent, in the research of helicobacter pylori (Hp) by TCM treatment indicated that TCM combined with western medicine can improve not only the eradication rate but also the symptoms of patients. In the treatment of functional gastrointestinal disease, therapeutic advantages of integrative medicine is remarkable, combined with psychological language, acupuncture, and gastric pacing for enhancing effectiveness of intractable FD. External treatment showed satisfactory outcome in functional dyspepsia and irritable bowel syndrome. Theoretical innovation also raised clinical effects, eg., under the guidance of "therapy of ulcer colitis from the Lungs and Spleen", the second step sequential therapy for ulcer colitis conducted. Many clinic researches have proved that using clearing heat and toxic, cooling and invigorateing blood method combining western medicine in the treatment of intractable ulcer colitis can reduce complications and operation rate, which is guided by pathogenesis theory research of "heat", "poison", "blood stasis" and "blood". Featured therapy can improve clinical efficacy, for instance, application of drug-separated moxibustion in inflammatory bowel disease, combinating "moxibustion, medicinal cake, point " or supplemented by acupuncture, could reduce symptoms in most of mild to moderate ulcerative colitis. The releasing of formulation of standards and guidelines is related to improve the level of the standardized diagnosis and treatment of disease, Professional Committee of digestive system diseases of Chinese traditional and western medicine, Chinese Medicine Association of the spleen and stomach disease branch gradually released gastroesophageal reflux disease (GERD), functional dyspepsia, ulcer colitis consensus both in TCM and integrative medicine; standard disease name has gradually carried out, in the meanwhile, many clinical pathway on TCM of the Spleen and Stomach disease are released. Research on the relationship between disease and constitution is also becoming mature.

At the aspect of construction and talent training on the discipline of integrated TCM and western medicine in digestion also achieved great progress, during the construction of "the 11th Five-Year Plan", "the 12th Five-Year Plan", the program of the State Administration of Traditional Chinese Medicine the Spleen and Stomach disease specialist focus, the State Administration of traditional Chinese medicine the spleen and stomach diseases key disciplines, National Chinese Medicine Clinical Research Base (spleen and stomach disease), the Standard research base of Traditional Chinese Medicine of National Administration of Traditional Chinese Medicine provides strong support and guidance in the construction of integrative Chinese and western medicine. Under the support of relevant national policies and funding, the construction of discipline of integrated traditional Chinese and western medicine in digestology has made considerable development and progress, there comes prosperity of disciplinary development and increasing emergency of related research project and achievement. During "the 12th Five-Year Plan", the patent prescription of traditional Chinese medicine for treatment of GERD comes to 11; the number of relative literature increased more than one thousand articles in compare with the last five years; a series of research on key technology and transformation of the application of nonalcoholic fatty liver disease in prevention and treatment won the first prize of Shanghai Science and Technology Progress and the second prize of the Ministry of Education, the Chinese Medicine Science and Technology award; State Administration of TCM bases in the construction of Special Scientific Research take place five researches about ulcer colitis nationwide on the dependent of hospital of TCM in Jiangsu Province. Following the Institute of Spleen and Stomach disease in Guangzhou University of Chinese Medicine, the Institute of Spleen and Stomach in Shanghai University of Traditional Chinese Medicine, the Institute of the Spleen and Stomach disease established in June 13, 2013, in Beijing. This institute located in Xiyuan Hospital of China Academy of Chinese Medical Science, focuses on six researches including prevention and treatment of chronic gastritis and precancerous lesions on the innovation research of theory and technology, prevention and treatment of irritable bowel syndrome on technology and transformation application , prevention and treatment of gastroesophageal reflux disease on technology and transformation application, the mechanism on protecting liver and reducing enzyme by TCM, the regularity and mechanism research on treating functional gastrointestinal disease syndrome treatment from the spleen, construction of clinical information platform and standardization research on digestive disease. A number of continuing education project in integrated traditional Chinese and western medicine on the treatment of digestive system disease have been carried out annually, which provides a guarantee for the talent training on integrated medicine in digestive diseases. On the academic communication of the discipline of integrated medicine in digestion, the Institution of Traditional Chinese Medicine on Spleen and Stomach diseases branch successfully held 27 session of the academic symposium by the end of 2015, which provides an important academic exchange platform for the majority of Chinese traditional and Western medicine, and promotes the development and prosperity of integrated TCM and western medicine.

Comparing with foreign countries, there are some shortcoming in the domestic integrated TCM and western medicine in digestive diseases such as : research content is scattered and the quantity on translational medical research and the multi-center RCT are not enough, innovation is lacked; the level of evidence based medicine research design is still lower; and big differences are found in scientific manpower, case management, clinical service, social understanding, etc. Facing so many problems, it is of vital importance for us to make counter measures and suggestions on the discipline development of digestion of integrated TCM and western medicine. First of all, preponderant digestive diseases should be further defined before starting research; traditional theoretical research should be further deepened; high quality of large randomized controlled trials be carried out and the effect evaluation method and system be innovated; further study on external therapy of traditional Chinese medicine be deepened; talent training of integrated traditional Chinese and Western Medicine in digestion disciplines be strengthened; international exchanges and cooperation be enhanced. With more and more attention and support to the digestive discipline of traditional Chinese medicine and integrated TCM and western medicine, improvement of diagnosis and efficacy evaluation system, medical model of integrated TCM and western medicine will be more widely used and its effect will be significantly improved, and the discipline of integrated TCM and western medicine in digestion would have a brighter future.

Written by Tang Xudong, Zhao Yingpan

Reports on Special Topics

Research Progress of Integrated Traditional Chinese and Western Medicine on Gastroesophageal Reflux Disease

Gastroesophageal reflux disease (GERD) is a common disease in clinic. The research on GERD has made a great progress at home and abroad in recent five years. We have already found that the occurrence of GERD is due to the defense mechanism of the esophagus, that is, its defence ability to restrain regurgitation has declined and the enhancement of the attacking factors including acid, pepsase, cholate, pancreatic enzymes. The recent researches focused on the correlation between the infection of *Helicobacter Pylori* and GERD. However, the relationship between them is still uncertain yet. More and more attention has been paid to the extraesophageal symptoms of GERD, including respiratory, ear-nose-throat, and oral symptoms, cardiac chest pain, etc. The influence of Psychological factor on the occurrence of GERD has also been emphasized. The GERD animal models were induced by changing the anatomical structure of gastrointestinal tract itself, exogenous acid or bile, oesophageal fragment transplanting, transgenosis, $Gy^{60}Co\gamma$ irradiation. TCM etiology and syndrome researches focus on syndrome differentiation with large samples and experience summary of noble doctors, which embody in viscera syndrome differentiation, the root cause and symptoms, the deficiency and excess of a disease, regularity of syndromes, constitution factors, etc. Both traditional Chinese and Western medicine have their own advantages in the treatment of GERD. Routine Western medicine for GERD includes acid-inhibitory drug, anti-esophagus reflux medicine, prokinetic agent, as well as surgical treatment. Recently the studies on the improved PPI preparation and new LES preparation have become a hot spot abroad. Surgical treatment is also increasingly emphasized in the treatment of GERD. Integrated Chinese and Western medicine treatment for GERD have more advantages than Western medicine alone with better effects in improving symptoms and the quality of life in patients, especially for refractory GERD. Future study on GERD should be emphasized in standardization research of TCM syndrome differentiation, improve the clinical effectiveness of integrated treatment, deepening research of Chinese and Western Medicaine, optimization of the reasonable clinical application of PPI, the definition of refractory GERD and its therapeutic scheme with integrated medicine, study on complex and overlap syndrome of GERD, establishment of animal models and patients-oriented therapeutic evaluation for GERD.

Written by Li Junxiang, Wang YunLiang, Gao Kangli

Treatment of Helicobacter Pylori Infection with Integrated Traditional Chinese and Western Medicine

Helicobacter pylori infection is regarded as the key issue in the development of many digestive diseases, studies focused on Helicobacter pylori have been conducted for more than 30 years since it was separated and cultured from human gastric mucosa for the first time in 1982. Helicobacter pylori infection is proved to be the key pathogenesis in chronic active gastritis, peptic ulcer, gastric muscosa-associated lymphoid tissue (MALT) lymphoma and gastric cancer. Helicobacter pylori eradication would benefit to peptic ulcer healing and long-term remission of functional dyspepsia, reduce ulcer reoccurrence, gastric cancer incidence, and cure low grade MALT lymphoma.

In recent years, the eradication rate of Helicobacter pylori decreased to lower than 80% in many countries because of the high resistance to standard triple protocol, and for this reason, consensus or clinical practice guidelines have been developed and revised worldwide. In our country, quadruple therapy have been recommended as the first-line treatment choice in China's the fourth Hp infection consensus (2012), and in Kyoto global consensus on H.pylori gastritis, H.pylori related gastritis should be defined as an infectious disease regardless of presence of symptoms, peptic ulcer or gastric cancer, and H.pylori should be eradicated unless the consideration of counter-balance. For previous treatment protocol facing challenge from high resistance rate, researchers dedicate to seeking for new anti-resistant H.pylori drugs.

Treatment with TCM and integrative medicine is characteristic in China. Studies demonstrated that integrative medicine can promote the eradication rate, lower the re-infection rate of Hp, as well as alleviate clinical symptoms. Bases on the literature at home and abroad, this article discussed about updated consensus, correlation between H.pylori gene polymorphism and disease, development of TCM and integrative medicine, studies of antibiotics combined with probiotics or gastric mucosal protective agents, H.pylori vaccine, to promote new protocols for H.pylori eradication and discover the tendency of H.pylori research in order to manifest the preponderance of integrative medicine.

Written by Li Zhenhua, Shi Bin

Treatment with Integrated Traditional Chinese and Western Medicine on Inflammatory Bowel Disease and Related Problems

The morbidity of inflammatory bowel disease (IBD) in China increases annually in recent years, which has been a common clinical disease and a research hotspot in the field of digestion. Many problems exist in pathogenesis, pathology, and treatment of IBD needing to be solved urgently. Treatment with integrated traditional Chinese and Western medicine, characterized with favorable clinical effect and low recurrence rate, etc, is widely accepted by patients, and shows significant features and advantages in IBD treatment in China. The development of integrated traditional Chinese and western medicine in recent years mainly includes progress of epidemiological study and TCM syndrome research, pathogenesis investigation and theoretical innovation, clinical standard establishment and evidence-based research, exploration of therapeutic targets and new drug development, research platform construction and talents cultivation. For example, studies on epidemiological and TCM syndromes found that there are different epidemiological characteristics between different countries and different ethnic groups of the IBD patients, and there are correlations between TCM syndromes and IBD disease stage, pulmonary function, easy feeling constitution, endoscopic features, histopathology. Although the pathogenesis of this disease is not yet clear, scholars in China have deeper understanding on pathogenic factors, say, environment, genetic, infectious, immune, etc. Researchers are dedicated to theoretical innovation on the basis of summarizing the rich clinical experiences, updating consensus of integrated traditional Chinese and western medicine on IBD, carrying out clinical researches based on evidence-based medicine to provide objective evidences for IBD treatment. With better understanding of pathogenesis and therapeutic targets, there are also new progresses in new drug research and development. The national traditional Chinese medicine clinical research base, key disciplines and priority majors of the state administration of traditional Chinese medicine supplied a supporting platform for IBD researches, and guarantees for talent cultivation as well. The articles compared the present developing status of domestic and international progress in signal regulation of inflammation and intestinal micro-ecology, transformation of the treatment targets and biological agents, innovation of treatment concepts and diagnosis and treatment mode, establishment and clinical application of evaluation index; put forward the trend and strategy of IBD comprehensive treatment mode with integrated traditional Chinese and Western medicine, promotion of new drug development from Chinese herb medicine with molecular targets, propelling the innovative development of TCM by clinical needs. In order to meet the clinical needs, we should define the indication and treatment regimen to raise the curative effect, select treatment opportunity, strengthen the major position of TCM on the basis of multi-disciplinary treatment mode, make full use of the achivments of molecularly targeted network regulation and pharmacological effect, research and develop new TCM drug with reasonable formula, definite components and mechanisms, and prominent curative effect, so as to take full advantages of integrated Chinese and Western medicine.

Written by Shen Hong, Zhang Lu, Xing Jing

Chronic Nonspecific Inflammation and Gastric Precancerous Lesions

Chronic nonspecific inflammation (CNI) is closely related to the development of gastric precancerous lesions and gastric caner. As an important stage in the development of gastric cancer, the monitoring and treatment of precancerous lesions of gastric cancer (PLGC) including intestinal metaplasia and dysplasia have been paid more attention to in recent decades. According to the results from epidermiological studies, chronic nonspecific inflammation plays an important role in the development and progression of PLGC. Current studies focus on the relation between CNI and PLGC, to explore the inflammation related cytokine, cancer genes and their related message pathways by experimental or clinical cohort studies, however, because too much and dispersive indexes were involved, few sensitive and specific idexes could be recomeded for clinical diagnosis and therapeutic evaluation. PLGC was regarded as an multi-factor diseases without definite pathogen, which may be caused by Hp infection, NSAIDS, bile reflux, and food injury, and Hp infection were regarded as the NO I pathogens of gastric cancer. Current management is to monitor by endoscopy and histology, the treatment methods include Hp eradication, selective COX-2 inhibitor, supplement antioxidant and vitamins, but the result kept inconsistency, because of the difference from study population, treatment duration, therapeutic effect evaluating methods, etc. Immunological and targeted therapy was under investigation, with unsatisfactory effectiveness and safety. Chinese medicine shows a promising advantage in clinic for treatment of PLGC, which has been studied for more than 30 years, and screened some effective prescriptions. However, the result could not acquired widely acception, due to the general low study quality, and neglectful key technical problems. Future studies should focus on the key technical problems in clinical research, establishment and evaluation of animal model, integration of superior researching team, screen of sensitive and specific molecular biological indexes, establishiment of the PLGC monitoring database, as well as biological specimen banks for exploring the action mechanism of Chinese medicine.

Written by Tang Xudong, Wang Ping

Progress on Functional Dyspepsia Treatment with Integrated Traditional Chinese and Western Medicine and its Therapeutic Effect Evaluation

Functional dyspepsia (FD) is one of the most common functional gastrointestinal disorders, which is thought to originate in the gastric and duodenal areas and be in the absence of any organic, systemic or metabolic diseases to explain. Because of the lack of effective treatment options, FD is associated with significantly impaired quality of life and considerable healthcare costs. The disorder is thought to be heterogeneous, with different pathophysiological mechanisms underlying varied symptom patterns. A diversity of changes in gastrointestinal tract function and structure has been described in FD. These involve alterations in the stomach, such as impaired accommodation, delayed gastric emptying and hypersensitivity, and alterations in the duodenum, such as increased sensitivity to duodenal acid and/or lipids and low-grade inflammation. Until now, its pathogenesis is poorly understood. At present, the clinical treatments for FD focus on the eradication of helicobacter pylori (antibiotics), gastrointestinal prokinetic agents (cisapride, mosapride, etc.), antidepressants (mirtazapine, amitriptyline, etc.), acid suppression (proton pump inhibitor and histamine 2 receptor antagonists, etc.) and so on as the feasible methods for selection. But all of the methods have some certain limitations and there is a controversy in the treatment of this disease. A lot of studies demonstrated that the integrated Chinese and Western medicine treatment for FD has unique advantages, which show a significant curative effect and safety. In recent years, the work of the integrated Chinese and Western medicines treatment for FD has emerged continuously such as the development of the national major projects, the formulation of the consensus opinions, the holding of the academic exchange meetings, the published academic papers, all of which has great significance for the research and promotion of integrated Chinese and Western medicines treatment. This article summarizes the basic and clinical research progresses in treatment on FD with integrated Chinese and Western medicine and compares the progresses of functional dyspepsia both at home and abroad, in order to provide some ideas in the research of FD.

Written by Zhang Shensheng, Zhao Luqin, Lu Xiaofang

Recent Developments on Establishment and Evaluation of Animal Models Combining Disease with Syndrome

It is the urgent demand for promoting the essential research on Chinese medicine syndrome and improving the modern development of the digestive system of Chinese and Western medicine disciplines to establish replicative animal model combining disease with syndrome (AMCDS) by modern scientific theory and technology, under the guidance of traditional Chinese medicine (TCM) theory. With the rapid economic and social development, as well as increasing changes in the living environment, personal life-style and eating habits, to date, the world spectrum of digestive system disease is changing constantly. The morbidity of common and refractory digestive system disease presents a rising trend year by year, including chronic gastritis, especially chronic atrophic gastritis(CAG) and precancerous lesions of gastric cancer, functional dyspepsia(FD), irritable bowel syndrome (IBS), ulcerative colitis (UC), nonalcoholic fatty liver disease(NAFLD) and liver fibrosis(LF). In recent five years, numerous AMCDS were established, and lots of investigations on the pathologic changes and treatment of Chinese herbs and Western drugs related to the models were carried out,therefore, the research team of Spleen-Stomach disease in China has made an amount of achievements in the area. In addition, the research platform of combination of disease and syndrome was formed gradually, and an abundant talents in this platform, including graduate students and post-doctoral fellows, were trained successfully and contributed sequentially to the developments of AMCDS throughout China, under the supports from innovation research groups from Beijing, Shanghai, Guangzhou and Nanjing, besides the national key disciplines, national clinical bases and Chinese national programs for fundamental research and development (973 program) from these groups. Although, great developments have been made in the research on combination of disease and syndrome in digestive system disease of Chinese and western medicine, there are still a few problems to be solved. Hence, the strategy and key developing direction need to be optimized in the future five years, based on the previous great research and cooperation research should be deepened at home and abroad. More attention should were paid to these research, such as, the dynamic observation on the changes of animal response to different delivery concentration and time in the chronic atrophic gastritis model induced by N-methyl-N'-nitro-N-nitrosoguanidin (MNNG), the changes of the colonization micro-environments, virulence and host immune status response to

Helicobacter pylori after treatments of Chinese herbs, modeling the AMCDS of FD-IBS overlap syndrome with different syndromes, and modifying the AMCDS of liver fibrosis with syndromes of stagnation of phlegm-wetness and dampness-heat accumulation, IBS-D with Liver depression and qi stagnation pattern and dampness-heat in the Sspleen-Stomach as well, and rebuilding the AMCDS of constipation IBS and UC. After more application and development of AMCDS, the essence of syndrome pattern could be revealed clearly, which would improve the diagnosis and treatment level of diseases in TCM and promote TCM modernization.

Written by Hu Ling, Chen Guanlin, Lin Chuanquan

Correlation between Gut Flora and Digestive System Diseases

Human gastrointestinal tract is the largest reservoir where there lives complex and active microflora about 10^{14} bacteria equivalent to 10 times the total tissue cells of the human body. There is a complex dynamic equilibrium relationship between gut flora and host under physiological circumstances, which is necessary for both to survive. It is an important part of individualized treatment to understand the relationship between gut flora and human pathophysiological status, and it is of great significance to develop individual drug and diet intervention targeting for intestinal flora, and monitor health condition. Increasing studies showed that gut dysbiosis closely contributes to human diseases, especially digestive diseases such as irritable bowel syndrome, fatty liver and liver cirrhosis. At present, gut flora is considered to promote fat storage by affecting the body's energy balance, which makes the body's nutrition surplus, resulted in obesity and insulin resistance. Additionally, correlation has been found between the intestinal flora and TCM syndrome types. The intestinal flora is an important medium for Chinese medicine to exert effect. That is, Chinese medicine can improve the structure and quantity of intestinal flora, correct and regulate the intestinal flora imbalance to cure disease indirectly. Therefore, it is becoming a hot spot studying on the action mechanism of Chinese medicine targeting at intestinal flora. This paper also put forward some suggestions and countermeasures based on the present research status of intestinal flora and digestive disease.

Written by Wang Fengyun, Ji Haijie, Lü Lin

Research Progress of Prevention and Treatment of Fatty Liver with Integrated Traditional Chinese and Western Medicine

Fatty liver diseases comprise of alcoholic fatty liver diseases (AFLD) and non-alcoholic fatty liver diseases (NAFLD), which have shown generalized epidemic tendency in developed countries such as Europe and America, as well as in economically developed regions of China. Some recent epidemical studies implicated that the morbidity of NAFLD has overpassed that of viral hepatitis, and it is now recognized as a new challenge for hepatologists. NAFLD encompasses a spectrum of hepatic pathologies ranging from simple fatty liver (NAFL) to nonalcoholic steatohepatitis (NASH) and cirrhosis and cryptogenic cirrhosis, and its known risk factors include obesity, dyslipidemia, type 2 diabetes, and other metabolic syndrome related diseases.

Over the past five years, significant advancements has been achieved in fatty liver prevention and treatment by applying integrative traditional Chinese medicine (TCM) and western medicine, the main accomplishments are as follows: with application of data mining technology in clinical epidemiology studies, the Syndrome-Pathogenesis pattern is innovated for studying NAFLD and AFLD; new mode of Syndrome-Pathogenesis established, which could partly explain the potential biological mechanisms of the diseases; Prediction of susceptible syndrome for NAFLD with the genomics and metabolomics makes the NAFLD prognosis divinable.

Design of clinical trial on integrative TCM and western medicine in fatty liver diseases is more standardized, the evaluation index tends to be consensus, and the international and domestic registered trials greatly increased. Compared with the 11th five-year period, clinical research papers published in international journals increase substantially, preliminary international academic influence is manifested with a joint integrative medicine research facility, China-Canada Center of Research for Digestive Diseases (ccCRDD) among Canada, Shanghai and Guangzhou has been established; A series of TCM active ingredients and formula, such as Berberine, Resveratrol, Huanglian Jiedu Decoction, Taohe Chengqi Decoction, Jiangzhi Granula, Linggui Shugan Decoction among others, have been discovered to be effective in treating NAFLD, and the underlying mechanisms are comprehensively explored, thus a translational medical mode for prevention and treatment of fatty liver diseases via integrative TCM and western medicine has preliminarily formed.

The landmark progress and breakthrough during the 12th five-year period include: one third of the research papers using integrative medicine for digestive diseases are about fatty liver published in international journals; Disease-Syndrome pattern studies on fatty liver and its translational application have been awarded the first prize from Shanghai government and the second prize from Chinese Educational Ministry and Chinese Medical Association sequentially; The AFLD and NAFLD treatment with TCM has been selected as guidelines released by China Association for TCM.

Written by Ji Guang, Wei Huafeng, Yang Lili

Research Progress on Functional Bowel Disease of Integrated Traditional Chinese and Western Medicine

Functional bowel disorder (FBD) is series of diseases with symptoms mainly originated from lower digestive tract. At present, basic and clinical researches generally focus on irritable bowel disease (IBS) and functional constipation (FC). IBS is a kind of chronic FBD manifested as abdominal pain or discomfort associating with a change in bowel habit and disordered defecation. In recent years, the pathophysiological studies on IBS have been gradually developed, including genetics, gastrointestinal motor disturbances, visceral hypersensitivity, bowel inflammation and immune function changes, brain-gut axis disorder, psychological features and intestinal flora alteration, illuminating that the pathogenesis of IBS is the results from multiple mechanisms. For treatment, diet intervention attracts attention of increasing researchers. Both non wheat/gluten diet and low FODMAPs diet might be benefitial to certain patients, which still needs further long-term studies. Conventional western drugs include antispasmodics, 5-HT agents, serotonergic agents, antidepressants, etc., which are mainly for alleviating symptoms. IBS is a preponderant illness for treatment with traditional Chinese medicine (TCM). Based on TCM theory, "Liver stagnation" and "Spleen deficiency" are the primary pathogenesis, and the basic principle of treatment based on syndrome differentiation is "invigorating Spleen to remove dampness", and "soothing Liver and regulating qi". Tongxieyao formula (痛泻要方) is a fundamental prescription. Future researches on its active ingredients and mechanisms will benefit the new drug development of IBS. In addition, external therapies such as acupuncture, moxibustion and tuina have also showed favorable effects on IBS which needs further mechanism studies. FC, as another FBD, also attracts research interest. Currently, the occurence of FC is considered to be related with many factors such as diet, genetics, psychological features, defecation dynamics disorder, and etc. Laxatives and prokinetics are frequently used in treatment of FC with unsatisfactory effect. Although prosecretory agents, the new generation drug, have showed promising effects on FC, the long-term effect is not clear yet. TCM has its unique advantages in treatment of FC. Based on syndrome differentiation, specific formulas according to different treatment principle are prescribed. Besides, external therapies such as acupuncture and moxibustion could also be utilized in treatment. Further research should start with effective cases to explore the possible mechanism as well as drug targets of TCM for FC treatment. Efficacy evaluation is of great importance for clinical trials. It can not only exhibit the effect of an intervention, but also represent the meaning of the clinical research. An appropriate, standardized and scientific evaluation index is the key factor for a high-quality clinical trial. For assessment of FBD treatment, the ROME III criteria is recommend choosing the primary and secondary outcomes. And for TCM treatment, syndrome scoring should be adopted as the evaluation indexes. In future FBD management, TCM and western medicine should complement each other to conduct the mechanism exploration and clinical researches.

Written by Zhong Lidan, Bian Zhaoxiang

Inheritance and Application of Experiences of Traditional Chinese Medicine Therapy for Digestive Diseases

Much work of inheritance and application of experiences have been carried out in recent 5 years about traditional Chinese medicine (TCM) treatment of digestive diseases, and remarkable results has achieved, mainly reflecting in the establishment of Famous TCM doctors' studio. The "Famous doctors' diagnosis and treatment information collection system" is used in the studio to collect, analyze and summarize those doctors' academic ideas for popularization and application. The clinical research of the common digestive diseases with TCM treatment has a substantial increase in the past five years, with more standardized clinical trial design, and more objective evaluation standard from consensus. meanwhile, the mechanism studies are further deepened, among which 15 projects were surpported by the National Natural Science Foundation. Researches on TCM therapeutic methods have made gratifying achievements such as strengthening Spleen, smoothing Liver, purging, clearing heat, and activating blood method. The basic researches on single Chinese medicine and their effective components are in the leading position in China. Both the clinical and experimental study on TCM compound for treatment of digestive disease has a unique advantage in China. In future, the theoretical study and literature review of the digestive disease in TCM should be paid more attention to; further work should be for perfection and establishment of the Famous TCM doctors' Studio for salvage and inheritage of their experiences; clinical research on TCM treatment of digestive diseases be conducted in a scientific and standardized way; more studies should be carried out for Complicated and refractory digestive diseases in TCM; mechanism research should be strengthened to improve the clinical effectiveness of TCM treatment and promote application of TCM in digestive diseases.

Written by Zhao Wenxia, Liu Junying

索 引